国医名家诊治皮肤病精粹丛书

银屑病

主编　周冬梅　陈维文　王　萍

主审　王莒生

U0333323

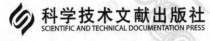

科学技术文献出版社

SCIENTIFIC AND TECHNICAL DOCUMENTATION PRESS

·北京·

图书在版编目（CIP）数据

银屑病 / 周冬梅，陈维文，王萍主编. —北京：科学技术文献出版社，2023.3
（国医名家诊治皮肤病精粹丛书）
ISBN 978-7-5189-8692-7

Ⅰ.①银… Ⅱ.①周… ②陈… ③王… Ⅲ.①银屑病—中医疗法
Ⅳ.① R275.986.3

中国版本图书馆 CIP 数据核字（2021）第 251142 号

银屑病

策划编辑：薛士滨　责任编辑：薛士滨　张雪峰　责任校对：张吲哚　责任出版：张志平

出　版　者　科学技术文献出版社
地　　　址　北京市复兴路15号　邮编 100038
编　务　部　(010) 58882938，58882087（传真）
发　行　部　(010) 58882868，58882870（传真）
邮　购　部　(010) 58882873
官　方　网　址　www.stdp.com.cn
发　行　者　科学技术文献出版社发行　全国各地新华书店经销
印　刷　者　北京虎彩文化传播有限公司
版　　　次　2023 年 3 月第 1 版　2023 年 3 月第 1 次印刷
开　　　本　710×1000　1/16
字　　　数　377千
印　　　张　23.75
书　　　号　ISBN 978-7-5189-8692-7
定　　　价　98.00元

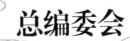

总编委会

银屑病

	罗光浦	金春琳	周荣新	赵东瑞	赵国敏
	姜日花	贺清枝	袁玲玲	热孜万古丽·乌买尔	
	莎 玫	高瑞霞	海·孟根其其格	陶茂灿	
	黄 虹	龚丽萍	蒋 靖	谢韶琼	蔡玲玲
	潘凤军				
编写秘书	陈维文	热孜万古丽·乌买尔	李 凯	张成会	
	韩宪伟	唐志铭	都日娜	林 颖	

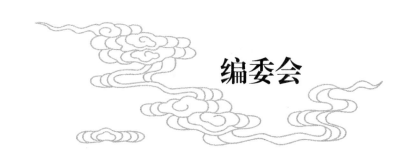

编委会

银屑病

卢传坚（广东省中医院）

叶尔古丽·巴依朱马（新疆阿勒泰地区中医医院）

叶建州（云南省中医医院）

申洁婷（北京市鼓楼中医医院）

白彦萍（中日友好医院）

包　蕊（阜新蒙古族自治县蒙医医院）

曲剑华（首都医科大学附属北京中医医院）

任雪雯（北京中医药大学东方医院）

刘　巧（江西中医药大学第二附属医院）

刘　岩（江苏省中医院）

刘红霞（新疆医科大学附属中医医院）

刘志勇（首都医科大学附属北京中医医院）

刘复兴（云南省中医医院）

刘俊峰（广东省中医院）

刘爱民（河南省中医院）

安月鹏（黑龙江中医药大学附属第一医院）

许　俨（天津市中医药研究院附属医院）

孙丽蕴（首都医科大学附属北京中医医院）

买合木提江·阿布力孜（新疆喀什地区维吾尔医医院）

杜锡贤（山东省中医院）

李　欣（上海中医药大学附属岳阳中西医结合医院）

李　雪（北京中医药大学东方医院）

李　斌（上海市皮肤病医院）

李　斌（新疆医科大学附属中医医院）

李小莎（湖南中医药大学第二附属医院）

李元文（北京中医药大学东方医院）

李园园（浙江省中医院）

李领娥（石家庄市中医院）

李燕娜（上海中医药大学附属龙华医院）

杨志波（湖南中医药大学第二附属医院）

杨素清（黑龙江中医药大学附属第一医院）

杨恩品（云南省中医医院）

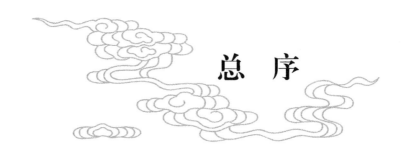

总　序

各民族医药是中华文明的瑰宝，为人类健康繁衍做出了巨大贡献，皮肤学科是民族医学的重要组成部分。大约在公元前1300年，甲骨文上就有"疥、疕"等皮肤病的记载，《周礼》中载有"凡邦之有疾病者、疕疡者造焉，则使医分而治之。"其中"有疾病者"是指患有内科疾病的病人，"疕疡者"即是今日皮肤外科的范畴。成书于春秋时期的《五十二病方》记载了很多皮肤病，如疣者、白处、干瘙、久疕等。

在我国诸多民族医学之中，中医学的发展具有引领作用。中医皮外科到明清时期已经较为成熟，出现了"正宗派""全生派""心得派"三大外科流派。据不完全统计，清代以前多达260余种的中医外科专著中几乎都包含有皮肤病的内容，它们之中或专卷，或专篇，或专段对皮肤病予以论述。新中国成立后，在党和政府的重视下，1954年赵炳南先生在中央皮肤性病研究所组建中医研究室标志着中医皮肤学科的诞生，20世纪70年代初北京中医医院皮肤科正式从外科体系独立出来，标志着中医皮肤科的正式形成，1983年《简明中医皮肤病学》的出版是中医皮肤学科的奠基之作。几十年来，在赵炳南、朱仁康等老一辈中医皮肤科泰斗的引领下，中医皮肤病事业也得到了迅速成长。建立了较为完整的皮肤科辨证论治、理法方药体系，造就出一批批优秀的中医皮肤科医生。

在数千年的文明发展中，在民族聚居地区，民族医学家们吸收了中医学、印度医学、阿拉伯医学、波斯医学的精华，结合各自的生活环境、地理资源、人文精神等为根基，创立了具有本民族特色的医药体系，其中藏医学、蒙医学、维医学和傣医学理论体系完备，被称为四大少数民族医药，有大量的古籍医典传世，如藏医的《四部医典》《象雄大藏经》《藏医九显论》等，蒙医的《四部甘露》《蒙药正典》《秘诀方海》等，傣医的《嘎牙山哈雅》《玛弩萨罗》《药书及病理》等。此外还有壮医、苗医、彝医、鲜医、畲医和哈萨克医等各少数民族医药，以他们具有的独特理论和疗效展示出民族医药文化的魅力。同中医一样，各少数民族医药学虽然有不少关于治疗皮肤病的记载，尤其在白癜风、银屑病、湿疹、斑秃等疾病的诊治方面具有特色优势，并记载了丰富多彩的外治特色外治方法，但并未形成关于皮肤病学的专著。随着经济、社会的发展，总结、整理各少数民族医药治疗皮肤病的经验也成为迫切需要解决的问题。

为了贯彻落实党中央、国务院提出的大力扶持和发展中医药和各民族医药事业发展的重要精神，积极推动我国传统医药学术繁荣和发展，满足广大人民群众对皮肤病治疗的需求，深入挖掘整理现代皮肤科中医、各民族医名家经验，中国民族医药学会皮肤科分会在总会和科学技术文献出版社的大力支持下，由中医、少数民族医皮肤科资深专家牵头主编了《国医名家诊治皮肤病精粹丛书》，首批拟出版十一册，包括银屑病、白癜风、特应性皮炎、湿疹、荨麻疹、痤疮、过敏性紫癜、黄褐斑、带状疱疹、脱发十个病种及特色外治法。疾病分册主要整理、挖掘我国中医、民族医皮肤科名家诊治临床常见、多发、疑难性皮肤病经验；外治分册介绍外治疗法 60 余种，其中少数民族的外治疗法更具特色。本次探索性的将中医、民族医名家诊治皮肤病经验汇聚成册是一大亮点，有助于各民族之间的学术交流和进步。

在编写的过程中，各位国医名家和主编们通力合作，既得到了全国中医皮肤科名家，如王强、木其日、叶建州、刘巧、刘红霞、刘爱民、李红毅、张丰川、张苍和曾宪玉等教授的大力支持，也得到了各少数民族专家如中国民族医药学会皮肤科分会吐尔逊会长、乌云常务理事及玉波罕、华青措、萨如拉、叶尔古丽等理事的全力支持，在此一并表示衷心的感谢。

尽管编者们都很努力，但疏漏、欠妥之处在所难免，衷心希望各位读者雅正，并祝民族医学皮肤科事业蓬勃发展。

首都医科大学附属北京中医医院皮肤科

中国民族医药学会皮肤科分会第二届会长

王　萍

于北京

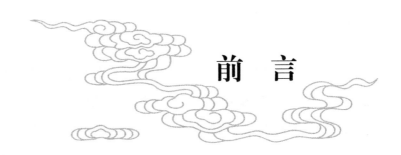

前　言

　　不管是蒙昧的时代还是理性的时代，人类关于自身及自身周围的一些事物发展的探讨，从未停止过。正如伟大的诗人屈原所说的"路漫漫其修远兮，吾将上下而求索"。银屑病就是这样一种长期影响人类心身健康的疾病，无论是在西方还是在东方，人类从未停止过探究。

　　银屑病是中医皮肤科诊治的优势特色病种，中医、各民族医古籍记载了大量的本病治疗经验，古代中医记载与本病相关的有干癣、白癣、牛皮癣、松皮癣、白疕、粟疮等多种疾病。通过中医、各民族医的药物内治、外治和非药物治疗，抑或多种疗法相互配合，可以改善银屑病的临床症状，减少或延缓银屑病的复发。最近，随着西方现代医学的发展，针对某个特殊靶点的生物制剂在治疗银屑病方面取得了非常大的进展，这种情况确实对我们传统医学皮肤科在银屑病的治疗上形成了很大的冲击。同其他医学一样，中国各传统医学也在不断地进步和发展，为保持传统医学治疗银屑病的特色，并提高疗效，我们有必要对中医、各民族医关于银屑病的认识进行一些系统、全面的梳理。本书组织了从新

银屑病

中国成立后至当前在全国各地不同地区有代表性的专家对治疗本病的经验进行汇编总结，传承了中医、各民族医治疗本病经验的一个重要内容，体现了现代中医人、各民族医人对本病的最新认识。

我国幅员辽阔，不同地区的河海、山川、气候、植被和人的生活习惯等多方面都具有很大不同，中医认为以上各方面对人体的生理活动和病理变化都有影响，因此在治疗方法和用药上也有很大差异。正如《医学源流论·五方异治论》所论："人禀天地之气以生，故其气体随地不同。西北之人气深而浓，凡受风寒，难于透出，宜用疏通重剂；东南之人气浮而薄，凡遇风寒，易于疏泄，宜用疏通轻剂……至交广之地，则汗出无度，亡阳尤易，附桂为常用之品。若中州之卑湿，山陕之高燥，皆当随地制宜。"此正所谓中医整体观念和辨证论治之"因地制宜"。临床流行病学调查研究发现银屑病是一个发病与地域分布明显相关的疾病，因此在银屑病的治疗上更应注重"因地制宜"，故本书将全国不同地区的专家治疗经验按照华北地区、东北地区、华东地区、华中地区、华南地区、西南地区和西北地区七个区域进行介绍，以便读者根据自身情况进行辨证参考。

最后，中医及各民族医对于银屑病的认识，是一个不断完善和发展的过程，中医与各民族医传统经验形成的年代是在封建社会、农耕社会，是以农业为主的，与现代社会生活和经济发展模式有很大区别。现代人的生活节奏变快，已经不像以前那样日出而作、日落而息。一些生活习惯的改变，比如说吸烟、饮酒、熬夜等，生活环境的变化，如大气、水源、土壤均遭受不同程度的破坏，都有可能成为银屑病的新病因；生活压力大、焦虑、远离大自然、饮食结构的改变等对现代人体质造成的变化，也可能成为银屑病新的内在致病因素。同样，随着现代科技的发展，互联网、云计算、智能穿戴等，也都使传统的中医治疗面临着新的机遇和挑战。

我们期待新时代的中医人、各民族医人，脚踏实地，奋发向前，为战胜银屑病这一长期困扰人类的疾病贡献自己的力量！

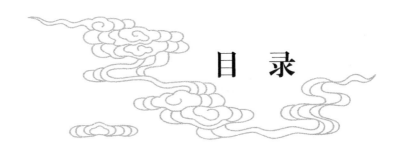

目　录

华北地区

赵炳南"从血论治"银屑病

赵炳南（1899—1984）教授，现代中医皮肤科的奠基人之一，率先指出银屑病相当于中医的"白疕"病，而不是中医六癣之"牛皮癣"，创立了"从血论治"银屑病，是中医辨治银屑病的主流学术思想，至今仍影响着中医皮肤科医师治疗银屑病的辨证论治思路。

一、三证辨治寻常型银屑病

血热是银屑病发生的内在因素，是发病的主要根据。七情内伤，气机壅滞，郁久化火，以致心火亢盛；饮食失节，过食腥荤动风的食物，以致脾胃失和，气机不畅，郁久化热，均可导致血热的产生。外受风邪或夹杂燥热之邪客于皮肤，内外合邪而发病，热壅血络则发红斑，风热燥盛肌肤失养则皮肤发疹，搔之屑起，色白而痒。若病久或反复发作，阴血被耗，气血失和，化燥生风导致血燥证产生；或经脉阻滞，气血凝结，肌肤失养则变为血瘀证。

（一）血热证

【证候表现】皮疹发生及发展比较迅速，泛发潮红，新生皮疹不断出现，鳞屑较多，表层易于剥离，底层附着较紧，剥离后有筛状出血点，基底浸润较浅，自觉瘙痒明显，常伴有口干舌燥、大便秘结、心烦易怒、小溲短赤等全身症状，舌质红绛，苔薄白或微黄，脉弦滑或数（多见于银屑病进行期）。

【治法】清热凉血活血。

【方剂】凉血活血汤。

银屑病

【药物组成】生槐花 30 g，白茅根 30 g，生地黄 30 g，紫草 15 g，赤芍 15 g，丹参 15 g，鸡血藤 30 g。

【方解】方中生槐花、白茅根、生地黄清热凉血，紫草、赤芍凉血活血，丹参、鸡血藤养血活血，共奏清热凉血活血之功。

【加减应用】若风盛者，可加白鲜皮、蒺藜、防风、秦艽、乌梢蛇；若夹杂湿邪者，可加薏苡仁、土茯苓、茵陈、防己、泽泻；若热盛者，可加龙胆草、大黄、栀子、黄芩、牡丹皮；血瘀者，可加红花。

【病案举例】

患者，男，24 岁。

主诉：身起红色皮疹伴痒半个月。

现病史：半个月前因患急性咽炎后，发现躯干部出现红色皮疹，当时未注意，后来逐渐增多，而且表面有白屑，瘙痒明显。

查体：头皮、躯干、四肢泛发高粱粒至榆钱大之红斑，表面附着较薄之银白色鳞屑，日光下发光，鳞屑周围有明显红晕，基底呈红色浸润，鳞屑强行剥离后底面可见筛状出血点，下肢皮损部分融合成片。舌质微红，苔薄白，脉微数。

西医诊断：银屑病（进行期）。

中医诊断：白疕。

辨证：血热证。

治法：清热凉血，活血散风。

方剂：生槐花 30 g，鲜白茅根 45 g，生地黄 30 g，紫草 30 g，白鲜皮 30 g，蜂房 30 g，蒺藜 15 g，土茯苓 60 g。清血散（生石膏、滑石、玄参、木香、升麻）3 g，每日 2 次。

上方连服 11 剂，红晕退，上半身皮疹基本消退。去鲜白茅根加丹参 24 g，当归 30 g，又服 3 剂后，改凉血活血方服 15 剂，红斑、鳞屑全部退尽。住院期间仅用凡士林润泽皮肤，未给外用药，配合楮桃叶、侧柏叶煎水洗疗每日 1 次，共 12 次。患者共住院 29 天，临床痊愈出院，追踪 4 年半未见复发。

按语：本例患者属血热证，而且热偏盛、病程较短，仅用中药内服未用外用药，效果较好。追踪 4 年未复发，除服汤药外，配合清血散以加强凉血清热的作用。清血散服用后，皮肤红斑消退较快，多服则易引起腹泻。

(二) 血燥证

【证候表现】皮疹呈硬币状或大片融合,颜色淡红,表面鳞屑少,附着较紧,强行剥离后基底部出血点不明显,很少有新发皮疹,全身症状多不明显,舌质淡,苔薄白,脉沉缓或沉细(多见于银屑病静止期或消退期)。

【治法】养血滋阴润肤。

【方剂】养血解毒汤。

【药物组成】鸡血藤 30 g,当归 15 g,丹参 15 g,天冬 10 g,麦冬 10 g,生地黄 30 g,土茯苓 30 g,蜂房 15 g。

【方解】方中鸡血藤、当归、丹参、生地黄养血活血,天冬、麦冬滋阴润燥,土茯苓、蜂房除湿解毒,共奏养血活血、除湿解毒之功。

【加减应用】若兼脾虚湿蕴者,加白术、茯苓、薏苡仁、猪苓、扁豆皮;阴虚血热者,加知母、黄柏、天冬、麦冬、槐花;痒感明显者,加白鲜皮、地肤子;血虚明显者,加熟地黄、白芍、丹参。

(三) 血瘀证

【证候表现】病程日久,颜色暗红,皮损肥厚,有明显浸润,经久不退。舌质紫黯或见瘀点或瘀斑,脉涩或细缓(多见于银屑病静止期)。

【治法】活血化瘀行气。

【方剂】活血散瘀汤。

【药物组成】三棱 15 g,莪术 15 g,桃仁 15 g,红花 15 g,鸡血藤 30 g,鬼箭羽 30 g,白花蛇舌草 15 g,陈皮 10 g。

【方解】方中三棱、莪术行气活血破瘀,桃仁、红花活血化瘀,鸡血藤养血活血,陈皮理气调中,鬼箭羽、白花蛇舌草清热解毒、活血,共奏活血化瘀解毒之功。

【加减应用】月经量少或有血块者,加益母草、丹参。

二、特殊类型银屑病的辨证论治

(一) 红皮病型银屑病

本型早期,全身潮红嫩肿,形寒身热,肌肤燥竭,湿从热化,湿热郁火流窜血分,以致血热血燥,皮红而脱屑,治宜清营解毒,凉血护阴,方选解毒清营汤加减：生玳瑁6 g，生栀子6 g，黄连3 g，金银花30 g，连翘15 g，蒲公英15 g，生地黄30 g，白茅根30 g，牡丹皮15 g，石斛15 g，玉竹15 g，麦冬10 g。在后期，热势渐退，阴液亏耗，气血两伤，可选解毒养阴汤以凉血养阴，清解余毒。

（二）脓疱型银屑病

脓疱型银屑病分为两种，一种为局限性，好发于掌跖部；另一种为全身性，泛发全身。本病皮疹为密集的、似针尖大之表浅脓疱，有的融合成片，表面糜烂，脱屑，有烧灼感，脓疱可反复出现。中医学认为此系湿热蕴久，兼感毒邪而发，治宜清热凉血，解毒除湿，方选解毒凉血汤加减：水牛角6 g（先煎），生地黄15 g，牡丹皮15 g，白茅根30 g，金银花30 g，连翘15 g，大青叶15 g，薏苡仁15 g，苦参10 g，滑石15 g，白鲜皮30 g。

【病案举例】

患者，男，43岁。

主诉：全身泛发红斑、脓疱4年。

现病史：4年前发现肘部出现红斑、脓疱，有鳞屑，时轻时重，1年前皮疹泛发躯干、四肢，经口服"泼尼松"每日40 mg治疗好转后复发。

查体：四肢、躯干密布红斑、鳞屑，个别皮疹上有脓疱，双肘部、胁肋部皮疹融合成片，银白色鳞屑较厚，基底潮红，浸润明显，双手指甲变形有顶针样改变。舌质红，苔白腻，脉弦滑。

西医诊断：脓疱型银屑病。

中医辨证：湿热内蕴，气血失和，兼感毒邪。

治法：清热解毒除湿，佐以调和气血。

方剂：秦艽丸加减。

药物组成：乌梢蛇9 g，秦艽15 g，漏芦9 g，大黄9 g，黄连6 g，防风6 g，生槐花30 g，苍术、白术各12 g，丹参30 g，白鲜皮30 g，土茯苓30 g，苦参12 g。

服前方7剂后，激素开始减至每日20 mg，肘部、胁肋部片状皮损已部分消退，前方乌梢蛇改用15 g，连续服8剂，大部分皮损消退，肘部、胁肋部皮损变薄色淡红，未出现脓疱，泼尼松改用每日10 mg，续用前方。1个月后前方服10剂，全身皮疹消退。

按语：本例为脓疱型银屑病，大量脓疱提示湿毒内盛，故以乌梢蛇、土茯苓、白鲜皮、漏芦、大黄、黄连、苦参除湿解毒，苍术、白术健脾除湿，秦艽祛风除湿，丹参、生槐花凉血活血消斑。

（三）关节病型银屑病

本型为银屑病皮损伴随类风湿因子阳性的关节炎症，主要侵犯手足小关节，严重的膝、踝、脊椎等大关节亦可受侵，造成关节肿、痛、变形，甚至丧失功能。中医学认为多因风湿毒热，痹阻经络所致，治宜散风祛湿，解毒通络，方选独活寄生汤加减：秦艽 10 g，防风 10 g，桑枝 30 g，独活 10 g，威灵仙 10 g，白鲜皮 15 g，土茯苓 15 g，当归 10 g，赤芍 10 g，鸡血藤 15 g，牛膝 10 g。

三、银屑病特色外治疗法

（一）中药软膏

（1）普连膏，又名芩柏软膏，药物组成：黄芩末 10 g，黄柏末 10 g，凡士林 80 g，可清热燥湿、止痒消斑，适用于各型银屑病。

（2）清凉膏，药物组成：当归 30 g，紫草 6 g，大黄末 4.5 g，黄蜡 120 ~ 180 g，香油 480 g，可清热解毒、凉血消斑，适用于各型银屑病。

（3）香蜡膏，药物组成：蜂蜡 20 g，香油 80 mL，可清热解毒润肤，适用于血热型银屑病。

（4）黑豆馏油软膏，药物组成：5% 黑豆馏油，15% 氧化锌，可清热解毒止痒，可配成不同浓度外用，适用于各型银屑病。

（二）中药泡洗方

楮桃叶 250 g，侧柏叶 250 g，加水 5000 mL，煮沸 20 分钟，加水调至适温后洗浴，每周 2 ~ 3 次。适用于除急性进展期外的各型皮疹。楮桃叶甘凉无毒，功能祛风除湿、清热杀虫、润肤止痒，治受风身痒、癣疮、恶疮。泡浴后外用药膏，更能发挥其外用药效。

四、预防银屑病复发方

赵老创立预防银屑病复发方：土槐饮（土茯苓 30 g，生槐花 30 g，生甘草 9 g），可以煎煮服用，也可以泡水代茶饮。

（首都医科大学附属北京中医医院皮肤科）

朱仁康"从血论治、衷中参西"治疗银屑病

朱仁康（1908—2000） 字行健，江苏省无锡市人，早年师从外科名医章治康先生，并深得薪传，为外科"心得派"传人。20 岁起悬壶于苏州、上海等地二十余载。期间曾主编《国医导报》，团结中西医同人，切磋医道；新中国成立后，应原卫生部聘请，主持中国中医研究院疮疡外科工作，并创立了广安门医院皮肤科。1990 年，经人事部、原卫生部、国家中医药管理局批准，被确定为首批全国老中医药专家学术经验继承工作指导老师。

朱仁康老先生在 20 世纪 70 年代就将银屑病的辨证治疗作为重点攻关项目。根据数十年的临床实践，选出了有效方剂"克银方"，进行临床观察和验证，并进行了一系列优化，即克银一、二、三、四方，取得良好的临床效果。克银方的研究于 1984 年获得原卫生部甲级成果奖，并转让给北京中药五厂制成"克银丸"，得以广泛应用于临床，是国内中医药治疗银屑病领域最早成功转化的科技成果。

朱老历经数十年时间，对银屑病的病因病机、辨证分型、选方用药都进行了深入的研究，现将其诊疗银屑病的经验总结归纳如下。

一、辨病与辨证相结合，皮损辨证与整体辨证相结合

朱仁康教授是中医外科大家，同时主张中西医汇通，兼收并蓄，是中西医结合诊治皮肤病的先驱。他在所著《中西医学汇综》、所主编《国医导报》中均强调中西医不可偏废，应融会贯通，取长补短。在临床诊治过程中辨病与辨证相结合，通过辨病、辨证分析，层层求因，提炼治疗规律，增强方药的针对性，进一步提高临床疗效。他认为银屑病的病因病机、病程特点与湿疹、玫瑰糠疹等其他炎症性皮肤病不同，临床辨证分型、治法用药也自成体系。在临床诊治过程中，首先应做出正确的疾病诊断，方能结合辨证进行治疗。

皮肤是人体最大的器官，是机体的重要部分，覆盖于体表，内有经络与五脏六腑相系。肌肤腠理受邪，必渐趋于内，脏腑有病亦可形之于外，内外相关是一个整体。朱老通过大量皮肤病皮损病例观察和临床实践，在中医理

论的指导下，基于皮肤病的临床特点，明确提出了有别于内科"望闻问切"四诊合参的诊断模式，即以皮损的不同表现、特点为主，以舌苔脉象为辅，按照审疹论治、辨病为先来进行辨证论治的皮损辨证体系。

该辨证体系执简驭繁，将皮肤病的辨证论治清晰化，是一种具有皮肤病诊疗特色的辨证方法。在银屑病的临床辨证应用中，主要为辨斑及辨鳞屑。辨斑，多从颜色观之：凡斑色红者，属血热；斑色红紫或暗红，多为脾经湿热、血瘀；斑色白，边界清楚为风邪外搏、气血失和。辨鳞屑，凡起鳞屑多属燥：基底红而起鳞屑为血热风燥，多见于银屑病进行期；基底淡红或色如常为血虚风燥，多见于银屑病稳定期及消退期。皮损辨证使皮肤病的辨证论治更加有针对性，更加精准化。这既遵循了传统中医整体观念与辨证论治，同时又卓有创新。

二、借鉴温病卫气营血辨证理论，求同存异

朱老强调"血分有热"是银屑病的主要发病原因，"血热"病机贯穿银屑病各期。但银屑病的"血热"与温病的"热入营血"是有区别的，应当分辨之。第一，温病的"热入营血"，常见神昏谵语、躁动不安，舌质红绛，脉沉细数，此乃毒热耗伤阴血所致。第二，其肌肤发斑色深红或紫红，压之不褪色，系因邪热迫血妄行、营血溢于脉外所致。第三，任何年龄均可患温病。当毒邪过盛或正不胜邪时，病情均可发展到"热入营血"阶段。

银屑病不具有这三个特点，因此其主要发病机制不是"热入营血"，而是"血分有热"。多由素体血中蕴热，或复感风热、风寒毒邪，或恣食腥发动风之物，或情志内伤，五志化火。两阳相合，内不能疏泄，外不得透发，燔灼血液，充斥体肤，怫郁肌腠，导致毒热内伏营血而发病。日久则耗伤阴血，致阴虚血燥，肌肤失养，而经脉闭塞，血瘀脉络。临床上血热风燥、血虚风燥二证最为常见。

（一）血热风燥证

【证候表现】本证多见于银屑病进行期。发病迅速，皮疹以红斑、丘疹为主，部分扩大或融合成斑块，基底鲜红，层层鳞屑，易于剥离，有点状出血，周围绕以红晕。皮损新出者不断，常波及耳孔、乳晕、脐凹、阴部及头面、躯干、四肢伸侧，并可有同形反应。常伴有心烦燥热，咽痛口渴，便秘溲赤，手足心热，舌红苔黄，脉象弦数或滑数。

银屑病

【治法】清热解毒，凉血祛风。

【方剂】克银一方加减。

【药物组成】土茯苓 30 g，忍冬藤 15 g，北豆根 10 g，板蓝根 15 g，草河车 15 g，白鲜皮 15 g，威灵仙 10 g，生甘草 6 g。

【方解】方中土茯苓甘淡而平，有解毒消肿作用；忍冬藤、北豆根、板蓝根、草河车、白鲜皮均为苦寒之品，为清热解毒之要药；威灵仙性味辛温，辛能走表，温能通络，可以引经达表以清解塞于肌肤之毒热，在苦寒药中配威灵仙一味，以其辛温监制苦寒伐伤之弊；生甘草既能清热解毒，又能调和诸药。

【加减应用】伴咽喉肿痛者，加金银花、连翘、牛蒡子；伴口渴者，加麦冬、玄参、鲜芦根、鲜白茅根；伴心烦者，加栀子；伴大便干结者，加生大黄；伴疹痒显著者，加白芷、白鲜皮、蒺藜；伴鳞屑干而厚者，加虎杖；伴皮损鲜红，面积大者，加生地黄、牡丹皮、赤芍、紫草；伴皮损灼热者，加生石膏、知母。

（二）血虚风燥证

【证候表现】本证好发于静止期或消退期银屑病，皮损以斑片状为主，小如钱币，大似地图，皮肤干燥，甚则皲裂，皮损基底暗淡，瘙痒或痛，同时可伴有五心烦热、肢体倦怠、头晕少眠等症状，舌淡或暗，脉弦细。

【治法】清热凉血，养阴消风。

【方剂】克银二方加减。

【药物组成】生地黄 30 g，丹参 15 g，玄参 15 g，火麻仁 10 g，大青叶 15 g，山豆根 10 g，白鲜皮 15 g，草河车 15 g，连翘 10 g。

【方解】方中生地黄甘苦寒，能清热凉血，养阴生津；丹参苦微寒，能活血养血；玄参甘苦咸寒，能清热养阴解毒；火麻仁润肠通便，滋养补虚，这四味药相合主要取其滋阴养血润燥作用。大青叶、北豆根、白鲜皮、草河车、连翘性味苦寒，主要能清热解毒。以上二组药物，祛邪而不伤正，扶正而不恋邪。

【加减应用】若关节肿痛者，加威灵仙、白芍、桂枝等；若皮损色黯红或紫黯，加赤芍、桃仁、红花以增强凉血活血之力；若鳞屑较厚，加当归、鸡血藤；若皮损瘙痒明显者，加白芷引经止痒。此外，本方中山豆根具有清热解毒、消肿止痛之功，但超量使用可出现恶心、头晕、四肢麻木、走态不稳现象，故不宜长期大量使用，且使用过程中应观察随访。

朱仁康教授等曾收集 108 例银屑病患者，随机分为血热风燥证、血虚风燥证两组，每组 54 例，血热风燥组予口服克银一方治疗，血虚风燥组予口服克银二方治疗，观察疗效。近期疗效观察结果显示，108 例患者痊愈 71 例，占 65.7%；显效 15 例，占 13.9%；有效 16 例，占 14.8%；无效 6 例，占 5.6%；显效以上占 79.6%，总有效率为 94.6%。远期疗效观察结果显示，对 1978 年和 1979 年治愈的 44 例患者，在治愈后的 12～32 个月内进行了随访，缓解 28 例，占 63.6%；复发 11 例，占 25%；轻度复发 5 例，占 11.4%，疗效满意。

【病案举例】

患者，男，31 岁。1970 年 5 月 31 日初诊。

主诉：周身泛发皮疹鳞屑 3 年，加重 2 个月。

现病史：患者近 3 年来全身见红斑和银白色鳞屑，曾在外地医院治疗，未见疗效。2 个月前皮疹明显增多，瘙痒难忍。

查体：头皮、手臂、双下肢泛发大片皮损，呈对称性分布，浸润肥厚，基底暗红色，覆盖鳞屑。在躯干、前臂等处，可见大批点滴状红色皮疹，上有少量鳞屑。舌质紫红，苔薄白，脉弦滑。

西医诊断：银屑病。

中医诊断：白疕。

辨证：风热郁久，化火伤营，复受外风。

治法：凉血清热，活血祛风。

方剂：生地黄 30 g，生槐花 30 g，当归 15 g，知母 9 g，生石膏 30 g，紫草 30 g，桃仁 9 g，红花 9 g，荆芥 9 g，防风 6 g，蝉蜕 6 g。水煎服。

二诊（1970 年 6 月 5 日）：服 5 剂后部分皮损明显消退，痒感亦显著减轻，未见新起皮疹。嘱服前方 10 剂。

1990 年 8 月随访：未见复发。

按语：本证临床表现为毒热未尽，阴血已伤，同时复感新邪，如仅清热解毒，则易苦寒化燥伤阴血；如仅滋阴养血润燥，则有敛邪难解毒热之弊，故应清热凉血与养阴生津并用。

（三）其他辨证

此外尚有风热外受，复兼湿热之证；或有湿热内蕴，日久化毒之证；又有风寒湿邪，阻于经络，气滞血瘀之证，以及涂敷毒药，毒热入营，伤阴耗血诸证。朱老认为此类分型在临床较前二型较为少见，可根据临床辨证灵活化裁。

三、重视清热解毒之法，衷中参西取意选用抗肿瘤中药

朱教授临床工作数十年，发现清热解毒法治疗银屑病疗效较好，采用清热解毒法，着重清泄气分毒热，气分毒热得以清泄，波及营血之毒热随之消减，故可以治"血热风燥证"。而"血虚风燥证"是毒热未尽，阴血已伤，此时徒清热解毒则有苦寒化燥之弊，反而更伤阴耗血；如仅滋阴养血润燥，恐敛邪使毒热难解，故滋阴养血润燥与清热解毒并用，攻补兼施以治之。

朱教授参考银屑病的病理特点，与肿瘤类似，两者均具有细胞过度增生的特点，由于生发层增生加速、棘层增生肥厚、角质层角化过度或角化不全，表皮换新率远较正常表皮为快，换新时间亦短。西医抗肿瘤药物治疗银屑病有效，但副作用较大，选择一些既有清热解毒作用，又有抗肿瘤作用的中草药，如北豆根、大青叶、草河车等，再根据中医理论辨证组方，组成"克银方"，其副作用小，疗效好，为中医治疗银屑病开拓了新途径，为中西医结合治疗皮肤病提供了思路。

综上所述，朱仁康教授论治银屑病，首先认为本病应以从血论治为主，血热风燥和血虚风燥为其主要病因病机；另外，借鉴温病卫气营血辨证理论，治疗以清热凉血为主；并重视清热解毒之法，取意选用抗肿瘤中药，创制"克银方"系列，为中医治疗银屑病开拓了新途径，为中西医结合治疗皮肤病提供了思路。

（王俊慧　崔炳南）

金起凤"明察病机、活用消银解毒汤"治疗银屑病

金起凤（1922—2001）　上海宝山人，北京中医药大学东直门医院皮肤科主任医师、教授，为全国首批有独特学术经验和技术专长的百名中医药专

家，全国老中医药专家学术经验继承工作指导老师，享受国务院政府特殊津贴。燕京中医皮外科流派的主要奠基者之一。从 20 世纪 70 年代开始一直致力于皮肤顽疾银屑病的研究，和赵炳南教授、朱仁康教授一同被列为北京地区中医皮肤病名家。

一、提出银屑病的核心病机是"血热毒盛"

（一）洞察病机癥结，源由血热毒盛

金起凤教授认为病邪侵犯人体后，大多通过化火化毒的过程，才能外发疮疡，而血热的形成，与多种因素相关联。青壮年阳盛之体，多素禀血热，复外感六淫之邪，郁久则化火化毒，或过食辛辣厚味、鱼腥酒类，或因急躁、心绪烦扰，以及七情郁结、五志过极化火等其他因素，使气火偏旺，郁久化毒，热毒浸淫营血，血热毒邪外壅肌肤而发病。

（二）血热贯穿始终，由热致瘀化燥

金教授认为银屑病以"血热毒盛"为本，但同时血热也可以引起气血凝滞之象，血热盛则气壅血凝、煎熬成瘀，留于脉络而血运不畅；因气血瘀滞，热瘀互结，经络阻隔，则郁阻而致斑疹久久不消，临床常见部分患者斑块增厚、色暗红、兼舌红有瘀斑或舌质暗红或紫黯，此乃血瘀之见症。金教授认为因瘀不去，新血不生，气血更易瘀滞，如络道血运受阻，血热就不易清除，热瘀互结也不易化解，故斑疹久不消退。所以说，气血瘀滞也是本病病机的一个方面。若病久反复发作，毒热久稽血分，致阴伤血燥，络阻血瘀，肌肤失养，则为血燥血瘀。

银屑病表现的瘙痒和鳞屑，金教授认为主要由血热生风化燥所致。所谓风盛则痒，血热尤重，则痒尤甚；风盛则燥，故鳞屑层出不已。究其病机，主因血热壅盛。故本病的主要病机是"血热毒盛兼气血瘀滞"，血热贯穿疾病的始终，故治疗着重凉血清热，解毒化瘀。

二、提出银屑病分型辨证论治

金教授于 1983 年发表的"消银汤治疗银屑病 58 例疗效观察"，明确把银屑病辨证论治分为血热、湿热、血燥三型，认为进行期多见血热证、湿热证；静止期多见血燥证。20 世纪 90 年代以后，其在大量临证中发现单纯湿

热证患者比例较少，更多的是血热湿热证，因此对此病规范为血热证、血燥证两种证型。其未单列血瘀证，认为血热盛则气壅血凝、煎熬成瘀形成血热血瘀证；或病久反复发作，毒热久稽血分，致阴伤血燥，络阻血瘀而成血燥血瘀证；因而瘀邪常为兼杂致病。

对银屑病的辨证思路，金教授认为第一辨皮损，"络脉盛色变"，络脉充盈则皮损色红，热盛生风化燥则层层脱屑，因此金教授认为皮损可以作为银屑病辨证的主要思路。包括皮损的颜色、形态、分布、自觉症状等，其中皮损颜色尤为重要，皮损颜色鲜红为血热；颜色紫红为热盛伤津或血热兼瘀。病程较长，热郁络脉，瘀热阻滞，血行不畅，皮损颜色转为暗红属血瘀。病程日久，邪热未尽，阴血耗伤，皮损颜色变为淡红属血燥。皮损泛发全身多为整个机体阳盛血热；皮损以身体阴面、下肢或褶皱部位为重，多伴湿热。大斑块状、地图状皮损多兼血瘀。第二辨舌脉，当舌脉与皮疹不符，要结合全身状况综合分析取舍。第三辨全身，即依全身伴随症状辨证，随证加减治疗。如伴咽红咽痛为风温或热毒之邪壅滞咽喉；伴身热、口渴、大便秘结为体内实热；伴纳差、脘腹胀满、大便溏软为脾胃虚弱；伴口咽干燥为阴津损伤；伴五心烦热为阴虚内热；伴腰膝酸软为肝肾不足。当患者的全身症状成为突出表现时，应以全身辨证为主。

三、创消银解毒汤

金教授认为银屑病治疗以凉血解毒为基本大法，同时因热致瘀化燥，热盛气壅血凝，故在治疗银屑病的过程中亦注重凉血活血、清热解毒并举，凉中有散，清化并施。针对血热、湿热、血燥分别用消银解毒一汤、二汤、三汤治疗；研制成院内制剂消银一号丸、二号丸、三号丸。后来发现单纯银屑病的湿热证比较少，因此二号丸停用。消银一号丸一直用到现在，疗效肯定，就是目前北京中医药大学附属东直门医院皮肤科的院内制剂"地槐消银丸"。

四、经验方及加减、用药特色

（一）消银解毒一汤

【药物组成】水牛角30 g（先煎），板蓝根25 g，蚤休30 g，金银花15 g，紫花地丁30 g，生地黄30 g，赤芍20 g，牡丹皮10 g，苦参10 g，白鲜皮 30 g，土茯苓 30 g，全蝎 6 g，海桐皮 12 g。

【功效】凉血化斑，清热解毒，渗湿消风。

【适应证】银屑病进行期。症见疹色鲜红、银白色鳞屑多，瘙痒重，新疹不断出现或扩大的患者。

【方解】方中水牛角咸寒，能入血分，清心、肝、胃三经之火，而有凉血解毒之功。水牛角配生地黄，二者均有清热凉血的作用，但水牛角长于解血分热毒，凉血化斑；生地黄长于滋养营阴、凉血止血。二药配用，相辅相成，清热解毒、凉血化斑之力增。再配以牡丹皮、赤芍取犀角地黄汤之意，凉血解毒化斑。以金银花、板蓝根、蚤休清热解毒。其中板蓝根性味苦寒，归心、胃经，苦能泄降，寒能清热，善于清解湿热火毒，以解毒利咽散结见长。金银花味甘性寒，归胃、心经，为清心解毒之良药。心主火，心火清，诸火皆清。苦参味苦性寒，归心、脾、肾经。《神农本草经百种录》记载："苦入心，寒除火，故苦参专治心经之火。"白鲜皮配苦参，清热燥湿而止痒。土茯苓味甘淡、性平偏凉，归肝、胃经，擅长利湿解毒。故本方以入心经、清心火、入血分、凉血化斑药为核心，清中有散，兼以解毒利咽，消除其发病之根源。再辅以除湿解毒，消风止痒之品，标本兼治。

【方证要点】本方对银屑病初发或复发，症见疹色鲜红、银白色鳞屑多，瘙痒重，新疹不断出现或扩大的患者最为相宜。皮损广泛、色红，瘙痒不明显的患者亦可加减使用。

【加减应用】渴喜冷饮者，心烦发热，脉滑数，加生石膏、知母清气分炽热，以除烦止渴；疹色鲜红，舌绛苔黄，血热炽盛者，加羚羊角粉、生玳瑁以加强凉血解毒之功；咽痛者，加北豆根、元参；咽干乏液，舌红少苔者，加沙参、玄参；皮疹色暗呈浸润斑块血瘀明显者，加丹参、莪术；大便溏薄者，加黄连、山药。

（二）消银解毒二汤

【药物组成】生地黄 30 g，玄参 20 g，麦冬 12 g，当归 12 g，水牛角 30 g（先煎），金银花 15 g，赤芍 20 g，丹参 20 ~ 30 g，紫草 20 g，白鲜皮 30 g，地肤子 25 g，蚤休 20 g，乌梢蛇 15 g，威灵仙 12 g，甘草 6 g。

【功效】滋阴润燥，凉血解毒，祛风止痒。

【适应证】银屑病皮损干燥、脱屑，瘙痒较甚的患者。如银屑病静止期或消退期等。

银屑病

【方解】 方中生地黄甘寒质润，苦寒清热，入营、血分，为清热凉血、养阴生津之要药，治疗温病后期，阴液已伤，余热未尽之症。玄参苦甘咸寒而质润，功能清热凉血，养阴润燥，泻火解毒，常用治温病热入营分，身热夜甚之症。本方选此二者相须为用，共为君药，滋阴凉血润燥，兼清余热。当归养血活血，麦冬滋阴生津；水牛角、紫草、蚤休凉血解毒；丹参凉血活血，五味共为臣药，助君药滋阴凉血解毒。乌梢蛇味甘气厚，其性走窜，功能搜风，散血中毒结，外达皮腠，而祛风通络止痒；威灵仙辛散温通性猛，善走不守，为风药之宣导善行者，能通行十二经脉，故可祛除在表之风，又能化在里之湿，通达经络，可导可宣；白鲜皮、地肤子祛风除湿止痒。四药共同为佐药，祛风除湿通络，祛除皮肤腠理的风湿毒邪而止痒。本方以养血滋阴为主，以凉血解毒清除余热为辅，兼以祛风除湿通络；表里同治，攻补兼施。

【方证要点】 本方对银屑病血虚风燥证，皮损干燥、脱屑，瘙痒较甚的患者最为相宜。对血瘀型皮损肥厚，无糜烂、渗液，疹色暗红，瘙痒无度者，亦可加减使用。

【加减应用】 如瘙痒剧烈者，加蝉蜕、全蝎；急躁易怒、失眠多梦者，加生龙骨、生牡蛎、珍珠母；皮疹以四肢为重者，加片姜黄、桑枝；皮疹以躯干为主者，加柴胡、郁金；皮疹以腰骶为主者，加炒杜仲、豨莶草；伴有关节肿痛者，加老鹳草、制川乌、制草乌。如皮损浸润增厚，暮夜痒剧烈者，上方换乌梢蛇为蕲蛇，加威灵仙15 g以祛风透络消斑。若头部斑疹满布，屑多且厚，鳞屑层出属风盛者，临证加蜂房、蛇蜕以祛风解毒退屑。如皮损干燥易裂，脱屑，舌质淡红，脉弦细，偏于血虚者，消银解毒二汤去丹参加熟地黄、当归、川芎、鸡血藤。

（三）用药特色

金教授治"癣"善用蚤休，认为蚤休苦泄解毒，为肝经息风定痉要药。治疗皮肤顽疾，擅用虫类药。金教授擅用如全蝎、乌梢蛇，也常用蛇蜕、蝉蜕等。金教授认为全蝎入肝经，故善于息肝风之内动，能深入皮肤经络搜风止痒，对一切瘙痒性皮肤病，如银屑病、湿疹、神经性皮炎、结节性痒疹、皮肤瘙痒症等均有息风止痒之卓效；因其性善走窜，故又有通络解毒、散结化瘀之功，能消肿止痛、解毒化斑，治疗关节病型银屑病；与活血散瘀药同用可增强化瘀散结之效，使斑块较快化消。对血热重症，喜用大剂量紫草，因紫草甘、咸，寒，归心、肝经，可凉血、活血、解毒透疹，用于血热毒盛、斑疹紫黑、麻疹不透等，常配伍水牛角、生地黄、牡丹皮、金银花清热凉血。

临证注重顾护脾胃，如有胃痛者去苦参、板蓝根、赤芍，加香附、元胡、高良姜、荜澄茄以疏肝理气、温胃止痛。如血热证兼有脘腹满闷，纳胀食少，苔白腻或微黄者，消银解毒一汤去牡丹皮、生地黄、苦参加炒苍术、厚朴、莱菔子、陈皮、焦三仙。

【病案举例】

病例1：患者，女，15岁。初诊时间：1983年12月。

主诉：头部、全身起皮疹伴瘙痒4月余。

现病史：4个月前无明显诱因头部起皮疹，痒甚，后扩及躯干、四肢，外院诊为"银屑病"，内服外用多种药物（具体不详），皮疹一直未完全消退。伴口干喜饮，溲黄便干。

查体：头部散在较多指甲盖大小浸润红斑，躯干、四肢散在片状、点状红斑，均上覆薄鳞屑，皮损以头皮、双小腿为多。舌红赤，苔薄白，脉弦滑。

西医诊断：寻常型银屑病。

中医辨证：血热毒盛，热盛生风，壅搏肌肤。

治法：凉血清热解毒，佐以除湿息风。

方剂：消银解毒一汤。

药物组成：水牛角30 g（先煎），板蓝根25 g，蚤休30 g，金银花15 g，紫草25 g，生地黄25 g，赤芍20 g，苦参12 g，白鲜皮30 g，地肤子30 g，土茯苓30 g，全蝎6 g，海桐皮15 g。水煎服，每日1剂，早晚分服。

外用：苦蛇酊、加味黄连膏外搽，每日2次。

二诊：服上方15剂后，头部鳞屑明显减少，头及全身皮疹消退三分之一，余者变薄，瘙痒明显减轻。综上方随证稍予加减又服药30余剂，全身皮疹基本消退。

按语：患者青年女性，素体血热，皮疹色红，舌红，脉弦为一派血热之象；热盛则生风，血热与内风交煽，致瘙痒剧烈，风盛则燥，故鳞屑层出不已。其病机为血热毒盛，热盛生风，壅搏肌肤所致，故选用凉血解毒，清热泄湿，息风止痒的"消银解毒一汤"。方中水牛角、金银花、紫草、生地黄凉血解毒，赤芍活血化瘀；板蓝根、蚤休、土茯苓清热解毒；蚤休又能泄风阳而定痉,有镇静止痒作用;苦参、白鲜皮、地肤子清热泄湿止痒;热盛则生风,血热与内风交煽,致瘙痒剧烈,故用全蝎、海桐皮息风止痒。

病例2:患者,男,35岁。初诊日期:1983年10月。

主诉:全身皮疹反复发作4年,加重2个月。

现病史:1979年冬皮疹初发于双下肢,上覆白屑,后皮疹日益增多,逐渐扩散至躯干及四肢,瘙痒不甚。4年来反复发作,时轻时重,曾于多家医院诊为"银屑病",经多方治疗,皮疹减轻,但始终不见消退。伴咽干口燥。

查体:躯干、四肢多发暗红色指甲盖至钱币大小浸润性斑片,上覆少量鳞屑。舌质暗红,苔薄黄,脉弦细滑。

西医诊断:寻常型银屑病。

中医辨证:血燥证(阴虚血燥,络阻血瘀)。

治法:滋阴润燥,凉血消风,佐以活血化瘀。

方剂:消银解毒二汤。

药物组成:生地黄30 g,元参20 g,天花粉30 g,白花蛇舌草30 g,金银花30 g,生槐花30 g,当归12 g,丹参30 g,白鲜皮25 g,乌梢蛇18 g,威灵仙12 g,莪术20 g。水煎服,每日1剂,早、晚分服。

外用:溶癣酊、化斑膏外搽,每日2次。

二诊:服上方7剂后,皮疹变薄。上方加鬼箭羽继服7剂。后综上方随证稍予加减共服药70余剂,1984年1月全身皮疹基本全部消退。

按语:本例患者病久反复发作,毒热久稽血分,致阴伤血燥,络阻血瘀,肌肤失养,则为血燥血瘀。皮损浸润增厚、干燥,呈片状、钱币状,色暗红,鳞屑较少,咽干口燥、舌暗红、脉弦细滑等均为血燥血瘀之象。法当育阴润燥,凉血清热,佐以活血化瘀。方用消银解毒二汤,方中生地黄、元参、天花粉育阴润燥,白花蛇舌草、金银花、生槐花清热凉血解毒,当归、丹参活血化瘀,白鲜皮、乌梢蛇祛风止痒,内伍威灵仙者,取其气味辛温,善于走窜消散,以利深入病所搜风通络,散结化斑。热盛亦可煎熬成瘀,肌肤失养,可见皮损肥厚色暗或呈大片斑块,舌质暗紫或暗红有瘀斑,以血瘀为主证者则加三棱、莪术、桃仁、红花之类以破血散瘀,常得到较好效果。

病例3:患者,女,45岁。初诊日期:1995年6月。

主诉:周身反复起疹20余年,复发加重1周。

现病史:周身反复起疹20余年,7年前出现四肢小关节肿痛,3年前皮损曾出现小脓疱，曾用乙双吗啉、雷公藤片等。1 周前自用偏方（具体不详），皮损加重，迅速泛发全身。伴口干、小便黄。门诊以银屑病红皮病型、脓疱型、关节病型收入院。入院查体：体温 37.8 ℃，全身皮肤潮红肿胀，上覆大量成片的淡黄色鳞屑，有散在小脓疱及糜烂面，头部堆积厚鳞屑，手足大片脱皮，指、趾甲增厚发黄或缺损分离，手足关节肿大变形，手指弯曲不能伸直，腕踝关节肿胀。血红蛋白 86 g/L，血沉 80 mm/h，血清总蛋白、白蛋白低。舌质淡红嫩，舌苔光剥，脉细数。首辨为血热毒盛、伤及阴分、阻滞关节。治以清热凉血解毒，益阴通络。中药汤剂以犀角地黄汤加银花、连翘、玄参、蚤休等。同时给予雷公藤总苷片 20 mg，每日 3 次；人血白蛋白静脉滴注。经住院治疗 1 个月后，皮疹好转，下肢皮疹重，关节痛，仍低热。请金起凤教授会诊。

查体：体温 37.5 ℃，头、颈、前胸皮损减轻，四肢背部皮损仍红，皮屑多，下肢痂皮下有脓，腕踝关节肿疼，午后低热，便溏，舌淡紫，苔少，脉细数。

西医诊断：红皮病型银屑病、关节病型银屑病、脓疱型银屑病。

中医辨证：阴虚内热，兼夹湿邪。

治法：养阴清热，透邪外出，兼除湿通络。

方剂：青蒿鳖甲汤加减。

药物组成：炙鳖甲 15 g，炙龟甲 15 g，青蒿 15 g，地骨皮 12 g，知母 10 g，牡丹皮 10 g，蚤休 30 g，金银花 25 g，玳瑁粉 8 g（冲），土鳖虫 10 g，制乳香 10 g，制没药 10 g，蜈蚣 2 条，钩藤 20 g（后下），炒白术 20 g，茯苓 20 g，大豆黄卷 10 g。

二诊：用药 1 周后体温逐渐恢复正常，2 周后全身皮损色淡，脱屑减少，无脓疱。雷公藤总苷片减为 20 mg，每日 2 次，治疗 2 个月全身红皮消退，有散在斑状皮损。

后患者因关节疼口服双氯芬酸二乙胺 10 天，病情反复有新皮损，即停用。经过四个多月治疗，皮损基本消退，关节疼痛明显好转，停用雷公藤总苷片，继服中药。

按语：本例患者病程长，病情复杂，集三种特殊类型银屑病于一身，体质营养状况差，伴贫血、低蛋白血症，既往用过抗代谢药乙亚胺，治疗棘手。金教授认为本例患者病机复杂，虚实夹杂，主要是阴虚内热夹湿。热壅皮肤则出红斑脓疱，热邪夹湿阻滞关节则关节肿痛。以青蒿鳖甲汤养阴清热

17

透邪。炙鳖甲、炙龟甲咸甘寒，直入阴分，滋阴退虚热；青蒿芳香以透邪外出；地骨皮、知母、牡丹皮凉血滋阴，清血分虚热实热；金银花、蚤休、玳瑁粉清热解毒，蚤休凉肝消肿，玳瑁粉平肝定惊；土鳖虫、制乳香、制没药、蜈蚣化瘀通络止痛；钩藤具有轻清疏泄之性，能清热透邪；时值盛夏天气潮湿闷热，加大豆黄卷清利暑湿；炒白术、茯苓健脾利湿。经金教授准确的辨证用药，共治疗半年，患者全身皮肤光滑无疹，仅有手关节变形。

（屈双擎）

边天羽诊疗银屑病经验

边天羽（1923—2000）　主任医师、教授，中西医结合诊疗皮肤病的开拓者和奠基人之一，全国第二批老中医药专家学术经验继承工作指导老师。曾任天津市政协第五、第六、第七、第八、第九届常委，中国中西医结合学会理事，中国中西医结合学会皮肤性病专业委员会副理事长，天津市中西医结合学会副会长，天津市中西医结合皮肤性病专业委员会主任委员，天津市长征医院（天津市中医药研究院附属医院）院长，天津市中西医结合皮肤病研究所所长，享受国务院政府特殊津贴。

边天羽教授从 20 世纪 50 年代初投身于自己酷爱的中医药事业，创立了有天津特色的中西医结合皮肤病学理论体系，在天津成立了第一家中西医结合皮肤病医院，创立了第一家中西医结合皮肤病研究所，在他亲手开创的中国中西结合皮肤科领域中迈出了辉煌的一步。边教授亲手培养了百余名中西结合的初、中、高各级人才，边教授及其传承人经过近 50 年潜心研究、临床实践，形成了独特的中西医结合治疗皮肤病的思想体系。其要点是：①发挥中医和西医之长诊治皮肤病和性病，以发掘和运用中医理论为主线，结合临床实践和现代研究的前缘。临床中西医结合治疗方式安全、有效、经济并重，从疗效评估方面 1＋1＞2，从毒副作用方面 1＋1＜1，真正做到减毒增效、相得益彰。②在治疗过程中"证因并重"，根据不同的临床表现和疾病发展阶段，针对"因"的时候，兼顾"证"，而这种兼顾在中医和西医的选择上，体现的是优势互补，反之亦然。③将中医内科"同病异治、异病同治"理论引入皮肤科，用于变态反应疾病的临床实践。④善用活血化瘀方法治疗顽固性和疑难性皮肤病。边教授自己总结的治疗皮肤病 40 余个有效验方中，有一半的方剂含有活血化瘀药，一直沿用至今。⑤注重皮疹辨证在临床的应用及与四诊辨证关系的研究，归纳能提示辨证分型的关键证候要素。

一、从气血风热论治银屑病

银屑病是边教授主要的临床研究方向，他以《黄帝内经》的基本理论为基础，根据多年大量临床病例的积累，创造性地提出了银屑病的"气血风热"论，其实质是"卫气血同病"。气血风热证常出现在急性点滴状寻常型银屑病等全身发疹性皮肤病过程中，其临床特点是红斑或丘疹斑块出现时间急骤，皮疹较为广泛，疹色鲜红，多密集分布，大多融合成斑片，甚至全身皮肤潮红，充血明显。若热盛肉腐为脓，也可表现为局部或全身脓疱，如全身泛发性脓疱型银屑病、掌跖脓疱病等。此外，本证常伴有口渴，喜冷饮，瘙痒明显，舌质红绛，苔黄，脉弦滑有力。边教授认为：气分有热，故舌苔黄；热灼津液，故口渴，喜冷饮，身壮热，脉洪大等，以上诸症，关键是抓住"大渴，喜冷饮"；热入血分，故舌质红绛。另外，边教授还根据皮肤为一身之表，提出瘙痒性皮肤病从风论治的理论。瘙痒在皮肤病是卫分证中的重要表现，中医有风盛则痒之说。"风性善行而数变"，故皮肤病瘙痒此起彼伏，止痒的药物多从祛风止痒入手。纵观上述诸症，体现了卫气血同病的气血风热证这一复杂证型。边教授根据这一独特证型，提出本证的治法为凉血清热祛风，方剂为凉血消风汤。由此，制出院内制剂皮炎二号冲剂。方中三组药物，一是凉血之品，为水牛角、白茅根、玄参、生地黄，配以解毒之金银花；二是清气之品，为生石膏、知母；三是祛风之品，为荆芥、防风、牛蒡子。上方组成，体现了卫气血同治，给病邪以重创的思路。但为了祛邪而不伤正，本方中又加入白芍，而未用赤芍。边教授根据《本草求真》载："赤芍与白芍主治略同，但白则有敛阴益营之力，赤则止有散邪行血之意。"用白芍使本方苦寒凉燥而不伤阴。此外，本方妙在从疾病的发生规律上对于病邪采用了因势利导的方法，使血分之邪转达气分，并从卫分而出，给邪以出路，体现了"动"的辨证思想。最后以甘草和中，调和诸药。

二、从血论治银屑病

边教授从血论治银屑病，根据本病的病程不同阶段对应的不同证型，研制出了牛皮癣系列冲剂一、二、三号，其中牛皮癣一号冲剂来源于《温病条辨》之清营汤，主要组方为：生地黄、玄参、土茯苓、金银花、连翘、大青叶、板蓝根、黄芩、牡丹皮、红花、当归。方中生地黄、玄参配伍，清热凉血，养阴生津，同用治疗温病热入营血，身热发斑，适用于温病后期，余热未尽，但阴津已伤，邪伏阴分之证；金银花、连翘相须为用，对于温病邪在卫气营血分各个阶段均可使用；大青叶、板蓝根清热解毒，凉血消斑，尤善于清解心胃经实火热毒而利咽；牡丹皮清透血分浮热；红花、当归补血活血。牛皮癣一号冲剂适用于进行期或静止期的银屑病患者，特别是进行期当气分热的症状不太明显时，或者应用凉性药物治疗后有脾虚症状时。而对于表现为慢性大面积肥厚性鳞屑斑片损害的银屑病患者，适用牛皮癣二号冲剂，方中土茯苓、茵陈清利湿热；三棱、莪术均为破血消坚之品，二者相须为用，可以治气滞血瘀，年深日久所致的癥瘕痞块；生地黄、玄参、生石膏、野菊花、金银花、连翘、蒲公英、紫花地丁等清热解毒。对于炎症反应不是很严重的慢性银屑病患者，则采用养血润燥的牛皮癣三号冲剂（熟地黄、何首乌、当归、天冬、麦冬、白芍、蜂房等）。

【病案举例】

患者，女，52岁。1978年5月就诊。

主诉：周身散在红斑、鳞屑伴瘙痒3年。

现病史：3年前头部、四肢及躯干出现散在大小不一的肥厚斑片伴鳞屑，红肿不明显，瘙痒明显，头晕，失眠，怕冷，舌质淡红，脉沉细无力。

中医诊断：白疕。

辨证：气血两虚。

治法：养血润燥，祛风止痒。

方药：牛皮癣三号方加减。

药物组成：生地黄30 g，熟地黄30 g，当归15 g，白芍10 g，天冬10 g，麦冬10 g，蜂房15 g，白鲜皮15 g，蒺藜15 g，黄芪15 g。

上方服用7剂后，大部分皮损消失，瘙痒缓解，头晕、怕冷等症状也减轻，继服7剂而痊愈。

按语：本例患者的主要特点是局部皮损红肿不明显，但瘙痒明显，且伴有头晕、失眠、怕冷等症状，并根据患者的舌质淡红，脉沉细无力等全身情况辨证为气血两虚证。边教授选用牛皮癣三号方加减，以养血润燥、祛风止痒为原则进行治疗。方中生地黄、熟地黄、当归养血行血，和血润肤；麦冬、天冬、白芍滋阴润燥；蜂房解毒祛风止痒；白鲜皮祛风清热；蒺藜祛风止痒。中医讲"气为血之帅""气能生血"，血虚应该先补气，所以加用黄芪补气与生血，加强补益之功。

三、从"瘀"论治银屑病

除上述外，边教授还对于反复不愈，病程日久的银屑病提出了久病必瘀论。中医学认为人体的一切形体与各种机能都和气血有关。正常情况下，气血通过经络系统运行全身，内与五脏六腑相通，外与皮肤肌肉、筋骨相通。脏腑的生化机能全由气血运行全身来完成。在病理条件下，可由各种原因，如外伤、寒邪、热邪、气郁、湿痰、气虚、脾肾阳虚等，造成气血停滞壅涩，郁结不散的"血瘀证"，本证是中医许多辨证中的一种，往往与其发生瘀血的原因与瘀血造成的后果并存，致使脏腑功能失常，而造成各种疾病。边教授认为，皮肤是机体的重要器官之一，其生理功能与气血密切相关。若气血运行失常，或脏腑功能失常，或皮肤本身的气血运行失常，均可造成各种皮肤病，所以很多皮肤病的发生发展与瘀血有关。边教授在辨证中，对于久病的银屑病患者注重络脉瘀阻，因此广泛应用活血化瘀之法。他提出，治疗皮肤病的血瘀证也一样要进行整体的辨证论治，从望、闻、问、切四诊得来的资料中，得出正确的诊断，才能收到较好的疗效。如有许多患者的病情与女子月经有密切关系：当肝郁气滞时，患者表现为下腹胀痛、月经不调、血色发黑、有血块等症状，用疏肝活血化瘀的药物予以调整月经后，皮肤病可以随之改善或痊愈。又如有的患者有胸腹饱满、胸不任物、失眠口干、上热下寒、气短、唇舌紫青、脉涩等上焦瘀血的表现时，采用血府逐瘀汤治疗，不仅内科病得到改善，而且皮肤病也往往迎刃而解。

针对银屑病的血瘀，边教授根据八纲辨证来运用活血药，治疗久病不愈的银屑病患者有奇效。如果皮疹孤立散在，颜色紫红，伴有色素沉着，口干，奇痒，遇热加重，心烦失眠，舌红苔黄，脉弦滑有力，辨证为毒热血瘀证，为实证。边教授认为，此证系由肌肤感受血热、毒热与湿热之邪，致气血运行受阻而成；或者由于肌肤气血凝滞，久而化热化湿，从而发生血瘀毒热之证。治以清热解毒，活血化瘀之法，自拟清热活血汤（即院内制剂痒疹方）进行治疗。方中生地黄养阴清热，土茯苓清利湿热，金银花清热解毒，荆芥、防风祛风胜湿。红花、赤芍、三棱、莪术均为活血化瘀药。蒺藜祛血中之风。本方可治一切血热血瘀证，不限于结节性痒疹。

边教授认为,瘀血乃是实证,但是也可以发生在体虚之人。人体经络乃行气血之道,阴血受损,则脉络不得充盈,气血运行不畅,从而使经络发生瘀血;表现于肌肤,则见皮肤干燥、皲裂,红肿不明显,皮损上覆银白色厚层鳞屑,舌质紫红,或有瘀斑,脉滑或者细滑无力。辨证为血虚血瘀证,为虚证。对于此种患者,则应用养血活血汤(即院内制剂治疣颗粒),以养血化瘀,去屑止痒。方中熟地黄、白芍、何首乌养血润燥,赤芍、牡丹皮、桃仁、红花活血化瘀,牛膝引药下行,杜仲入肾,白术居中焦,赤小豆健脾利湿,穿山甲通络化瘀,白酒引药上行于一身之表,故该方可治包括银屑病在内的皮肤肌表一切血瘀之证,不限于治疗疣类疾病。

(许　俨　张理涛)

张志礼"理血解毒"辨治银屑病

张志礼(1930—2000)　教授,中西医结合治疗皮肤病的开创者和引领者之一,首任中国中西医结合学会皮肤性病专业委员会主任委员,多届中华医学会皮肤科学会的副主任委员兼秘书长,被北京市委、北京市人民政府授予"有突出贡献的专家"称号,享受国务院政府特殊津贴,全国首批中医药专家学术经验继承指导老师。首都医科大学附属北京中医医院赵炳南教授的弟子,张教授在继承赵炳南教授"从血论治"的基础上提出了"毒邪"也是重要发病因素,对各型银屑病均应重视辨毒,提出银屑病治疗中当以理血解毒贯穿始终。

张志礼教授在"从血论治"的基础上提出了"毒邪"也是重要发病因素,对寻常型银屑病辨证分为血热证、血燥证、血瘀证、湿毒内蕴证和热毒证五个证型进行论治,特殊类型银屑病增加毒热入营和毒热阻络两证,各型银屑病后期根据气血阴阳损耗的不同,分别辨为气虚毒恋证和气阴两伤,毒邪未清证,提出治疗中根据证型的不同当以理血法,包括凉血活血、养血活血、行气活血和通络活血等,以及清热解毒贯穿始终。

（一）血热证

【证候表现】多见于进行期银屑病患者。皮疹发生及发展迅速，新生皮疹不断增多。鳞屑不能覆盖红斑，自觉瘙痒，常伴心烦易怒，口干咽干，大便秘结，小便短赤，舌质红，苔薄白或黄，脉弦滑或数。

【治法】清热凉血，活血解毒。

【方剂】凉血活血汤加减。

【药物组成】紫草 15 g，茜草 15 g，大青叶 30 g，板蓝根 30 g，生槐花 30 g，白茅根 30 g，土茯苓 30 g，天花粉 15 g，生地黄 30 g，赤芍 15 g，北豆根 10 g，白鲜皮 15 g。

【方解】方中生槐花、白茅根、生地黄清热凉血，紫草、茜草、赤芍凉血活血，大青叶、板蓝根清热解毒消斑，土茯苓、白鲜皮清热解毒除湿，天花粉清热解毒生津，北豆根清热解毒利咽，共奏凉血活血、清热解毒之功。

（二）血燥证

【证候表现】多见于消退期银屑病。病情相对稳定，病程较长，皮疹色变淡，很少有新生皮疹出现，原有皮损部分消退，部分呈钱币状或大片融合，有明显浸润，表面鳞屑少，附着较紧，全身症状多不明显，舌质淡红或舌质淡，舌尖红，苔少，脉缓或沉细。

【治法】养血滋阴，润肤解毒。

【方剂】养血解毒汤加减。

【药物组成】当归 10 g，鸡血藤 15 g，丹参 15 g，川芎 10 g，天花粉 15 g，生地黄 30 g，土茯苓 30 g，白术 10 g，枳壳 10 g，薏苡仁 30 g，板蓝根 30 g，大青叶 30 g。

【方解】方中当归、鸡血藤、丹参、生地黄养血活血，土茯苓除湿解毒，天花粉清热解毒生津，板蓝根、大青叶清热解毒消斑，白术、薏苡仁健脾除湿，川芎、枳壳行气活血，共奏养血活血、除湿解毒之功。

（三）血瘀证

【证候表现】多见于静止期银屑病。患者年龄偏大，病史较长，久治不愈，皮损肥厚浸润呈皮革状，鳞屑较厚，瘙痒较重，舌质紫黯或见瘀点、瘀斑，脉涩或沉缓。

银屑病

【治法】活血化瘀，除湿解毒。

【方剂】活血散瘀汤加减。

【药物组成】三棱10 g，莪术10 g，桃仁10 g，红花10 g，丹参15 g，鸡血藤30 g，苦参15 g，天花粉15 g，薏苡仁30 g，陈皮10 g，土茯苓30 g，大青叶15 g。

【方解】方中三棱、莪术行气活血破瘀，桃仁、红花活血化瘀，丹参、鸡血藤养血活血，陈皮理气调中，薏苡仁健脾除湿，天花粉清热解毒生津，大青叶清热解毒消斑，土茯苓、苦参清热解毒除湿，共奏活血化瘀、解毒之功。

（四）湿毒内蕴证

【证候表现】多见于皱襞部（反向）银屑病或掌跖脓疱病。患者皮损有糜烂渗出如湿疹样改变，多发于腋窝、乳房下、会阴、股根部等褶皱部位，鳞屑较薄，呈污褐黏腻状，痒较重。或表现为掌跖或肢端淡红或暗红斑块，其上积聚多数粟粒大小脓疱，自觉胀痛。可伴胸腹胀满，口苦咽干，食少纳呆，大便干或先干后溏，溲赤，女子白带量多、色黄。舌质红，苔黄腻，脉弦滑数。

【治法】清热利湿，凉血解毒。

【方剂】八生汤加减。

【药物组成】生白术10 g，生枳壳10 g，薏苡仁30 g，生芡实15 g，萆薢15 g，赤石脂10 g，车前草15 g，车前子15 g（包），泽泻10 g，黄柏10 g，白鲜皮30 g，苦参15 g，土茯苓30 g，生地黄15 g，六一散30 g。

【方解】方中萆薢、车前子、黄柏、苦参清热利湿，白鲜皮、土茯苓、车前草清热解毒利湿，生白术、薏苡仁、生芡实、泽泻健脾利湿，六一散清暑利湿，生枳壳理气除湿，生地黄凉血活血，赤石脂敛疮收湿，共奏清热除湿、凉血解毒之功。

（五）热毒证

【证候表现】多见于发病由急性扁桃体炎或上呼吸道感染引起者，特别多见于儿童和青少年，皮损呈泛发性点滴状或融合成片。此型多急性发病，常伴发热、咽痛、全身不适、口干口苦、便秘、溲赤，舌红，苔白或黄，脉弦滑或数。

【辨证】内有蕴热，外感毒邪。

【治法】清热解毒，凉血消斑。

【方剂】解毒清热汤加减。

【药物组成】金银花 15 g，连翘 15 g，蒲公英 30 g，败酱草 15 g，锦灯笼 6 g，山豆根 10 g，板蓝根 30 g，大青叶 15 g，白茅根 30 g，紫草 15 g，茜草 15 g，玄参 15 g，草河车 15 g，白花蛇舌草 30 g。

【方解】方中金银花、连翘清热解毒、疏散风热，大青叶、板蓝根清热解毒、凉血消斑，锦灯笼、山豆根、草河车清热解毒利咽，蒲公英、败酱草、白花蛇舌草清热解毒利湿，白茅根清热凉血，紫草、茜草、玄参凉血活血，共奏清热解毒、凉血消斑之功。

（六）毒热入营证

【证候表现】常见于红皮病型银屑病，全身出现弥漫性潮红、水肿性红斑，伴大量脱屑或渗出；或在潮红、水肿、灼热的银屑病基本损伤面上出现密集的粟粒状脓疱。可伴发热烦躁、口干口渴、大便干结、小便黄赤，舌质红绛，苔薄白或黄腻，脉弦滑。

【治法】清营凉血，解毒护阴。

【方剂】解毒清营汤加减。

【药物组成】生玳瑁 6 g，羚羊角粉 0.6 g（冲），生栀子 10 g，黄连 10 g，金银花 30 g，连翘 15 g，蒲公英 15 g，生地黄 30 g，白茅根 30 g，牡丹皮 15 g，石斛 15 g，玉竹 15 g，麦冬 10 g。

【方解】方中生玳瑁、羚羊角清热解毒、镇心平肝为君药，金银花、连翘清热解毒透表，蒲公英、栀子清热解毒利湿，黄连清热解毒燥湿，生地黄、牡丹皮、白茅根清热凉血活血，石斛、麦冬、玉竹清热养阴，共奏清营凉血、解毒护阴之功。

（七）毒热阻络证

【证候表现】多见于急性关节病型，发病急，表现为关节红肿疼痛，活动受限，皮损泛发、潮红、浸润肿胀、弥漫性脱屑，舌红、苔黄，脉滑数。

【治法】清热除湿解毒，疏风通络。

【方剂】解毒清营汤合大秦艽汤加减。

【药物组成】羚羊角粉 0.6 g（冲）或生玳瑁末 6 g，生地黄 15 g，牡丹

银屑病

皮 10 g，赤芍 10 g，紫草 10 g，茜草 10 g，白茅根 30 g，板蓝根 30 g，秦艽 15 g，木瓜 10 g，羌活 10 g，独活 10 g。

【方解】方中羚羊角或生玳瑁清热解毒，生地黄、牡丹皮、赤芍、白茅根清热凉血活血，紫草、茜草凉血活血、解毒透疹，板蓝根清热解毒、凉血消斑，秦艽、木瓜祛风湿、舒筋活络，羌活、独活祛风湿、止痹痛，全方共奏清热解毒消斑、祛风通络止痹痛之功。

（八）气虚毒恋证

【证候表现】各型银屑病病程日久，反复不愈，皮损色淡红，或时有散在脓疱发生。可伴有面色萎黄，气短、自汗、食欲不振、腹胀、便溏等，舌质淡红，苔白，脉沉缓。

【治法】健脾益气，清解余毒。

【方剂】自拟方。

【药物组成】生黄芪 30 g，白术 10 g，薏苡仁 30 g，茯苓皮 15 g，芡实 10 g，山药 15 g，土茯苓 15 g，猪苓 15 g，蒲公英 15 g，连翘 15 g。

【方解】方中生黄芪、白术、山药健脾补气，薏苡仁、茯苓皮、猪苓、芡实淡渗利湿，其中薏苡仁健脾不燥，茯苓皮"以皮达皮"，土茯苓、蒲公英清热解毒除湿，连翘清热解毒散结，全方健脾补气、清热解毒利湿，扶正不敛邪，祛邪不伤正。

（九）气阴两伤、毒热未清证

【证候表现】见于各型银屑病恢复期，病程日久，皮损不退，皮损颜色淡红，水肿或渗出已消退，浸润及脱屑明显减轻，鳞屑干燥，层层剥落，体温已基本正常，可有口干、咽干、周身乏力，舌质淡，苔少或无，脉沉细或细数。

【治法】养阴润燥，清解余毒。

【方剂】解毒养阴汤加减。

【药物组成】西洋参 10 g，南沙参 15 g，北沙参 15 g，石斛 15 g，太子参 10 g，玄参 15 g，生黄芪 15 g，生地黄 20 g，丹参 15 g，金银花 30 g，蒲公英 15 g，天冬 20 g，玉竹 10 g，麦冬 20 g。

【方解】方中西洋参补气养阴，生黄芪健脾补气，生地黄、玄参、丹参清热凉血养阴，南沙参、北沙参、石斛、天冬、麦冬、玉竹清热生津养阴，太子参补气生津，金银花、蒲公英清热解毒，全方共奏养阴清热、凉血解毒之功，攻补兼施，以补为主。

【病案举例】

病例1：患者，男，28岁。1999年10月9日初诊。

现病史：患者于2年前无明显诱因躯干出现点状红色丘疹，曾于外院诊为"银屑病"，曾外用激素软膏，皮疹可消退，但停药皮疹复发。3周前患者劳累后导致急性扁桃体炎发作，进而皮疹泛发全身。

刻下症：周身皮疹，瘙痒，口干心烦，大便干，两日一行，小便赤。

查体：躯干、四肢多发米粒至甲盖大小鲜红色丘疹、斑块，表面附着大量银白色鳞屑，鳞屑不能覆盖红斑，刮除后可见薄膜现象及点状出血。舌红，苔黄，脉数。

西医诊断：寻常型银屑病。

中医诊断：白疕。

辨证：血热。

治法：凉血活血，清热解毒。

方药：凉血活血汤加减。

药物组成：紫草10 g，茜草10 g，大青叶15 g，板蓝根15 g，生槐花15 g，白茅根30 g，生地黄15 g，牡丹皮15 g，赤芍15 g，金银花15 g，鱼腥草30 g，土茯苓15 g，丹参15 g，鸡血藤15 g。14剂，每日1剂，水煎服。

外用芩柏软膏外涂，每日两次。配合黄柏30 g，马齿苋30 g，水煎后冷湿敷。

二诊：2周后部分皮疹已变平，颜色淡红，部分消退，大便每日一行，舌脉如前。原方去鱼腥草、白茅根。

三诊：续服8周后皮疹全部消退。

按语：本例患者银屑病病史2年，扁桃体炎导致其急性发作，张教授认为患者素体血分蕴热，外感毒邪为核心病机，故以凉血活血汤合土槐饮合方化裁，并重用大青叶、板蓝根、鱼腥草、金银花等清热解毒利咽、凉血消斑之品对因治疗。热盛多夹瘀，久病亦生瘀，患者鲜红色斑块不消退亦为瘀象，故凉血活血的同时，以丹参、鸡血藤活血化瘀。

病例2：患者，男，38岁。2000年3月2日初诊。

现病史：患者于8年前秋季无明显诱因双手出现红色皮疹，脱屑，瘙痒。在某院确诊为"银屑病"，外用去万溶液、冰黄肤乐软膏治疗，病情控制不理想，渐发展至躯干、四肢，后在外院服用乙亚胺 3 片/日，共服药约 6 瓶，雷公藤片（用法不详）共服 2 瓶，皮疹控制不理想；其后又在某医院服中药治疗，皮损可减轻，但时有反复。入院前 1 个月无明显诱因皮疹加重，渐发展至全身，服"皮肤病血毒丸"，疗效不显，遂入院治疗。

刻下症：疹痒，口渴喜饮，纳可，眠安，大便干，小便黄，心烦易急，双膝关节不适。

查体：体温 36.5 ℃，脉搏 84 次/分，呼吸 18 次/分，血压 120/90 mmHg。躯干、四肢皮肤弥漫性潮红，大量脱屑，面部、手足见红色浸润性斑块，上覆银白色鳞屑，见束状发，指、趾甲顶针样改变。舌质红，苔白腻，脉滑略数。

辅助检查：血常规示白细胞 7500 个/mm³，中性粒细胞百分比 68%，中值细胞百分比 6.7%。尿常规：尿糖（＋＋）。胸透：心肺膈未见异常。

西医诊断：红皮病型银屑病。

中医诊断：红皮。

辨证：毒热炽盛。

治法：清热凉血解毒。

方药：解毒凉血汤加减。

药物组成：羚羊角粉 0.6 g（冲），紫草 15 g，茜草 15 g，白茅根 30 g，板蓝根 30 g，牡丹皮 15 g，生地黄 30 g，北豆根 10 g，赤芍 15 g，玄参 15 g，土茯苓 15 g，槐花 30 g。每日 1 剂，水煎服。

配合芩柏软膏外用全身皮损。

二诊：服上方 21 剂，面部皮疹消退，躯干皮疹部分消退，色淡红，双上肢皮疹较红，被覆少量银白鳞屑。舌质红，苔薄白，脉滑。方药以凉血活血、清热除湿、解毒利咽为法。方药如下：羚羊角粉 0.6 g（冲），龙胆草 10 g，黄芩 10 g，栀子 10 g，生地炭 10 g，金银花炭 10 g，淡竹叶 10 g，紫草 15 g，茜草 15 g，白茅根 30 g，板蓝根 30 g，北豆根 6 g，丹参 15 g，鸡血藤 15 g，首乌藤 30 g，当归 10 g。每日 2 次，口服。

三诊：服上方 14 剂，患者皮损均匀消退，色淡，浸润薄，不痒，舌质红，苔黄腻，脉弦，方药加强芳香化湿之力，前方去生地炭、金银花炭、淡竹叶，加藿香 10 g，佩兰 10 g。

四诊：服上方 14 剂，皮损稳定消退，色淡红，舌质红，苔白，脉弦。病情痊愈出院。

按语：本例患者就诊时毒热炽盛明显，故以解毒凉血汤加减口服，方中羚羊角粉咸寒，清肝凉血，清热解毒，生地黄、牡丹皮、赤芍、玄参清热养阴、凉血活血，紫草、茜草凉血活血、解毒消斑；白茅根、槐花凉血止血；板蓝根凉血消斑，北豆根凉血利咽，土茯苓除湿解毒，全方共奏凉血消斑、清热解毒之功。经治疗皮疹好转，根据患者病情变化，加减以清热除湿、解毒利咽之品，随证治之，终获痊愈。

（陈维文　王　萍）

陈彤云辨治银屑病经验

陈彤云教授师从京城外科名家哈锐川先生和赵炳南先生，从事皮肤外科工作七十余载，深得哈赵学术精髓，是燕京赵氏皮科流派代表性传承领军人。陈老在银屑病的辨治上，传承赵氏从血论治的思想，运用气血津液、脏腑辨证，注重凉血养阴解毒，运用脾升胃降理论辨治银屑病，注重养胃阴、升清阳，同时强调内外同治。

一、辨证论治

陈彤云教授对本病病因病机的认识承袭燕京赵氏传统理论对白疕的认识，多为血分或有热、瘀、燥，外发皮肤，形成斑疹；或为血热伤阴、血燥不荣、血瘀肌肤甲错而生鳞屑。热扰心神或血燥生风则见瘙痒无度。血热、外感毒邪始终是本病发病的主要因素，所以在治疗时应重视凉血解毒。

陈老强调本病辨证的关键是把握血分热、燥、瘀的不同状态，并结合"湿、热、毒、瘀"的偏盛，分析皮损特点。皮疹新出不断增多、皮肤潮红、鳞屑不能掩盖红斑、瘙痒明显，多属血分有热；皮疹经久不退，颜色暗红，浸润肥厚如皮革，多属血瘀；皮疹以淡红色红斑为主，浸润不明显，干燥鳞屑较多，多为血燥。

银屑病

（一）血热证

【证候表现】多见于进行期银屑病，表现为急性，皮疹发生及发展比较迅速，皮肤潮红，新出皮疹不断增多，多呈点滴状，鳞屑不能覆盖红斑，可有同形反应，表层易于剥离，剥离后有筛状出血点，基底浸润较浅，自觉瘙痒明显，常伴有口干舌燥、大便秘结、心烦易怒、小溲短赤等全身症状；舌质红或绛，舌苔薄白或微黄，脉弦滑或数。

【治法】凉血活血，清热解毒。

【方剂】凉血活血汤加减。

【药物组成】生槐花、土茯苓、板蓝根、紫草、生地、赤芍、丹参、连翘、牡丹皮、蛇莓、白花蛇舌草、白英等。

【方解】其中生槐花、紫草、生地、牡丹皮、赤芍清热凉血；赤芍、丹参凉血活血。夹热毒者，加土茯苓、白花蛇舌草、半枝莲；血热重者，皮损红加白英、蛇莓增加凉血之力；大便干结者，加瓜蒌、草决明、大黄、生栀子；咽喉红肿、疼痛者，加射干、草河车；咽痒者，加蝉蜕，咽干者，加青果、玄参；若风盛者，可加白鲜皮、刺蒺藜、防风、秦艽、乌梢蛇；若夹杂湿邪者，可加薏苡仁、土茯苓、茵陈、防己、泽泻；若热盛者，可加龙胆草、大黄、栀子、黄芩、牡丹皮。

（二）血瘀证

【证候表现】多见于寻常型银屑病静止期，病程日久，皮损肥厚浸润呈皮革状，鳞屑较厚难以刮除，颜色暗红，经久不退；可伴心情郁闷，腹胀，女性有痛经；舌质紫黯、暗红或有瘀点、瘀斑，脉涩或细缓。

【治法】活血化瘀行气。

【方剂】活血散瘀汤加减。

【药物组成】三棱、莪术、桃仁、红花、鸡血藤、鬼箭羽、白花蛇舌草、陈皮等。

【方解】桃仁、红花、鸡血藤、鬼箭羽活血化瘀，三棱、莪术活血行气，白花蛇舌草化瘀解毒，陈皮行气调中。若为热结血瘀者，表现为皮损中心暗红肥厚，边缘略红，伴心烦，口干，便干溲赤，加用黄芩、生栀子、紫草、白茅根等凉血清热。若为湿毒内蕴，气血瘀滞，表现为皮损呈肥厚浸润性斑块，色暗红、鳞屑不多或黏腻鳞屑，不易剥除，舌质紫黯，有瘀斑，苔白腻，脉沉缓，治宜除湿解毒，活血化瘀软坚，可加用土茯苓、龙葵、白花蛇舌草以除湿解毒，生薏苡仁、陈皮以健脾行气调中。若经前乳胀，或胸闷胁胀兼月经量少、后错伴有血块者，属气滞血瘀，加用柴胡、枳壳、益母草、丹参以行气活血化瘀。

（三）血燥证

【证候表现】多见于银屑病静止期或消退期病程较久，皮损淡红，原有皮损部分消退，很少有新发皮疹出现；皮疹浸润明显或不明显，鳞屑较多，可以覆盖红斑，皮损干燥脱屑；伴口干咽燥，舌质淡红，舌苔少，脉缓或沉细。

【治法】养血润肤、活血散风。

【方剂】养血解毒汤加减。

【药物组成】生地、麦冬、玄参、石斛、玉竹、土茯苓、鬼箭羽、当归、鸡血藤、夜交藤。

【方解】方中当归养血活血润肤，鸡血藤、夜交藤养血通络，生地、玄参、玉竹、石斛、麦冬养阴清热，土茯苓、鬼箭羽清解深入营血之毒热。若兼脾虚内湿者，加白术、茯苓健脾祛湿；阴虚血热者，加知母、黄柏、天冬、麦冬、槐花；痒感明显者，加白鲜皮、地肤子；血虚明显者而兼面色白、少气乏力者，加熟地、白芍、丹参、黄芪以益气养血。

二、重视外治

陈彤云教授从 1943 年起跟随爱人哈玉民先生学习制作各种药膏、洗剂、摊膏、药捻，从此走上从医道路。哈玉民教授最先提出将凡士林替换传统外用药膏中白蜡基质，使药膏稳定，制作简单，吸收度好，便于患者。此创新思路，逐渐影响京城同道，首先得到赵炳南先生赞同，随即效法。因此在银屑病的治疗中，陈老强调内外同治以达到更好的治疗效果。

血热证时期，外用药以缓和无刺激为原则，用药力求简单，在皮损以鲜红呈点滴状为主时，陈老多不用外用药物，若皮损处瘙痒可试用芩柏软膏（普连软膏），若皮损处感干裂疼痛可外用甘草油以润肤解毒。用药后嘱患者观察，如瘙痒加重，疹间正常皮肤发红，或皮疹红晕扩大，应及时停用外用药物，以防激惹继发红皮病。

血瘀型皮损多为斑块状肥厚浸润，药物很难渗入，故此期皮损顽固难治，陈老治疗此型皮损多用高浓度角质剥脱剂并采用封包法，如以 5%~10% 水杨酸软膏、0.1% 维 A 酸软膏、黑布药膏等药，用于躯干、四肢、手足处，涂药后以塑料薄膜封包 2~8 小时以增加药物渗透，延长药物作用时间，提高疗效，但应慎用于面、颈、外阴及皮肤褶皱部位，以免产生刺激。

血燥型肥厚浸润皮损外用药物同血瘀型。若为干燥伴大量细碎脱屑可以甘草油、白凡士林、维生素 E 霜等药外涂以滋润干燥皮损。

三、用药特点

不同时期陈彤云教授的用药特点不同，早年间治疗寻常型银屑病以养血凉血、解毒清热为主，近几年则以凉血养阴解毒、顾护脾胃为主。这也说明陈老对银屑病的认识也是在不断变化发展。

1. 喜用清热凉血类及清热解毒类中药

陈老传承赵氏从血论治，运用气血津液、脏腑辨证，注重凉血解毒。

临证清热凉血药喜用生槐花、紫草、白茅根、生地、丹皮、赤芍等。尤喜用生槐花，常用剂量 15~30 g。

临证清热解毒药喜用白英、半枝莲、白花蛇舌草、拳参、大青叶、板蓝根。伴有咽部不适时喜用桔梗、甘草、玄参、北豆根、蝉衣等以解毒利咽。

喜用白英、半枝莲、白花蛇舌草，清热解毒，现代研究显示上三药具有调节免疫、抑制细胞过度增生作用。

2. 重视养阴药的应用

陈老认为津液具有濡润滋养脏腑、肌肤、孔窍作用。津液不足则见燥症，亦可致津血两伤或津亏血瘀。她认为单用苦寒清热、凉血解毒之品会更加伤阴，故于其中加入养阴药物，且多用甘寒之品，较少采用苦寒药物，以使祛邪而不伤正。临证常用生地、麦冬、元参、石斛、玉竹、北沙参、天花粉、山药等。

3. 重视培脾土与养胃阴，升降相济

《黄帝内经》"至真要大论"述"诸湿肿满，皆属于脾"，脾胃衰则生百病。受赵老的影响，临证中以固护"后天之本"为紧要，以"脾升胃降"理论为指导，立法、遣方。

一方面注重培脾土，护胃气，清脾健脾常用生白术、炒白术、茯苓、山药之类，消食化积常用炒神曲、炒麦芽、炒谷芽、生山楂之类，理气温中常用陈皮、枳壳、木香、干姜、吴茱萸之类,芳香化湿常用苍术、厚朴、藿香、佩兰、砂仁、豆蔻之类;另一方面注重清胃热,养胃阴,常用药如石斛、玉竹、麦冬等。

【病案举例】

患者,男,58 岁。2018 年 8 月 15 日初诊。

主诉:周身红斑脱屑 30 余年,加重半个月。

现病史:患者于 30 余年前因外感、咽痛后,周身出现红斑,诊为"银屑病",经治疗皮疹消退。后时有反复,多于秋冬加重。半个月前,外感后皮疹复发加重。刻下症:头面、躯干、四肢多发红色斑点、斑片,层层银白鳞屑,小臂、小腿胫前融合成大片。咽痛,纳可,大便调,眠安。

家族史:父亲患有银屑病。

查体:咽红。头面、躯干、四肢多发红色斑点、斑片,层层银白鳞屑,小臂、小腿胫前融合成大片。

舌脉:舌红,苔白腻,脉弦。

西医诊断:寻常型银屑病。

中医诊断及辨证:白疕、血热证。

治法:凉血活血,清热解毒。

处方:羚羊角粉(冲服)0.6 g,白茅根 30 g,大青叶 15 g,紫草 15 g,水牛角 20 g,赤芍 15 g,丹皮 15 g,生地 15 g,北豆根 6 g,金银花 15 g,土茯苓 30 g,生槐花 30 g,白英 20 g,半枝莲 15 g,草河车 15 g,白鲜皮 15 g。

7 剂,每日 1 剂,水煎服。

躯干皮损外用他卡西醇,四肢皮损外用复方化毒散膏,每日 2 次。

二诊:服药 1 周后,原有皮损色淡,鳞屑减少。仍有新出皮疹伴瘙痒,咽红咽痛。纳可,大便调。舌尖红,苔白,脉细。前方去大青叶、紫草、水牛角、土茯苓,加射干 6 g,桔梗 6 g,生甘草 3 g,元参 20 g,牛蒡子 10 g 解毒利咽,石斛 10 g,玉竹 15 g 养阴解毒。

三诊:服药 3 周后,皮损渐消退,胸背上部皮损消退明显,原有皮损色淡红,鳞屑减少。

按语:银屑病是皮肤科常见的难治性皮肤病,多与遗传、感染、环境、情志失调等因素有关。陈老认为本例患者由于外感毒邪,入里化热,热入营血分,灼伤脉络,外发肌肤而成。其特点为毒热明显,故治疗以清热解毒凉血为法。羚羊角粉为君药,其药咸寒,入肝心经,具有清热解毒、平肝息风之效；水牛角、赤芍、丹皮、生地为臣药，取其犀角地黄汤之意，凉血消斑；白茅根，其药甘、寒，归肺、胃、膀胱经，具有凉血止血，清热利尿之功，使热邪从小便而走；生槐花苦微寒，归肝、大肠经，凉血止血，使热邪从大便而走；紫草甘咸寒凉血活血；大青叶、北豆根、金银花、白英、半枝莲清热解毒利咽；白鲜皮疏风解毒、清热利湿。二诊，患者服药一周后，仍有新出皮疹，伴有咽红咽痛。陈老在治疗银屑病尤重"毒邪"，认为"毒"贯穿银屑病始终。此名患者热毒尤甚，故调整方药，以解毒清热、凉血养阴为法。

（曲剑华　赵子赫）

陈美治疗银屑病经验

陈美（1934— ）　首都医科大学附属北京中医医院主任医师、教授，首都国医名师，享受国务院政府特殊津贴，北京市老中医药专家经验继承导师。1958 年毕业于同济医科大学医学系，后到中国医学科学院皮肤病研究所工作。1959 年及 1978 年参加两期西医学习中医班，系统学习了中医基础理论。同时于 1959 年开始跟随名老中医赵炳南学习皮肤外科临床；并曾跟随申芝塘、施汉章、秦伯未等名老中医抄方学习，获益匪浅，1976 年调入首都医科大学附属北京中医医院皮肤科工作至今，是当代中西医结合皮肤科事业的杰出代表人物。

一、银屑病病因病机

陈美教授认为银屑病病位在肝、心、脾胃、肺、肾等脏腑，血热为机体发病的内在因素。其发生为内外因共同致病，内有血热，外感风寒湿热之邪。内因：或因素体血热，或因情志内伤，肝气郁结，郁而化热，心火亢盛，伏于营血，或因饮食不节，过食腥荤动风之品，脾胃升降失调，郁而化热。外因：感受风寒湿热之邪，客于肌肤，蕴结不散。根据临床表现将寻常型银屑病分为血热证、血燥证、血瘀证、血虚证和肝肾亏虚证。

陈教授对于银屑病的病因病机理论基础源于中医古代文献。目前最早的皮肤病病名见于商代甲骨文中的"疥""疕"等病名。隋朝《诸病源候论》中"干癣，但有匡郭，皮枯索痒，搔之白屑出是也"，是古代文献中最接近今之典型银屑病的描述；金元时期，《卫生宝鉴》中"治肺毒邪热……生疥癣"，重视火热邪气致病；明清时期，重视内外因共同致病，外因为风湿热，内因为血虚和血燥，如《医宗金鉴》载"癣，此证总由风热湿邪，侵袭皮肤""固由风邪客皮肤，亦由血燥难荣外"。《外科证治全书》云："因岁金太过，至秋深燥金用事，乃得此证。多患于血虚体瘦之人。"

二、银屑病论治要点

综合古代各位医家的观点，陈教授认为，银屑病的辨证论治应注重从"血"论治，与肝、心、脾胃、肺、肾等脏腑有关，内有血热，外感风寒湿热之邪。在此基础上，陈教授自拟治疗银屑病基础方：生地黄 10 g，牡丹皮 10 g，赤芍 10 g，黄芩 10 g，金银花 10 g，连翘 10 g，生槐花 10 g，生甘草 10 g。

方解：方中牡丹皮清心、养肾、和肝、利包络，并治四经血分伏火，血中气药也；赤芍清热凉血、散瘀止痛，二者配伍清透血中之热，清热凉血不留瘀，加生地黄清热生津滋阴，透营转气，防热盛伤阴；生槐花苦寒，入肝、大肠经，凉血止血、清肝泻火，为理血凉血类药物；黄芩入肺、大肠经，清上焦肺火，根据"肺主皮毛""肺与大肠相表里"理论，二者配伍"泻大肠以清肺金"，通过清泻大肠热给邪以出路，引邪从大肠而解；生槐花配伍牡丹皮、赤芍凉血活血化瘀，促斑块消退；金银花、连翘性味苦、微寒，苦能清泄，寒能清热，二者均入心经，相配伍长于清心火，散上焦风热及毒邪，尤适于治疗银屑病风热外感或病之初起，上焦热盛；生甘草性甘平，入脾、胃、肺经，与金银花、连翘配伍，可清热解毒，并调和诸药。

（一）血热证

【证候表现】本证多见于寻常型银屑病进行期。患者皮疹潮红，新出疹不断增多，迅速扩大，鳞屑不能掩盖红斑，剥除鳞屑可见薄膜现象及点状出血，有同形反应。常伴口渴咽干、心烦易怒、大便秘结、小便短赤等热证。舌质红，苔薄白，脉弦滑或数。

【治法】凉血解毒。

【方剂】生地黄 10 g，丹皮 10 g，赤芍 10 g，黄芩 10 g，金银花 10 g，

银屑病

连翘 10 g, 生槐花 10 g, 龙胆草 10 g, 鱼腥草 10 g, 生甘草 10 g。

【加减】银屑病基础方加三草: 龙胆草、鱼腥草、生甘草。皮疹点滴状, 泛发头面、躯干、四肢, 龙胆草配伍黄芩上清肝胆火, 配伍黄柏下泻肝胆湿热; 伴咽喉肿痛者, 加北豆根配伍板蓝根清热凉血、解毒利咽, 玄参配伍板蓝根、牛蒡子清热解毒、利咽。

【外用药物】急性期外用药以温和无刺激为原则, 可选用油剂滋润皮肤。

(二) 血燥证

【证候表现】此证相当于寻常型银屑病消退期。皮损淡红、干燥, 鳞屑较多, 可以覆盖红斑, 原有皮损部分消退。伴口干咽燥, 便干溲赤。舌质淡, 苔少或薄白, 脉缓或沉细。

【治法】养血滋阴, 兼凉血解毒。

【方剂】生地黄 10 g, 白芍 10 g, 当归 10 g, 丹参 15 g, 鸡血藤 10 g, 天冬 15 g, 麦冬 15 g, 玄参 15 g, 丹皮 10 g, 赤芍 10 g。

【加减】因人制宜。老人年老体弱, 气阴两虚, 大便秘结者, 加生白术 30 g, 肉苁蓉 30 g; 女性患者皮疹于经期及妊娠期加重者, 加茜草配伍当归活血止血, 补血调经; 小儿患者, 调理脾胃, 加入生麦芽 10 g, 生谷芽 10 g, 焦山楂 10 g, 鸡内金 10 g, 焦神曲 10 g 行气消食。

【外用药物】可选用养血润燥软膏制剂保护滋润皮肤。

(三) 血瘀证

【证候表现】此证相当于寻常型银屑病静止期。病程长, 皮损肥厚浸润, 颜色暗红, 经久不退。可伴心情郁闷, 腹胀, 女性可伴痛经。舌质紫黯或有瘀点、瘀斑, 脉涩或细缓。

【治法】凉血化瘀。

【方剂】红花 10 g, 桃仁 10 g, 三棱 10 g, 莪术 10 g, 丹参 15 g, 玄参 15 g, 生地黄 10 g, 丹皮 10 g, 赤芍 10 g。

【加减】瘀血兼夹热邪, 瘀热互结, 则凉血化瘀与清热解毒并用, 方中常加入金银花配当归清热解毒、活血散瘀; 瘀血兼夹湿邪, 则皮损表现为大小不一的蛎壳状, 色暗红或紫红, 其上附着有较为黏腻不易脱落的鳞屑, 此时应利湿解毒, 凉血活血, 方中加入菝葜、土茯苓、拳参、龙葵、白花蛇舌草、半边莲、半枝莲等利湿解毒。

【外用药物】可选用活血化瘀类软膏药物外用。

（四）肝肾阴虚证

【证候表现】病程长，头晕耳鸣，口燥咽干，失眠多梦，腰膝酸软，五心烦热，盗汗，舌红，苔少，脉细数。

【治法】滋补肝肾。

【方剂】熟地黄 10 g，生地黄 10 g，巴戟天 10 g，菟丝子 10 g，当归 10 g，赤芍 10 g，白芍 10 g。

【加减】若脾气亏虚，加入黄芪、党参、茯苓、白术、薏苡仁健脾益气，扶正祛邪；若血虚者，加鸡血藤、黄芪。此外，土茯苓、生槐花、生甘草组成土槐饮为代茶饮以除湿清热解毒，可饮贯穿始终，治中带防，寓防于治。

【外用药物】皮疹稳定，外用药选择以滋润无刺激为原则，膏剂、乳剂均可。

（五）毒热炽盛证

【证候表现】本证多见于红皮病型银屑病。因火热炽盛，为毒，入于营血，煎灼肌肤而见周身皮肤弥漫潮红、浸润、水肿，大量脱屑或伴有渗出，常伴发热、烦躁、便秘、溲赤，舌红绛，苔黄，脉弦数。

【治法】清营解毒，凉血活血。

【方剂】生玳瑁 10 g 或羚羊角粉 0.6 g（冲），鲜白茅根 30 g，生石膏 15 g，知母 10 g，生地黄 15 g，板蓝根 15 g，牡丹皮 10 g，金银花 10 g，连翘 10 g，黄连 6 g。

【加减】肿胀明显或伴有渗出者，加冬瓜皮、赤苓皮；口干者，加麦冬、石斛；大便燥结者，加大黄、栀子。

【外用药物】可选用油剂、软膏来保护、润泽皮肤，减少水分和热量的蒸发。

（六）脓毒蕴蒸证

【证候表现】本证多见于泛发性脓疱型银屑病。因毒热炽盛，兼感湿邪，肉腐为脓。在水肿、灼热的潮红斑片上可见密集的粟粒大小脓疱，伴寒战高热、烦躁、大便秘结、小便短赤，舌红，苔黄腻或有沟纹，脉弦滑数。

【治法】清热凉血，解毒除湿。

【方剂】生玳瑁 10 g 或羚羊角粉 0.6 g（冲），鲜白茅根 30 g，生石膏 15 g，蒲公英 10 g，板蓝根 15 g，鱼腥草 10 g，茵陈 10 g，土茯苓 10 g，重楼 10 g，连翘 10 g。

【加减】瘙痒较著者，加白鲜皮、地肤子；小便不畅者，加六一散、泽泻。

【外用药物】脓疱破溃处可用马齿苋水剂、甘草油清创，潮红斑片外用清热解毒软膏。

（七）风湿痹阻证

【证候表现】本证见于关节病型银屑病。血热炽盛，风湿毒热外袭，痹阻筋络、关节。初期关节红肿热痛，后期畸形弯曲，多侵犯远端指趾关节。皮疹或轻或重，但病情变化与关节症状的轻重相平行。舌红，苔腻，脉弦滑。

【治法】祛风除湿，通经活络。

【方剂】桂枝 10 g，桑枝 10 g，当归 10 g，白芍 10 g，生白术 10 g，防风 10 g，鸡血藤 10 g，首乌藤 10 g，甘草 10 g。

【加减】发热口渴者，加生石膏、知母；关节红肿明显者，加忍冬藤、豨莶草、络石藤；关节红肿不甚，肿胀明显者，加苍术、海风藤；关节变形者，加白花蛇、地龙；上肢重者，加片姜黄、羌活；下肢重者，加木瓜、怀牛膝。

【病案举例】

患者，男，37 岁。初诊时间：2015 年 8 月 29 日。

主诉：周身反复起红斑伴脱屑 17 年，复发加重 1 周。

现病史：患者于 17 年前无明显诱因周身起疹伴脱屑，当地医院诊断"寻常型银屑病"，予口服及外用药（具体不详）治疗后皮疹全部消退，此后反复发作，无明显季节性，均在当地口服及外用中药治疗。半年前皮疹复发，面积逐渐扩大，1 周前蔓延周身。现症见周身泛发红斑、脱屑，咽痛咽干，纳眠可，小便黄，大便调。既往体健。家族中其大伯患有银屑病。

查体：躯干、四肢泛发针尖至指甲盖大小红色丘疹、斑丘疹，部分皮疹融合成掌心大小红色斑块，中度浸润，其上覆盖银白色鳞屑，部分皮疹剥除鳞屑后可见薄膜现象及点状出血。未见明显束状发，指甲无损害。咽红，双侧扁桃体Ⅰ度肿大。舌红，中间有裂纹，苔薄黄，脉滑。

中医诊断：白疕。

辨证：血热。

治法：清热凉血解毒。

药物组成：生地黄15 g，黄芩10 g，金银花15 g，连翘10 g，生槐花15 g，生甘草10 g，牡丹皮10 g，赤芍10 g，菝葜10 g，龙胆草10 g，白茅根30 g，车前草15 g，鱼腥草15 g，北豆根3 g。水煎服，每日1剂，分2次饭后服。

外用：芩柏软膏20 g/次，2次/日。

医嘱：忌局部搔抓刺激及热水烫洗等，饮食清淡，保持充足睡眠、心情舒畅。

9月26日二诊：患者服药后，咽痛咽干缓解，周身瘙痒，夜间明显，小便可，大便略干，1～2日一行。无新发疹，原有疹变薄，颜色变淡，面积扩大。舌红，舌中间有裂纹，苔薄黄，脉滑。咽红，双侧扁桃体不大。前方调整生槐花10 g，金银花10 g，加白鲜皮10 g以疏风止痒，加熟大黄10 g、枳壳10 g行气通便。

10月24日三诊：患者服上方，无咽干咽痛，瘙痒缓解，大便通畅，自觉无不适。部分皮疹消退，余皮疹呈淡红斑，浸润不明显，其上有细碎银白色鳞屑。舌淡红，苔薄白，脉滑。上方去龙胆草、黄芩、车前草、鱼腥草、北豆根防过用寒凉伤脾胃，去熟大黄、枳壳，加鸡血藤15 g，丹参15 g，当归10 g养血活血，土茯苓15 g解毒。

11月21日四诊：无明显不适，周身皮疹基本全部消退，见淡褐色色素沉着斑。舌淡红，苔薄白，脉滑。予土槐饮煎水代茶饮。

按语：本患者属寻常型银屑病，病史较长，复发加重1周，综观舌脉证，中医辨证为血热证。患者为中青年男性，素体血热，复因不当药浴外在毒邪刺激，客于肌肤，导致血溢脉外，发于肌肤，故出现红斑；血热生风化燥则干燥白色鳞屑层层迭出；热盛循经上扰，故咽干，灼伤肺络，故咽痛；热盛津液不能下输膀胱，膀胱气化不利，故小便黄；热盛伤阴，故出现舌有裂纹。方中生地黄、牡丹皮、赤芍清热凉血养阴；金银花、连翘、生甘草清热解毒；生槐花、黄芩"泻大肠以清肺金"，清泻大肠热给邪以出路，引邪从大肠而解；新发疹较多，加龙胆草配黄芩清肝胆火；白茅根性味甘寒，归肺、膀胱经，凉血止血、清热利尿，配伍车前草使热从小便去；咽干咽痛，加入鱼腥草、北豆根解毒利咽。二诊时无新发疹，皮疹稳定，对症用药，通腑泄热。三诊皮疹处于消退阶段，热渐去，津伤血燥，故调整治疗原则为养血活血，凉血解毒，方中去寒凉药，加养血润燥之品。四诊皮疹消退后，则以土槐饮煎水代茶饮巩固疗效。

（申洁婷　娄卫海）

陈凯"一二三四五"治疗银屑病

陈凯（1946—2008）　首都医科大学附属北京中医医院皮肤科主任医师、教授，曾任中国中西医结合学会皮肤性病专业委员会中西医结合治疗学组副主任，北京中西医结合学会皮肤性病专业委员会委员，首都医科大学皮肤病与性病学系学术委员会委员，中华医学会医疗事故技术鉴定专家库成员，北京军区总医院全军皮肤病诊治中心顾问，北京中医药学会皮肤性病专业委员会顾问等兼职。

首都医科大学附属北京中医医院皮肤科陈凯教授创造性地提出了银屑病治疗基本纲要之"一二三四五""清、调、补理论"等，为中医、中西医结合皮肤科学术发展及理论探讨做出了重要贡献。

一、银屑病治疗基本纲要之"一二三四五"

陈教授提出"一个原则，二个对待，三好三不好，四难四不难，五要五不要"的银屑病五点治疗基本纲要。

（一）一个原则

银屑病是一种无害于生命的疾病，千万不要用有害的方法治疗。

银屑病本身并不危及生命，但因其皮疹分布广泛，病情反复发作，给广大患者的身心带来巨大的压力。众多患者寻求"速效"的方法来治疗，但注意许多未经医生指导擅自应用的药物会对身体造成严重的不良反应和副作用。暂时的"速效"换来的却是永久性的伤害，得不偿失，只有疗效肯定，安全性高的绿色疗法才是患者的福音。

(二) 二个对待

要像对待过敏一样对待银屑病，要像对待药物过敏一样对待银屑病。

银屑病的诱发和加重与过敏有关，银屑病可以看作是机体对某种致敏因素的过敏反应。临床所见银屑病的发病，部分与饮食过敏、吸入物过敏及频繁接触生活日化品过敏有关，如有些患者于染发后皮损加重。亦有银屑病患者在用了某些药物后，出现皮损加重或复发，需考虑与药物过敏有关，这些药物当然也包括中药。

(三) 三好三不好

不治比乱治好，慢治比快治好，中药治比西医治好。

银屑病是终身疾病，发病机制不清，目前尚未找到根治的方法。如果乱用一些药物和方法，就会在治疗银屑病的同时带来不可忽视的副作用。

对银屑病不治疗比乱治疗好，稳妥治比快速治好。银屑病犹如一座寂静的火山，倘若治疗不当，触发同形反应的"扳机"，火山就会喷涌而出。中草药治疗银屑病有悠久的历史，效果显著，能延长复发时间，且无毒副作用，是值得推广的绿色疗法。

银屑病慢治比快治好。银屑病是一种慢性且易复发的疾病，有其自身的细胞动力学特点，需要足够的时间才能战胜它，否则"欲速则不达"。寻常型银屑病宜2个月为1个疗程，需连续治疗2~3个疗程。

银屑病是一种原因不明的顽固性疾病，虽疗法不少，但终不能遏止其复发。在机制尚未阐明以前，对疗效的报道，应持慎重态度。

陈教授认为，传统中医有悠久的历史，几千年的临床实践证实，中医药治疗银屑病确有疗效且副作用少。对银屑病特别是难治型患者，宜从转变素有体质（如血热、血燥、血瘀、毒热、湿热、湿盛、寒湿、冲任失调、肝肾不足等）入手，结合中医调节免疫、调节细胞凋亡、活血化瘀、补充微量元素等思路分型辨证，个体化治疗。

(四) 四难四不难

病程长且无季节规律者难治；男性患者较女性患者难治；既往使用免疫抑制剂者较既往治疗简单者难治；发于多皮、多筋、多骨、少气、少血部位，如头皮、小腿胫前、骶尾部、胸胁部、手背等，较肌肉丰满、气血充足的部位难治。

临床资料表明，使用免疫抑制剂，不仅危害健康，还会导致机体免疫自稳态的改变，使今后的治疗难度增加。对寻常型银屑病的治疗宜简单、安全、有效。既要考虑近期疗效，更要考虑远期效果。从银屑病是反复发作并伴随终身这一长远观点出发，应慎用或不用此类药物。

另有资料表明，男性较女性抵抗中医药治疗，与既往使用免疫抑制剂无关。联想到女性患者妊娠期皮损缓解，分娩后又复发，以及月经期皮损动态变化的情况，提示我们有必要进一步探讨性激素水平在银屑病发病因素及治疗方面的影响。

（五）五要五不要

要简单不要复杂；要安全不要风险；要缓和不要对抗；要留有余地，不要赶尽杀绝；要治人不要治病。

银屑病切忌乱治。要治人不要治病，病愈人亡，才是悲哀。治疗要简单安全有效，切忌以牺牲身体脏器的健康来换取皮损的表面消退。

治疗不能对抗，疾病来临时，要善于疏导，引邪外出，尽量避免自身伤害。

治疗到一定程度，常残留少许皮损，陈教授认为，凡是残留的皮疹，一定是顽固的、生命力旺盛的皮疹。有时全身大部分皮疹治下去仅用数月，而治疗残留皮疹则需数年。况且在治疗过程中极易触发"扳机"，引起再次复发。不要为了追求完美而将之斩尽杀绝，要给毒热以出路。

对银屑病总体来说，要预防为主，治疗为辅；内服为主，外用为辅；注意安抚，避免激惹；防止银屑病内在隐蔽的同形反应现象因诸多形式的不良刺激和创伤而诱发，使银屑病复发与痊愈交替出现。患者最现实的用药就是安全、有效、长期地控制症状；放弃根治的梦想，摆脱无助和绝望情绪，科学地安排好自己的生活和治疗。

二、卫气营血辨证和三焦辨证治疗红皮病型银屑病

（一）毒热入营证

【证候表现】全身弥漫性潮红肿胀、浸润或水肿，大量脱屑，毛发爪甲

42

也可脱落。常伴身热心烦，口干口渴，大便秘结，小便黄赤。舌质红绛，苔薄黄或黄腻，脉滑数。

【辨证】热毒夹湿，郁于营血。

【治法】清营凉血，解毒护阴。

【方剂】清营汤合犀角地黄汤加减。

【药物组成】水牛角、生地黄、白茅根、牡丹皮、赤芍、板蓝根、金银花、蒲公英、鸡血藤、车前子。

【方解】水牛角以清营凉血为主，生地黄、白茅根以养阴清热为辅，赤芍、牡丹皮、鸡血藤既凉血又散瘀，金银花、蒲公英、板蓝根清热解毒且透邪外出，车前子利湿。肿胀明显或糜烂明显，加茯苓皮、冬瓜皮、猪苓；高热伤阴，加玉竹、石斛、沙参。

(二) 阴虚血瘀证

【证候表现】病情日久，皮损色暗红或淡红，水肿或渗出已消退，浸润及脱屑明显减轻，体温已基本正常。可伴有口渴咽干，全身乏力。舌质暗红或淡红，苔薄白或见剥苔，脉沉缓或沉细。

【辨证】血瘀伤阴，余毒未尽。

【治法】滋阴养血，解毒润肤。

【方剂】养血解毒汤加减。

【药物组成】桃仁、红花、丹参、当归、鸡血藤、沙参、石斛、元参、板蓝根、土茯苓、白术、生地黄。

【方解】桃仁、红花活血，丹参、当归、鸡血藤活血养血，沙参、石斛、元参滋阴，板蓝根、土茯苓清解余热，白术健脾除湿，生地黄清热凉血。

【病案举例】

患者，女，20岁。

主诉：身反复起疹5年，加重2周。

现病史：患者于5年前无明显诱因头部起疹、脱屑，覆有油腻性厚屑，伴瘙痒，无脱发。于外院就诊考虑"银屑病"，外用水杨酸、卡泊三醇等药物，皮疹可缓解。后躯干、四肢伸侧出现多处鳞屑性红斑，痒甚，指、趾甲出现不同程度变形、凹陷。于冬春交界之季，皮疹时有复发加重，曾多次诊治，效果欠佳。病史过程中未出现脓疱及关节损伤。2周前，患者偶感风

银屑病

寒，皮疹复发，为散发红色斑片、丘疹，患者自行应用某药物后，局部瘙痒加重，皮疹增多，泛发全身。于外院就诊，服用中药汤剂无明显效果，病情未控制，呈逐渐发展趋势，脱屑、瘙痒严重，遂来院就诊。

刻下症：全身弥漫性潮红，大片红斑，脱屑多，自觉皮肤干燥紧绷，皮疹瘙痒，双小腿及足部肿胀。伴口干渴，纳不佳，夜寐欠安，大便稀溏，时有腹痛，泻后痛减，小便黄赤。

查体：头皮、躯干、四肢弥漫性鲜红色浸润性斑片，浸润较著，皮肤紧绷，潮红脱屑较著，上覆大片状银白色鳞屑。头部鳞屑厚积，毛发呈束状。指、趾甲混浊、增厚，双手足皲裂，手指红肿，无明显关节变形。双小腿及足部呈凹陷性肿胀。皮损面积达95%以上。舌质淡红，苔白腻，边有齿痕，脉滑数。

西医诊断：红皮病型银屑病。

中医诊断：白疕红皮。

辨证：毒热入营。

治法：清营凉血，解毒护阴。

方药：黄连3 g，黄芩6 g，黄柏6 g，栀子6 g，当归6 g，白芍10 g，川芎6 g，生地黄10 g，生黄芪30 g，白术10 g，防风6 g，陈皮10 g，猪苓10 g，泽泻10 g，虎杖10 g，连翘10 g，元参10 g，土茯苓10 g，丹参10 g，鸡血藤10 g。每日1剂，早晚煎服，共服14剂。

二诊：2周后，患者症状略有改善。下肢水肿有所消退，腹痛及稀溏大便有所减轻。皮疹仍鲜红，灼热，口干舌燥，心烦，舌脉同前。上方去猪苓、泽泻、土茯苓、鸡血藤，加知母10 g，麦冬15 g，牡丹皮10 g，羚羊角粉0.6 g（冲），玳瑁末3 g。每日1剂，早、晚煎服，共服14剂。

每两周复诊1次，经过3次复诊，即6周后，患者症状明显改善，皮疹无明显瘙痒，轻度口干，全身乏力，心烦易怒偶有发生，大、小便恢复正常。头皮、躯干、四肢皮疹普遍消退，浸润变薄，颜色呈淡红，部分可见正常皮肤，鳞屑明显减少。舌淡红，舌体胖，苔白，脉细滑。方药：沙参10 g，麦冬10 g，五味子10 g，当归6 g，生地黄10 g，白芍10 g，川芎6 g，石斛10 g，玉竹10 g，生黄芪30 g，白术10 g，陈皮10 g，元参10 g，牡丹皮10 g，连翘10 g，羚羊角粉0.6 g。再经两次复诊，皮疹普遍消退，无红斑可见，无浸润，无鳞屑，遗留较多色素沉着斑。舌淡红，脉平。

按语：本例患者为红皮病型银屑病，病之初起受外之邪气，至热毒之势较著，以清瘟败毒饮（取其生地黄、黄连、栀子、黄芩、芍药、元参、连翘）合温清饮（取其当归、生地黄、赤芍、川芎、黄芩、黄连、黄柏、栀子），从卫气营血论治及三焦论治之一纵一横之思路，以清热凉血解毒，既堵截热邪之退路，又悉数荡涤。以虎杖、土茯苓加强清热解毒除湿之力，以丹参、鸡血藤凉血活血通络，而不留瘀。患者伴有下肢水肿，舌质淡，边有齿痕，脉滑数，亦需注意脾虚湿盛，以五苓散（取其猪苓、泽泻、白术）健脾利水渗湿泄热。本例患者此次起病虽为急性泛发加重，但需注意病程较长，治疗上不能单纯苦寒清热。苦寒败胃，苦化燥伤阴，不仅更伤脾胃之气，也会损伤阴液；故在清热解毒基础上注意培补正气，健运脾土。以玉屏风散合痛泻要方益气固表，健脾柔肝。痛泻要方又可有效缓解大便稀溏，时有腹痛，泻后痛减的肝脾不调之证。方中又包含芩连四物汤，顾全此患者为女性，以养血清热，调经理血，调节内分泌，配伍黄芪旨在补气益血。诸药合用，共奏清热凉血、解毒除湿、益气固表之功。

复诊，患者下肢水肿有所消退，皮疹仍鲜红，灼热，口干舌燥，心烦。故加强清营凉血之力，并注意热盛伤阴，故减猪苓、泽泻、土茯苓、鸡血藤，加知母、麦冬、牡丹皮、羚羊角粉、玳瑁面。即在上方基础上，以清营汤［犀角（用羚羊角粉、玳瑁末代之）、生地黄、玄参、连翘、黄连、丹参、麦冬］，合皮炎汤（生地黄、牡丹皮、芍药、知母、连翘），加强清营凉血，解毒护阴之力，使入营之邪热透气分而解。

再诊，患者为血瘀伤阴，余毒未尽，其证候已转为阴虚血瘀证，故以滋阴养血，解毒润肤。在应用犀角地黄汤合清营汤［犀角（用羚羊角粉代之）、生地黄、芍药、牡丹皮、元参、连翘、麦冬］清热凉血的基础上；以生脉饮，其中人参用沙参代之，并合石斛、玉竹，效以养阴润肺，益胃生津；并配四物汤养血活血。治疗热伤胃阴，阴虚津亏的皮损干燥脱屑及口干舌燥。续以玉屏风散合痛泻药方加减健脾益气。诸药合之而其效甚佳。在本例中，陈教授以玉屏风散合痛泻药方加减，贯穿始终，即寓补于清，外清内补，攻补兼施，扶正固本祛邪，益气固表，使正气存内，更可祛邪外出，促使皮疹较快消退。需注意本病以中药治疗为主，尽量不用或少用糖皮质激素和免疫抑制剂，在患者全身症状较著时，可加强支持疗法。

（孙丽蕴）

王莒生治疗银屑病经验

王莒生 首都医科大学附属北京中医医院主任医师、教授，全国第四批老中医专家经验传承工作指导老师、博士研究生导师，享受国务院政府特殊津贴。曾师从著名中医皮肤科专家张志礼教授、陈美教授及著名内科专家关幼波教授、王永炎院士、许公岩教授，精研各家经验，并结合自身所学，对多种疑难皮肤病和内科杂病潜心研究，形成自已独特经验。

王莒生教授治疗皮肤病，注重整体，认为只有整体环境改善，局部的病变才会失去滋生的土壤，彻底趋向好转。整体环境包括自然、社会、心理、脏腑、气血。因此她重视脏腑、气血的功能，关注患者的情志心理变化，注意自然、社会因素对患者的影响。辨治思路上以脏腑辨证结合气血辨证，常从肝论治、从瘀论治、从风论治。她认为皮肤病病机复杂，顽固难消，故治疗需使用大方重剂，并经常应用虫类药，在疏通经络、活血化瘀的同时，又具有祛风止痒的疗效。在治疗银屑病方面，亦体现了其辨治特点。

一、对病因病机的认识

王教授继承以赵炳南、张志礼为代表的中医皮肤科名家的观点，认为血热是银屑病的病机关键。她强调精神因素对本病的影响。中医认为肝主情志，因此注重肝的病理变化，她认为肝气郁滞贯穿于疾病的始终，肝气郁滞导致了其他脏腑的病理变化，从而导致血的变化。她认为本病患者多为素体阳热之人，加之情志不遂，心火亢盛，肝气郁滞，肝火偏旺，而心主血脉，肝主藏血，故心肝火旺，可导致热伏于血。复受风热毒邪，发于肌肤而致本病。风邪上受，首先犯肺，故早期会出现肺的病理变化，如咽痛等；肝气郁滞，日久化火，肝火偏旺，加重血热之证；肝气郁滞，横犯克脾，脾为气血生化之源，脾的功能受损，脾气虚弱，气血生化乏源，逐渐出现血虚、血燥之证；肝气郁久，肝血亏虚，肝肾同源，日久致肾阴亏虚，加重血燥之证；肝气郁滞，气血不畅，导致血瘀之证；木郁克土，脾气虚弱，运化不利，气虚无力推动血行，加重血瘀之证。血热内蕴，故见皮损色红，搔抓易于出现出血点，日久化燥生风，故见银白鳞屑，气血郁滞，红斑逐渐变暗，肥厚难消。

二、辨证治疗经验

王教授在本病的辨证治疗上遵循血热、血燥、血瘀这个清晰脉络，但她还强调脏腑功能失调对血的病变影响。因此在辨证分型上以辨血为主，结合脏腑辨证，分为六型：血热内蕴，热毒犯肺；血热内蕴，肝火旺盛；血虚风燥，脾气虚弱；血虚风燥，肝肾阴虚；气滞血瘀，肝气郁结；气滞血瘀，脾失健运。

（一）血热内蕴，热毒犯肺

【证候表现】 多见于进行期，可因感冒、咽炎和扁桃体炎等诱发。皮损多见于头皮等上部，皮疹多呈点滴状，发展迅速，颜色鲜红，上覆多层银白鳞屑，瘙痒剧烈，剥除鳞屑可见点状出血点，伴有口干舌燥，咽喉肿痛，舌质红，苔薄白或薄黄，脉浮或数。

【治法】 凉血疏风，清肺解毒。

【方剂】 凉血活血汤合银翘散加减。

【药物组成】 炒槐花 30 g，生地黄 30 g，白茅根 30 g，赤芍 15 g，紫草 15 g，鸡血藤 30 g，丹参 15 g，金银花 30 g，连翘 10 g，野菊花 10 g，荆芥 6 g，防风 15 g，淡竹叶 10 g，黄芩 10 g，淡豆豉 6 g，甘草 6 g。

【方解】 紫草、炒槐花、生地黄、白茅根清热凉血，针对血热主证，共为君药；黄芩、金银花、连翘、野菊花清肺解毒、消肿利咽，针对毒热犯肺之次证，共为臣药；赤芍、鸡血藤、丹参凉血活血，荆芥、防风解表祛风止痒，淡竹叶、淡豆豉清心除烦，协助君臣药物及针对兼证，共为佐药；甘草和药解毒是为使药。诸药合用，共奏凉血、清肺、解毒、疏风之功。

【加减应用】 咽喉肿痛明显，加板蓝根、大青叶、白花蛇舌草、薄荷；大便干燥，加熟大黄；风盛瘙痒明显，加白鲜皮、地肤子、蒺藜。王教授根据瘙痒程度不同，按药力由弱至强之序依次选用防风、蝉蜕、僵蚕、乌梢蛇、地龙、全蝎、蜈蚣等。

（二）血热内蕴，肝火旺盛

【证候表现】 多见于进行期，皮损色鲜红，多为点滴状，上覆多层银白鳞屑，瘙痒剧烈，剥除鳞屑可见点状出血点，发展迅速，波及躯干、四肢，

银屑病

伴口干口苦，心烦易怒，夜寐欠安，小便黄赤，大便干燥，舌红，苔黄，脉弦。

【治法】凉血解毒、清肝泻火。

【方剂】凉血活血汤合龙胆泻肝汤加减。

【药物组成】紫草 15 g，炒槐花 30 g，土茯苓 30 g，生地黄 30 g，白茅根 30 g，赤芍 15 g，牡丹皮 10 g，鸡血藤 30 g，丹参 15 g，龙胆草 10 g，黄芩 10 g，柴胡 10 g，大青叶 15 g，车前子 10 g（包），甘草 6 g。

【方解】紫草、生地黄、白茅根、牡丹皮清热凉血针对主证，共为君药；龙胆草 10 g，黄芩 10 g，柴胡 10 g，清肝疏肝，针对次证，共为臣药；炒槐花、土茯苓、大青叶清热解毒消斑，赤芍、鸡血藤、丹参凉血活血，车前子清热利湿，辅助君药、臣药及针对兼证，共为佐药；甘草和药解毒，是为使药。诸药合用，共奏凉血解毒、清肝泻火之功。

【加减应用】腹胀纳呆者，加陈皮、鸡内金、焦三仙；口干唇燥者，加玄参、天花粉、石斛、玉竹。

（三）血虚风燥，脾气虚弱

【证候表现】多见于静止期或消退期，病程日久，皮损静止或逐渐消退，皮疹多呈斑片状，疹色淡红，鳞屑干燥，夜间瘙痒，伴有面色无华，少气懒言，食欲不振，舌质淡红，舌体大，少苔，脉细数。

【治法】养血解毒，健脾益气。

【方剂】养血解毒汤合参苓白术散加减。

【药物组成】鸡血藤 30 g，当归 15 g，丹参 15 g，赤芍 15 g，党参 10 g，茯苓 10 g，白术 10 g，山药 10 g，薏苡仁 15 g，土茯苓 30 g，生地黄 30 g，大青叶 15 g。

【方解】鸡血藤、当归、丹参、赤芍养血活血，针对血燥主证，是为君药；茯苓、白术、山药、薏苡仁、党参健脾益气，针对次证，是为臣药；土茯苓、大青叶解毒，重用生地黄滋阴养血，辅助君臣药，是为佐药。诸药相合，共奏养血解毒、健脾益气之功。

【加减应用】肝肾阴虚者，加枸杞子、沙参；反复不愈者，加全蝎、蜈蚣、乌梢蛇；血瘀成毒者，加用丹参、川芎、益母草、泽兰等。

（四）血虚风燥，肝肾阴虚

【证候表现】多见于静止期或消退期，病程日久，皮损静止或逐渐消退，皮疹多呈斑片状，疹色淡红，鳞屑干燥，夜间瘙痒，伴有面色无华、口干、眩晕耳鸣、腰膝酸痛、手足心热，舌质淡红，少苔，脉沉细数。

【治法】养血解毒，滋补肝肾。

【方剂】养血解毒汤合一贯煎加减。

【药物组成】鸡血藤30 g，当归15 g，丹参15 g，赤芍15 g，沙参10 g，麦冬10 g，土茯苓30 g，生地黄30 g，枸杞子10 g，牡丹皮10 g，大青叶15 g，川楝子6 g。

【方解】鸡血藤、当归、丹参、赤芍养血活血，针对主证，为君药；沙参、麦冬、枸杞子、生地黄、当归滋阴养血柔肝，补肝肾，针对次证，为臣药；土茯苓、大青叶解毒，丹皮凉血消斑，为佐药；川楝子疏肝理气，为使药。诸药相合，共奏养血解毒、滋补肝肾之功。

【加减应用】皮疹深红者，可加桃仁、红花；瘙痒不寐者，加生龙骨、生牡蛎；胃气上逆，胸痞呕恶者，加旋覆花、代赭石。

（五）气滞血瘀，肝气郁结

【证候表现】多见于静止期，皮损顽固不愈，皮疹色暗红，多呈斑块状，浸润肥厚，伴有口干口苦、胸胁胀满，舌质紫黯，或有瘀斑，苔白，脉弦或涩。

【治法】活血化瘀，疏肝理气。

【方剂】活血散瘀汤合柴胡疏肝散加减。

【药物组成】桃仁10 g，红花10 g，三棱10 g，莪术10 g，赤芍15 g，白芍15 g，牡丹皮10 g，草河车15 g，土茯苓20 g，陈皮10 g，柴胡6 g，香附15 g，川芎10 g，郁金10 g，甘草6 g。

【方解】三棱、莪术、桃仁、红花活血破血，化瘀行气，针对主证，共为君药；柴胡、郁金、香附疏肝理气解郁，针对次证，共为臣药；赤芍、牡丹皮凉血活血消斑；草河车、土茯苓祛湿解毒，川芎疏肝行气活血，陈皮行气调中，白芍养血柔肝，共同辅助君臣药，为佐药；甘草调和诸药，为使药。诸药合用，共奏活血化瘀、疏肝理气之功效。

【加减应用】血热者，加白茅根、生地黄、槐花、紫草等；血燥者，加当归、丹参、鸡血藤等；热毒明显者，加金银花、连翘、紫花地丁、蒲公英等。

（六）气滞血瘀，脾失健运

【证候表现】多见于静止期，皮损顽固难消，皮疹色暗红，多呈斑块状，浸润肥厚，伴有气短乏力，腹胀便溏，形体消瘦，舌质暗淡、有齿痕，苔白，脉细涩或弦细。

【治法】活血化瘀，健脾益气。

【方剂】活血散瘀汤合参苓白术散加减。

【药物组成】桃仁 10 g，红花 10 g，三棱 10 g，莪术 10 g，赤芍 15 g，党参 10 g，黄芪 10 g，茯苓 15 g，白术 10 g，山药 20 g，陈皮 10 g，薏苡仁 30 g，大青叶 15 g，土茯苓 15 g，草河车 15 g，甘草 6 g。

【方解】三棱、莪术、桃仁、红花活血破血，化瘀行气，针对主证，共为君药；党参、黄芪、白术、茯苓、山药、薏苡仁健脾益气，针对次证，共为臣药；土茯苓、大青叶、草河车解毒除湿，陈皮理气调中，辅助君臣药物，共为佐药；甘草健脾和中，调和诸药，为使药。诸药合用，共奏活血化瘀、健脾益气之功效。

【加减应用】睡眠较差，加酸枣仁、首乌藤、煅磁石；心烦易怒、胸胁胀满，可加柴胡、郁金、香附、玫瑰花。

王教授治疗银屑病，继承了先人从血论治的思路，通过自己的临床实践经验，参合了脏腑辨证，突出了整体观念在本病中的体现。辨血，主要辨皮损；辨脏腑功能失调，主要辨伴随症状；二者结合，既体现了疾病发生发展的脉络，又兼顾了不同时期的细节特点，思路清晰，全面周到。

（周冬梅　刘志勇　毛常亮　张楚翘）

王萍"以辨血为主，从血论治，厘清寒热"辨治银屑病经验

王萍　首都医科大学附属北京中医医院皮肤科——国家中医药管理局中医皮肤病学重点学科、重点专科的学科带头人，擅长用中医、中西医结合方

法治疗常见及疑难性皮肤病，如银屑病、湿疹、红斑狼疮、大疱病、色素病等。针对银屑病，王教授在继承前辈学术经验的基础上，提出"以辨血为主，从血论治，厘清寒热"治疗寻常型银屑病的辨证思路，重视寒热错杂、寒热转化、兼夹证的辨治，提出在临床中应重视辨识寒热及中医证型的转化与演变，并对特殊类型银屑病、儿童银屑病、临方调配甘草系列油膏外治经验等方面有较为独到的见解。

一、以辨血为主，从血论治，厘清寒热

在继承前辈学术经验的基础上，王教授提出"以辨血为主，从血论治，厘清寒热"治疗寻常型银屑病的辨证思路。"以辨血为主"是指血热证、血燥证和血瘀证是寻常型银屑病的基本证型，在此基础上可配合其他多种辨证方法，以反映本病的复杂情况，如外感因素所致的夹热毒、夹湿热、夹风寒、夹风热等，可兼用六淫辨证；如脏腑失调明显兼肝郁、肝火旺盛、脾虚等，可兼用脏腑辨证。"从血论治"是指针对银屑病的主要证型，分别治以凉血活血解毒、养血润燥解毒和活血化瘀解毒，并在治血的基础上，针对不同的兼夹证，分别合以解表散寒或清热除湿、清脾除湿、健脾燥湿、芳香化湿，或清上温中、清上温下或疏肝解郁、清肝泻火，或引火归元等。"厘清寒热"是指临证中详细辨别疾病的寒热性质，寒证与热证能够直接反映机体阴阳盛衰的本质，为辨证治疗提供依据。

王教授重视中医证型的转化与演变，血热证、血燥证和血瘀证3个证型虽然是寻常型银屑病的基本证型，但是这3个证型不是一成不变的，可以相互转化，如血热证随着病情的变化可转变成血燥证，血燥证可转变为血瘀证，血瘀证也可以转变为血热证或血燥证。此外，在某些情况下，这3个证型也不是截然分开的，常常并存，如临床中可以存在血热血瘀证、血热血燥证和血瘀血燥证。针对寻常型银屑病这3个主要证型的治疗时，也要根据病证变化和演变，酌情加减用药。相对于血热、血燥两证，血瘀证是寻常型银屑病的难治类型，血瘀证的病因病机复杂，急性期多与热毒相互搏结，表现为热瘀，病情持续不愈；反复发作，日久可发展为湿瘀、寒瘀、虚瘀、燥瘀，临床辨证需缜密思考，根据不同的病机，辨证用药。

银屑病属于慢性、难治性皮肤病，临床常见寒热错杂病证，同一患者可同时出现上热下寒、表热里寒、表寒里热等证候。寒证与热证为阴阳两极，虽其本质不同，但又互相联系，同时又可以在一定的条件下互相转化，临证

银屑病

中厘清寒热、辨识阴阳，紧紧抓住核心病机，方可取得良效。因此，针对临床复杂的病情变化，王教授在"从血论治"的基础上，常灵活运用小柴胡汤、柴胡桂枝干姜汤、干姜黄芩黄连人参汤、升阳散火汤、秦艽丸、血府逐瘀汤、封髓丹、交泰丸等经典方剂加减治疗。

前期临床流行病调查研究发现，寻常型银屑病的最常见中医证型是血热证，而最常见的兼夹证是夹湿证，约占全部兼夹证的45%，其次为夹热、夹瘀、夹毒、夹风和夹燥证。王教授临床中尤其重视夹湿证的辨治，湿为阴邪，具有其性黏滞而固着，湿性趋下的特点，夹湿证的皮损表现多呈钱币状、盘状或蛎壳状，鳞屑黏腻或伴有渗出，好发于头皮、耳壳、腋下、胸背、脐窝等脂溢区或双小腿伸侧，其特点为病情顽固、病程缠绵，治疗较为困难。湿邪有寒热之分，针对兼夹湿热、寒湿、风寒湿的不同，治疗时需灵活配伍。如血热夹湿热，组方以凉血药合龙胆草、黄芩、生栀子等清热除湿药，但不可长期大剂量使用苦寒之品，要"中病即止"，避免过于寒凉而致变证、难证；夹中焦虚寒者可酌选理中丸；夹脾虚或湿滞者宜酌选香砂六君子汤；夹风寒湿者酌加四妙散、独活寄生汤等。

夹毒证亦需详辨寒热，如秋冬季因感冒、急性咽喉炎、扁桃体炎等上呼吸道诱发加重者，多为内有蕴热、外感风寒，证属内热外寒（寒包火）证，表现为皮疹多见点滴状，咽红，可见乳蛾，口干，舌红，脉浮数，治疗宜表里双解，解表寒宜选防风、荆芥等；清内热宜选石膏、黄芩等；通腑实宜选大黄、炒莱菔子等。若反复呼吸道感染者，咽痛，咳嗽，面色无华，虚烦，腹中时痛，温按则痛减者多为中焦虚寒，治宜温中祛寒，方选加减小建中汤。银屑病兼脾虚肝郁者较多，故应重视疏肝健脾，加柴胡、白芍、香附、白术、茯苓；女性经期皮损加重者，月经颜色暗，有血块，多为冲任不调，胞宫寒凝，加益母草、当归、紫石英、炮姜、菟丝子等；津亏血燥重者加白芍、沙参、玉竹、天花粉、山药；表虚、阳虚严重或表里俱寒者酌加桂枝、麻黄、附子、细辛等。

王教授治疗银屑病常用的药对包括：土茯苓、茯苓以除湿解毒；生白术、生枳壳以健脾理气除湿；薏苡仁、茵陈以健脾除湿；山药、太子参以气阴双补；独活、生杜仲以祛风湿补肝肾；黄连、肉桂以交通心肾（君火偏亢）；砂仁、黄柏以引火归元（虚火上冲）等。

二、特殊类型银屑病的证治要点

王教授对于红皮病型、脓疱型和关节病型 3 个特殊类型银屑病论治,虽仍包括"从血论治"内容,但由于病情比较严重、复杂,故辨证论治具有如下特点。

(一)红皮病型银屑病

红皮病型银屑病可辨证分为毒热炽盛证和气血津亏、寒凝血瘀证。患者初期表现为急性发病,周身皮肤弥漫性潮红、浸润、水肿,大量脱屑或渗出,常伴发热、烦躁、便秘、溲赤,舌多红绛,苔黄,脉弦数,辨为毒热炽盛证,治宜清营解毒、凉血护阴,方选解毒清营汤加减,药选金银花、连翘、蒲公英、生地黄、白茅根、水牛角、牡丹皮、赤芍、黄连、紫草、茜草、栀子等。若病程日久,皮损仍未消退,则表现为周身皮疹淡红或暗红,皮疹肥厚,细碎脱屑,常伴瘙痒、口干咽干、午后潮热、畏寒肢冷、气短乏力,舌质淡或暗,可见舌下络脉迂曲,苔少或无苔,脉细或弦细,辨为气血津亏、寒凝血瘀证,宜补益气血津液,温化寒瘀,方选解毒养阴汤合桂枝茯苓丸方加减,药选生黄芪、太子参、党参、白术、黄精、山药、石斛、沙参、玉竹、丹参、桂枝、茯苓、桃仁、鬼箭羽等。

(二)脓疱型银屑病

脓疱型银屑病可分为泛发性和掌跖脓疱型。泛发性皮损表现为在水肿、灼热的潮红斑片上可见密集的粟粒大小脓疱,伴寒战高热、烦躁、大便秘结、小便短赤,舌红,苔黄腻或有沟纹,脉弦滑数,辨为脓毒蕴结证,治宜清热解毒、凉血除湿,方选解毒凉血汤加减,药物包括:水牛角、羚羊角粉、生地炭、金银花炭、莲子心、白茅根、生石膏、山药、黄连、天花粉、紫花地丁、生栀子、拳参、生甘草等。

掌跖脓疱型银屑病与中医古籍记载的"脓窠疥"相类似。清代《医宗金鉴·外科心法要诀》详细论述了脓窠疥的临床表现、病因病机及治疗方法,"如肾经湿热,则生脓窠疥,形如豆粒,便利作痒,脓清淡白;或脾经湿盛,亦生脓窠疥,但顶含稠脓,痒疼相兼为异""脓窠疥服秦艽丸"。王教授受古籍文献启发,认真揣摩秦艽丸的组成,以方测证,探究治疗掌跖脓疱型银屑病的方法。秦艽丸方由秦艽、乌梢蛇、漏芦、黄芪、黄连、防风、苦参组成，寒热药并用，祛风湿药多，寒凉药多，清多兼补，故此方适于具有风湿热多，兼虚瘀毒的病机特点复杂之证。根据掌跖脓疱型银屑病皮损多发于掌跖，淡红斑基础上针尖至粟粒大小脓疱、小片状鳞屑、痒痛兼作、反复发作、病程缠绵等临床特点，辨证属风湿毒蕴，寒热虚实错杂证，适宜选秦艽丸加减治疗。

（三）关节病型银屑病

关节病型银屑病又称银屑病关节炎，据报道银屑病患者发生关节炎损伤占6%~8%。关节炎多发生于手指、腕、足趾等小关节，呈非对称性，甚者累及脊柱。王教授指出，本病慢性经过，病程迁延可发生不可逆关节畸形，临床必须给予足够重视，不可延误病情。对于部分关节病型银屑病患者采用中医辨证治疗有良好的疗效，但中重症关节受累者，特别是急性发作期，受累关节红肿、疼痛，伴有发热、消瘦、疲乏等全身症状，选择中西医结合治疗方案，及时缓解病情是十分必要的。

本病中医属"痹症"范畴，多系风寒湿三气杂至，乘虚袭于经络，气血凝滞所致。初期关节红肿热痛，后期畸形弯曲，多侵犯远端指趾关节，皮疹多红斑不鲜，鳞屑色白较厚，呈蛎壳状，常冬季加重或复发，夏季减轻或消失。若关节红肿热痛，舌质红，苔黄，脉滑，可辨风湿热痹证，方选解毒清营汤加减，药选羚羊角粉或生玳瑁面、生地黄、牡丹皮、紫草、茜草、白茅根、板蓝根、秦艽、木瓜、羌活、独活、赤芍等；若伴畏寒肢冷，关节疼痛，瘙痒不甚，舌淡，苔薄白，脉濡滑，可辨为风寒湿痹证，方选独活寄生汤加减，药选独活、秦艽、防风、桑枝、威灵仙、白鲜皮、土茯苓、当归、赤芍、鸡血藤、牛膝等。寒湿痛甚者酌选四逆汤或麻黄细辛附子汤加减等。

三、临方调配甘草系列油膏外治

甘草油是赵炳南老先生用以治疗干燥性皮肤病的经验方剂，由植物油煎炸甘草制成，因甘草具有清热解毒、补脾生肌、缓急止痛之效，王教授临床中将甘草油与白凡士林按适当比例调和，制成甘草油膏，发挥润肤、生肌、解毒、缓急之药效，并便于涂搽，使其适用于银屑病的治疗，尤其适宜大面积皮损，如红皮病型银屑病。针对鲜红灼热皮疹者，在甘草油膏的基础上添加青黛面混合，以增加凉血消斑之功；暗红色皮疹者，用甘草油膏调和三七面，加强活血化瘀生新之力。她善于思考，灵活运用，还将生甘草与《外科正宗》记载的润肌膏（当归、紫草）组合成甘草润肌膏；将《医宗金鉴》"外科心法要诀"记载的外治白疕的猪脂、苦杏仁组合成甘草杏脂膏；将老师张志礼教授的甘榆膏制成油膏，在临床应用中取得较好疗效。中药临方调配是中医药的传统优势，非常适合银屑病患者的外治，每当遇到皮损面积广泛、鳞屑较多的银屑病患者，王教授常常运用中医理论辨证施治，随即开出外治处方，并详细指导患者和家属制作，操作简单，方便使用，安全有效，经济实惠，深受广大患者的欢迎。

四、银屑病中医治疗需注意的问题

（1）银屑病的中医治疗要简单、缓和、安全，切不可过度治疗。虽然银屑病是中医治疗的优势病种，但仍有部分患者属难治类型，切不可因患者病情难以控制或时常反复，就应用某些不良反应较大的中药，以免对患者造成进一步伤害。

（2）虽然大部分中药相对安全，但需注意中药过敏、药毒和耐药等问题。治疗过程中患者如果出现因用药导致的病情加重，除考虑辨证不准确、选方用药欠妥外，仍不能除外某些患者对处方中的中药过敏，此时应停止目前用药，待患者病情稳定后再以不同的中药进行调整治疗。由于本病病程长，某些患者长期服用中药可能出现疗效越来越差问题，可以考虑为中药耐药所致，可建议患者暂停服用中药，选用中医非药物疗法如针灸、拔罐或窄谱紫外线照射等替代治疗。对于近些年来报道可能导致肝功能损害的何首乌、首乌藤、补骨脂等，应用时应该引起注意，不可超量、长期应用。

（3）小儿患银屑病用药宜健脾消导，勿过用苦寒。治疗银屑病的药以清热解毒、凉血消斑为主，但小儿特点是"肝常有余，脾常不足""易虚易实"，小儿脏腑娇嫩，形气未充，故主张用药轻灵，顾护脾胃，注意养阴，治疗宜在针对主证用药的基础上佐以健脾和消导药，热退后以清脾扶正为主，佐以解毒之法，不可过用苦寒伤胃之药。此外，儿童皮肤稚嫩，吸收迅速，外用宜选温和无刺激、无毒药物。

【病案举例】

病例1：患者，女，35岁。2015年5月13日就诊，银屑病病史23年，本次因紫外线照射治疗后皮疹加重3月余，瘙痒严重。伴焦虑、失眠、善太息。有银屑病家族史。

查体：全身弥漫性淡红斑，上覆干燥鳞屑，皮疹占全身体表面积95%

银屑病

以上，舌质淡，裂纹，苔薄，脉数。

西医诊断：红皮病型银屑病。

中医诊断：白疕红皮。

辨证：气阴两虚夹肝郁。

治法：益气养阴，养血舒肝。

方剂：解毒养阴汤合加味逍遥散加减。

方药组成：太子参 10 g，麦冬 10 g，生地黄 15 g，白芍 30 g，当归 10 g，南沙参 15 g，北沙参 15 g，拳参 15 g，土茯苓 15 g，茜草 15 g，柴胡 10 g，香附 10 g，茯苓 10 g，丹皮 10 g，鸡血藤 10 g，首乌藤 10 g。水煎 400 mL，每日 2 次口服。

同时外用甘草油调白凡士林软膏，润燥消斑。

治疗 4 周时，症状明显改善，皮疹消退 80% 以上。

按语：本例患者病史 20 余年，反复发作，加之工作生活压力大，心情抑郁、失眠、胸胁胀满，此次因紫外线过度照射而皮疹加重。分析其病机，紫外线为阳邪，过度损伤皮肤呈弥漫性红斑、灼热，一派阳热之象；热极伤津耗气，久之斑疹淡红，干燥细碎鳞屑。辨证为气阴两虚夹肝郁气滞，重在益气养阴润燥，养血舒肝解郁。

病例 2：患者，女，6 岁，2019 年 9 月 1 日初诊，病史 1 年，病情逐渐加重，新发皮疹不断，心烦，瘙痒，午后潮热，纳呆，时腹痛、遇寒加重，大便干，3 ~ 4 日一行。

查体：形体瘦弱，面黄，头面、躯干、四肢广泛分布粟粒至甲盖大鲜红色轻度浸润性丘疹、红斑，双腋下、肘窝皮损融合成片，上覆鳞屑，舌尖红，芒刺，苔白，脉沉略滑。

西医诊断：寻常型银屑病。

中医诊断：白疕。

辨证：肺热夹中焦虚寒。

治法：清泻肺热，温中缓急。

方剂：土槐饮、泻白散合小建中加减。

方药组成：土茯苓 10 g，生槐花 15 g，桑白皮 5 g，地骨皮 10 g，炙甘草 5 g，桂枝 5 g，白芍 10 g，大枣 5 g，生枳壳 5 g，瓜蒌 10 g，炒莱菔子 5 g，防风 5 g，生牡蛎 10 g（先煎），水牛角 5 g（先煎）。14 剂，每剂水煎 300 mL，每日两次麦芽糖 20 mL 调汤药口服，外涂润肤剂。

二诊：仍有新发红疹，痒甚，遇热加重。上方加生地黄 10 g，14 剂，服法及外用同前。

三诊：患儿腹痛缓解，烦热、瘙痒症状略减，大便时干，纳呆，面部皮疹渐消退，躯干、四肢红斑转淡，鳞屑薄，仍有少许新发。调整处方，上方去水牛角、桂枝、生枳壳、炒莱菔子，加茯苓、焦三仙各 5 g，焦栀子 3 g，21 剂，每日 1 剂，服 3 日，停 1 日。药后皮疹逐渐消退，食欲增，面色润，大便畅。加减用药 3 个月，临床基本痊愈。

按语：本例患儿银屑病史一年，病情逐渐加重，皮疹色红，瘙痒严重，心烦，便干，但患儿有面黄、纳呆、腹部寒痛等寒热、虚实错杂表现。分析其病机乃中焦虚寒为本，肺有伏火郁热为表。肺合皮毛，肺热外蒸皮毛，故皮疹鲜红、灼热，郁热渐伤阴分则鳞屑干燥、便结。辨证为肺有伏火郁热，兼夹中焦虚寒；治以清泻肺热，温中补虚；处方选土槐饮、泻白散合小建中汤加减，对于小儿"脾常不足""易虚易实"之体具有标本兼治之功。

（陈维文）

蔡念宁辨治银屑病经验

蔡念宁　首都医科大学附属北京中医医院主任医师，作为燕京赵氏皮科流派传承人之一，临证数十年来，对银屑病的辨证施治颇有心得，始终遵从赵炳南老先生从血论治银屑病的辨证思路，在赵老治疗银屑病的基础方上进行加减，取得了满意的临床疗效。

（一）病因病机的认识

蔡念宁教授认为血热为银屑病的主因，多因情志内伤，气机壅滞，郁久化火，心火亢盛，毒热伏于营血；或因饮食失节，过食腥发动风之品，脾胃失和，气机不畅，郁久化热，复受风热毒邪而发病；若病久或反复发作，阴血被耗，气血失和，化燥生风或经脉阻滞，则气血凝结，肌肤失养。

（二）辨证分型论治

蔡教授临证数十年来，始终遵从赵老从血论治银屑病的辨证思路，认为病位在血分，将寻常型银屑病分为血热证、血燥证、血瘀证三个基本证型，运用赵老治疗银屑病的基础方进行加减，临床常采用清热凉血、养血润燥、活血化瘀等方法治疗本病。蔡教授临证中发现，有部分患者皮疹基底潮红，部分融合成片，鳞屑厚积黏腻呈蛎壳状，不易剥除，认为此类患者为湿热毒邪蕴阻血分，为湿热血毒证，治以清热除湿、凉血解毒为法，可用清脾除湿饮加减治疗，若在此基础上皮疹有糜烂、渗出倾向，可加苦参、马齿苋、薏苡仁清热除湿；皮疹在面部，可加青蒿引药上行。

（三）重视兼夹证，注意加减变化

蔡教授对兼夹证、皮损表现观察仔细、思考全面，临证有变化时，每一证型主药不变，根据兼夹证、皮损表现进行药味调整。

（1）血热证治以凉血解毒为法，多用茜草、荷叶、生地黄、白茅根、赤芍、牡丹皮，生槐花用量可达30 g；对于血热明显、斑疹色红绛者多应用炭类药以凉血止血、解毒消斑，如金银花炭、生地炭、荷叶炭；热毒炽盛，如急性进展期，全身泛发者多用熊胆粉以凉血清心解毒，熊胆粉味苦性寒，入肝、胆、脾、胃经，功能清热镇痉、明目杀虫，可主治疗痔恶疮，具有抗炎抗菌、抑制血栓形成等作用；如夹风热则加用白鲜皮疏散风热。

（2）血燥证患者本身存在阴血亏虚，治疗多用补阴药物。此型患者皮疹多呈地图状，干燥浸润、静止不退，临证在滋阴的同时，宜加用软坚散结之品，如鳖甲胶，味咸性微寒，归肺、肝、肾经，功能滋阴退热、软坚散结，其富含多种肽类、氨基酸及多糖成分，在调节神经、内分泌、免疫方面，发挥重要作用。如加解毒药也多选择兼具解毒和散结双重功效的药物，如蜂房、沙棘等，沙棘味酸涩、性温，入脾、胃、肺、心经，功能止咳化痰、健胃消食、活血散瘀，现代药理研究能够增加血管弹性、促进毛细血管血液循环、促进新陈代谢，具有抗氧化、免疫调节、抗菌消炎、抗肿瘤等作用。

（3）血瘀证患者治以活血散瘀解毒，此型患者往往病程日久、顽固不退，需注意对气机的影响。血瘀日久，易阻碍气机致气机不畅；活血散瘀药物应用日久易耗伤正气。如伴有气机郁滞，宜加用行气解郁之品；如出现正气亏虚,宜加用补气药物,常用少量党参 6 g。

(四)临证注重引经药物的使用

对于皮损泛发、散发、局限者,均可以加用相应的引经药。

(五)久病者需注重固护脾胃、固护正气

尤其血瘀证患者,血瘀日久易耗伤正气。同时注意观察患者的化验检查,因有文献报道,部分中药曾出现肝损伤的问题,临证常用的土槐饮中土茯苓用量不超过 15 g,疏风清热的白鲜皮用量也不宜过大。

(六)临证善于应用解毒药物

蔡教授辨证施治中,尤善于应用解毒药治疗银屑病,每一证型均加用解毒药。最常应用的白花蛇舌草,味苦甘性寒,入心、肝、脾三经,功能清热利湿解毒,善治各种感染炎症、痈肿疔疮及肿瘤等,现代药理研究其具有良好的抗肿瘤、抗菌、调节免疫的功能。另外,如菝葜、蚕茧、肿节风等均为常用之品,菝葜有祛风湿、利小便、消肿毒的功能,具有活血化瘀、免疫抑制、抗炎抗氧化的作用;蚕茧味甘性温,归脾经,功能止血止渴、解毒疗疮,也具有调节免疫、促进细胞修复及抗菌的作用;肿节风味苦辛性平,归心、肝经,功能祛风除湿、活血散瘀、清热解毒,也具有抗菌消炎的作用。

此外,蔡教授还擅长应用抗肿瘤药物治疗银屑病,如白英、蛇莓等。白英味苦性微寒、有小毒,入肝、胃经,功能清热解毒、利湿消肿抗癌,可用于乳痈、恶疮等,外用治痈疮肿毒,具有抗肿瘤、抗过敏、增强免疫、抑菌抗炎的作用;蛇莓味甘苦性寒、有毒,归肺、肝、大肠经,功能清热解毒、散瘀消肿、凉血止血,主治痈肿疔疮、疖肿等,具有抗肿瘤、免疫促进、抑菌作用及抗氧化抗炎活性。

(七)临证善于把握情志因素对疾病的影响

如伴有气机不畅、肝气郁结或心志不宁等临床表现,可加用调畅气机的药物,如百合、郁金、香附、合欢花、合欢皮、牡丹皮、栀子等;或加钩藤、首乌藤、煅牡蛎、煅龙骨、珍珠母或紫石英、紫贝齿等。临床还针对情志失调研制出了相应的具有解郁安神作用的脐贴,配合内服药物使用,达到事半功倍的作用。

银屑病

【病案举例】

（一）血热证病案

患者，男，29岁。2017年3月7日初诊。

主诉：全身起红色皮疹、脱屑伴瘙痒半个月。

现病史：半个月前因外感后，发现躯干、四肢起红色皮疹，未予重视，后逐渐增多至头皮、面部，瘙痒明显。

刻下症：周身起红色皮疹，瘙痒，咽痛，无咳嗽发热，纳眠可，大便偏干。

查体：咽部充血，双侧扁桃体未见肿大，余系统查体未见异常。皮科情况：头面、躯干、四肢泛发点滴至榆钱大小红色丘疹、斑片，表面少许白色鳞屑，鳞屑不能覆盖红斑，部分皮疹剥除鳞屑后可见筛状出血。舌质红，苔黄，脉弦滑。

西医诊断：寻常型银屑病。

中医诊断：白疕。

辨证：血热证。

治法：清热解毒，凉血活血。

方药：凉血活血汤加减。

药物组成：生槐花30 g，土茯苓15 g，青蒿15 g，生地黄30 g，赤芍15 g，牡丹皮15 g，金银花炭10 g，荷叶炭10 g，菝葜15 g，冬凌草10 g，熊胆粉0.2 g（冲），白鲜皮15 g，车前子10 g（包），白花蛇舌草15 g。7剂。

二诊：无新发皮疹，瘙痒减轻，疹色减淡，咽痛明显减轻，上方去金银花炭、荷叶炭、熊胆粉，加茜草10 g，当归6 g以凉血养血，再服14剂。

三诊：皮疹变薄、明显变淡，少许干燥鳞屑，瘙痒缓解，上肢部分皮疹消退，咽痛消失，二诊方加鸡血藤15 g，陈皮10 g以健脾养血，继服21剂，服药期间配合内服中药2日药渣煎水洗疗，每2日1次。

1个月后电话回访，皮疹基本消退，临床痊愈。

按语：本例患者属于血热证，兼感毒邪，故在凉血基础上，注重清热解毒，金银花炭、荷叶炭不仅能解毒除湿，而且入血分，凉血效果更佳；治疗后期加入养血活血、健脾除湿药物有助于皮疹消退。

（二）湿热血毒证病案

患者，男，25 岁。2017 年 11 月 21 日初诊。

主诉：身起红斑、脱屑伴瘙痒 3 个月。

现病史：3 个月前无明显诱因发现躯干红色皮疹，未予重视，后来逐渐增多，发展至腋下、大腿根等部位，瘙痒明显，局部渗出、糜烂，偶有疼痛。于当地医院就诊，考虑"银屑病"，予外用药物（具体不详）治疗，效果不佳。

刻下症：周身起红斑伴脱屑，瘙痒，心烦，纳可，眠差多梦，小便黄，大便黏腻不爽。

查体：躯干、四肢散在钱币至掌心大小红色浸润斑块，上覆黄白色黏腻鳞屑不易去除，部分鳞屑厚积呈蛎壳状，腋下及腹股沟处红斑可见轻度糜烂，上覆黏腻鳞屑。舌红，苔黄腻，脉滑数。

西医诊断：寻常型银屑病。

中医诊断：白疕。

辨证：湿热血毒。

治法：清热除湿，凉血解毒。

方药：清脾除湿饮加减。

药物组成：苍术 10 g，生白术 15 g，连翘 15 g，枳壳 10 g，黄芩 10 g，炒栀子 10 g，竹叶 10 g，灯心草 3 g，白鲜皮 15 g，茵陈 15 g，炒槐花 30 g，土茯苓 15 g，赤芍 15 g，牡丹皮 15 g，肿节风 10 g。14 剂。

二诊：斑色减淡，皮疹干燥无渗出，瘙痒减轻，心烦、睡眠好转，上方去竹叶、灯心草、栀子，加生地黄 15 g，白花蛇舌草 15 g，以凉血解毒，又服 21 剂。

三诊：皮疹颜色明显减淡、变薄，鳞屑减少，干燥无渗出，浸润减轻，二诊方减茵陈、连翘，加丹参 15 g，陈皮 10 g，继服 21 剂，皮疹大部分消退，临床痊愈。

按语： 本例患者发病初期，未予重视，毒邪入里，夹湿热之邪蕴阻于血分，属于湿热血毒证，治疗需首先应用清脾除湿饮以清解内伏之湿热，在此基础上加用凉血之品，待湿热之邪渐退，可逐渐减少清热除湿之品的使用，加强凉血解毒之力，疾病后期则加用养血健脾药物，促进皮疹消退。

银 屑 病

（三）血燥证病案

患者，男，28岁。2018年1月9日初诊。

主诉：身反复起红斑、鳞屑伴瘙痒7年，加重2月余。

现病史：7年前无明显诱因出现头皮红斑、脱屑，无瘙痒，外院诊为"银屑病"，予口服复方青黛胶囊、外用哈西奈德软膏后皮疹可部分消退，停药后加重。此后皮疹反复发作。2个月前熬夜后复发，皮疹加重，脱屑增多。

刻下症：头皮、躯干、四肢可见淡红色皮疹伴脱屑，瘙痒明显，口干，大便干。

既往史：2型糖尿病病史8年。

查体：头皮、躯干、四肢散在硬币至手掌大小淡红色浸润性斑疹、斑片，上覆多层银白色干燥鳞屑，未见束状发及顶针甲。舌淡红有裂纹，舌苔花剥，脉细弦。

西医诊断：寻常型银屑病。

中医诊断：白疕。

辨证：血虚风燥。

治法：养血活血，滋阴润燥解毒。

方药：养血解毒汤加减。

药物组成：当归10 g，生地黄15 g，赤芍15 g，丹参15 g，麦冬10 g，玄参15 g，鸡血藤15 g，土茯苓15 g，蜂房4.5 g，炒槐花15 g，牡丹皮10 g，地肤子15 g，白花蛇舌草15 g。14剂。

外治法：服药期间配合内服中药2日药渣煎水洗疗，每2日1次。

二诊：皮损变薄，面积缩小，瘙痒减轻，口干减轻，自觉皮肤干燥，脱屑明显。上方加鳖甲胶4.7 g（烊化），蒺藜9 g，继服14剂，外洗法同前。

三诊：大部分皮损明显变淡变薄，瘙痒显著减轻，鳞屑减少，二诊方加沙棘6 g，继服30剂，外洗法同前。

1个月后电话回访，除头皮几小片皮损未完全消退，其他部位皮损基本消退。

按语：本例银屑病，病程7年，反复发作，除双手外，皮损几乎周身分布，舌质淡有裂纹，苔花剥，脉细弦。证属风燥日久，伤阴耗血。故用鸡血藤、当归、丹参养血活血，赤芍、牡丹皮、槐花凉血散瘀，麦冬、玄参、生地黄滋阴润燥，土茯苓、蜂房、白花蛇舌草解毒除湿散结；地肤子祛皮肤中热气，散恶疮。之后加用鳖甲胶，取其滋阴润燥同时兼具软坚散结的作用，促进斑块状皮疹消退，后期加用沙棘可调节免疫、改善皮肤代谢，加速消退。

（四）血瘀证病案

患者，男，47 岁。2018 年 12 月 12 日就诊。

主诉：身反复起红斑伴脱屑、瘙痒 13 年，复发加重 3 个月。

现病史：13 年前无明显诱因双肘起红斑、丘疹伴脱屑，无瘙痒，未予重视，后因饮食不节皮疹加重，泛发至躯干、四肢，于门诊中药内服、外用，皮疹好转。此后每于秋冬季节发病，3 个月前患者过食辛辣肥甘后，皮疹复发加重，泛发周身。

刻下症：周身多发暗红色斑片，伴有脱屑，时瘙痒，无恶寒发热，情绪不佳，纳差，眠欠安，大便不畅。

查体：躯干、四肢可见形状不规则地图样暗红色浸润性斑块，上覆白色干燥鳞屑，躯干、四肢部分皮疹融合成大片。舌质紫黯，苔白略厚，脉弦涩。

西医诊断：寻常型银屑病。

中医诊断：白疕。

辨证：血瘀气滞证。

治法：活血化瘀行气。

方药：活血散瘀汤加减。

药物组成：三棱 10 g，莪术 10 g，桃仁 10 g，红花 5 g，赤芍 15 g，当归 10 g，鸡血藤 30 g，香附 10 g，陈皮 10 g，青皮 10 g，柴胡 10 g，枳壳 10 g，鬼箭羽 10 g，炒神曲 10 g，白花蛇舌草 15 g。14 剂。

外治法：服药期间配合内服中药 2 日，药渣煎水洗疗，每 2 日 1 次。

二诊：皮损浸润略减轻，情绪好转，大便较前顺畅，自觉精力不够易疲劳，睡眠欠佳，上方去青皮，加党参 6 g，服 30 剂，外洗法同前。

三诊：皮损变薄，颜色变淡，鳞屑减少，睡眠好转，食欲不佳，精力仍欠佳，二诊方去三棱、莪术、鬼箭羽，党参加至 10 g，加生白术 15 g，茯苓 10 g，丹参 15 g 以益气健脾、养血活血，继服 30 剂。

四诊：大部分皮损消退，无明显不适，嘱患者继服三诊方 30 剂，患者未再复诊，介绍病友过来就诊，病友代诉患者周身皮损基本已消退。

按语：本例皮疹泛发 13 年，病史长，观其皮损基底暗红，浸润肥厚，舌质紫黯，加之患者情绪不佳，属血瘀气滞之证，故使用三棱、莪术、桃仁、红花破血活血，当归、鸡血藤养血活血，赤芍祛瘀；香附、陈皮、青皮、柴胡、枳壳疏肝解郁行气，鬼箭羽消皮肤风毒肿，白花蛇舌草清热解毒，炒神曲调中开胃消食。二诊患者皮损颜色变淡，浸润减轻，睡眠好转，但自觉疲乏，考虑活血散瘀之品久用易耗伤正气，故减少破血行气药物剂量，加党参补中益气。三诊部分皮损消退，考虑服药时间较长，去三棱、莪术、鬼箭羽，一味丹参，功同四物，既能养血又能活血；加生白术、茯苓健脾祛湿。患者前后服药 3 月余，皮损基本消退，疗效满意。

（王　倩　李　敏　韩　雪　徐　跃）

李元文"宏观微观"辨治银屑病

李元文　教授，北京中医药大学东方医院皮肤科的创始人和学科带头人。在北京中医药大学东直门医院首批国家级名老中医金起凤教授和国家级名老中医李曰庆教授的指导下，学习许连霈、李秀敏、陈雅茹、瞿幸等老师的经验，大胆实践，善于总结，形成了治疗难治性皮肤病的独特风格。首次提出治疗难治性皮肤病从络病论治的方法、皮肤病从宏观微观结合辨治的方法都具有很高的学术价值。

一、宏观辨治银屑病

（一）"三位一体"辨治网络

"三位一体"辨治网络即从病、证、症与体质的多维角度对皮肤病进行辨治，是基于传统中医理论与现代医学认识的一种复合式的辨治体系，是李元文教授的基本诊疗思维。

病即疾病，是对机体在致病因素的作用下，邪正相争全过程病变特点的概括，并引发一系列代谢、功能、结构的变化，表现为症状、体征和行为的异常，如银屑病本身是一种慢性炎症性皮肤病，与患者的自身身体状况和精神因素密切相关。证即证候，即通过望、闻、问、切四诊所获知的疾病过程中表现在整体层次上的机体反应状态及其运动、变化的规律，是对疾病一定阶段病变本质的概括，如银屑病可初步分血热证、血瘀证、血燥证等。症，即单个症状、体征，症为病和证的影子，它能够直接或间接地反映病、证本质的某些特点，但又存在诸多假象，如银屑病患者局部皮损表现为红斑、鳞屑。辨体是基于中医体质学说的辨识方法，有助于细分差异化人群与病、证、症产生与发展的规律性和关联性，对于已病患者而言，体质的辨识有助于总结疾病发展与转归趋势。

因此，这种张弛有度的辨治体系一改古代医家先病后证的传统辨治模式，着眼于疾病的发生与演变，注重显证、隐证的把握程度，重视对表象"症"的判读水平，强调正邪相争与人体气血关系的全面理解，四者的有机结合体现了中医学"整体"与"微观"的综合干预思想。

（二）辨病辨证治疗是纵横结合的诊疗思维

在皮肤病的诊治中，辨病尤为重要，皮肤病的皮损表现各异，诊断和鉴别诊断具有一定的难度，稍有错谬则病因病理相去甚远。如红斑辨证虽然强调血热外发肌肤者多，但银屑病的红斑多血热夹燥、夹毒、夹瘀，而皮炎湿疹之红斑多湿热或风热者多。"病为纲，证为目"，辨病可以了解疾病的发生发展演变规律，从纵向精准把握疾病现阶段的特点和需要治疗的难点。而辨证是当下通过四诊收集了患者全身状态的信息，分析、总结、归纳其病理特点，是一种横向思维的概括。辨证多从宏观层面把握人体的变化，辨病多从局部和微观层面找到疾病的本质。辨病和辨证的结合实质就是宏观和微观的结合，是对疾病和对患疾病的人全面的纵横结合的诊疗。

二、微观辨治银屑病

（一）"五行五皮说"

"五行五皮说"即将微观表皮细胞的五层与中医的五行相对应，从而与五脏相对应。表皮细胞由外到内分别是角质层、透明层、颗粒层、棘细胞层和基底细胞层，按照中医学的对应关系，角质层对应五行中的木，属肝；透明层对应五行中的火，属心；颗粒层对应五行中的土，属脾；棘细胞层对应五行中的金，属肺；基底细胞层对应五行中的水，属肾。表皮细胞中棘细胞层最厚，这与传统中医学中肺主皮毛之说或有一定相关性；而以银屑病为例，其微观病理变化常表现为角化不全，颗粒层消失和棘细胞肥厚，应当归为中医学肝血不足、脾气虚弱和肺气虚弱的病理范畴。在治疗上，除了以清热凉血解毒为主线外，若能根据微观辨证结果重视养肝补血，健脾化湿及益气清肺，可以取得更为满意的疗效。

（二）络病理论

病络是中医学的一个重要病机，是指邪气侵袭络脉或正虚及络脉本身的病变，导致络脉的形质改变或功能异常，造成相应脏腑组织器官损伤，引起疾病或病证的一种基本病机；络脉有常有变，常则通，变则病，病则必有"病络"产生，"病络"生则"络病"成。病络理论贯穿银屑病的病机始终，银屑病在发病初期常由风热血热引起，但后期久病入络，络脉失养，而发血虚风燥，日久络脉受阻，即成血瘀，从而出现皮肤红斑黯紫，斑块固定，皮疹肥厚，白屑累累。

银屑病皮肤组织病理变化与病络理论中的"虚""瘀""毒""热"相关。银屑病患者的"虚"即指患者络脉（气络、血络）空虚在皮肤组织上表现为表皮角化不全，颗粒层变薄或缺如。在临床上，通过益气通络、养血润肤方法治疗血虚血燥证（即脉络空虚证）银屑病。"瘀"的本质是"血行失度"，凡因血脉瘀滞不畅导致的临床病证均为血瘀证，也是中医学对微循环障碍等一类疾病的病理概括。银屑病组织病理变化，以真皮乳头血管增生，扩张迂回，通透性增加，棘层肥厚，表皮突下延，与中医学中的"瘀"证候因素极为相关，通过软坚散结，涤除瘀邪，疏通络道，瘀祛络通而病可向愈，为从络论治提供了理论依据。"毒"泛指对机体有不利影响的物质，素有"毒为热之渐，热为毒之因"。中医认为毒存体内，危害健康，可败坏形体，结滞络脉，从而造成病势缠绵或变证多端。在银屑病发病中，热和毒一般相伴而行，毒邪致病最易伤表，络中瘀血也易与湿热毒邪交相济恶，进一步加重络气郁滞，络脉瘀阻，使病机更趋于复杂，病情久延，或反复发作，正气日渐虚弱。在皮损组织病理表现的角质层内有 Munro 微脓肿、少数有海绵状脓肿、真皮轻至中度淋巴细胞浸润等炎症与中医认为脓肿的形成是邪热鸥张，热毒壅滞经络，热盛肉腐成脓理论相符。

三、经验方

（一）凉血解毒汤

【药物组成】水牛角 15 g（先煎），生槐花 10 g，土茯苓 15 g，赤芍 15 g，牡丹皮 15 g，板蓝根 15 g，牛蒡子 10 g，白花蛇舌草 30 g，拳参 15 g，威灵仙 10 g，苍术 10 g，薏苡仁 15 g，天冬 10 g，麦冬 10 g。

【功效】清热凉血，解毒化斑。

【适应证】银屑病、玫瑰糠疹等，皮疹色红者，中医辨证属于热入营血证。

【加减应用】伴咽部红肿者，加金银花、锦灯笼、西青果；皮疹瘙痒明显者，加苦参、白鲜皮、地肤子；皮疹浸润肥厚，或有黏腻痂皮，舌苔厚腻，湿热重者，加金钱草、海金沙、蚕沙；皮疹鳞屑较多者，加防风、蒺藜。

【方解】本方以犀角地黄汤化裁而来。方中水牛角清热凉血解毒，为主药；生槐花、赤芍、牡丹皮凉血不留瘀；板蓝根、牛蒡子解毒利咽；白花蛇舌草、拳参解毒化斑，威灵仙疏通经络；苍术、薏苡仁健脾化湿；热病伤阴，加天冬、麦冬滋阴润燥，顾护阴液。全方共奏清热凉血、解毒化斑的功效。

【病案举例】

患者，女，40 岁。

主诉：全身起皮疹 1 年，加重伴瘙痒 2 周。

现病史：患者于 1 年前无明显诱因腹部出现大片红斑，伴瘙痒及脱屑，于当地医院诊断为"银屑病"，予中药口服后有所好转。2 周前，因劳累后发现皮损面积扩大，四肢新发皮疹，瘙痒加重，口干咽痛，乏力，平素急躁易怒，失眠多梦。

查体：腹部可见大片红斑、鳞屑，部分融合成斑块，四肢散在点滴状红斑，表面可见银白色鳞屑，刮除可见薄膜现象及筛状出血点；未见束状发、指甲增厚、浑浊等，咽后壁红肿。舌尖红，苔微腻，脉滑数。

西医诊断：寻常型银屑病（进行期）。

中医诊断：白疕。

辨证：血热。

银屑病

治法：清热凉血，解毒化斑。

方药：凉血解毒汤加减。

药物组成：水牛角10 g（先煎），生槐花10 g，土茯苓30 g，赤芍10 g，牡丹皮15 g，拳参15 g，半枝莲30 g，白花蛇舌草30 g，天冬10 g，麦冬10 g，锦灯笼10 g，金银花15 g，威灵仙15 g，苦参10 g，白鲜皮10 g，香附10 g，黄芪10 g。

上方服用14剂后，全身红斑颜色变淡，未见新发皮疹，瘙痒减轻，口干咽痛好转，乏力减轻，仍诉失眠，加生牡蛎30 g。继服14剂后，皮疹面积减小，颜色转淡红，鳞屑变薄，上方加鸡血藤30 g，白茅根15 g。继服14剂，患者病情稳定，嘱患者再继续治疗，定期复诊，注意调护。

按语： 银屑病血热证治疗当以凉血解毒贯穿始终，进行期注重疏风清热，静止期兼顾祛风利湿，消退期辅以养血通络。本病患者平素急躁易怒，肝失疏泄，气郁化火，复感劳累诱发，故为白疕之血热证，见皮疹色鲜红，瘙痒剧烈。患者三诊加鸡血藤、白茅根清热凉血，活血通络，以助药力，为李教授常用药对，此时已至疾病后期，配合活血通络之品，疏通气血，使经络通利，既祛邪外出，又疗疾病之本，切合病机，直中病处。

（二）润燥解毒汤

【**药物组成**】当归10 g，鸡血藤30 g，白芍15 g，天冬10 g，麦冬10 g，元参20 g，知母10 g，白花蛇舌草30 g，拳参15 g，土茯苓30 g，威灵仙15 g，徐长卿15 g，防风10 g，蒺藜10 g。

【**功效**】养血润燥，通络解毒。

【**适应证**】银屑病、皮肤瘙痒症、慢性湿疹等皮疹干燥者，中医辨证属于血虚风燥证。

【**加减应用**】乏力疲倦，舌淡胖，苔白者，加生黄芪、党参；心悸、失眠多梦者，加合欢皮、酸枣仁、首乌藤；皮疹瘙痒剧烈者，加全蝎、苦参；四末逆冷者，加桂枝、葛根；大便稀溏，舌嫩水滑者，加附子、细辛、炙麻黄。

【**方解**】方中以当归、鸡血藤为主药养血活血润燥；配合白芍、天冬、麦冬、元参、知母等取增液汤之意滋阴养血润燥，壮水以制火；白花蛇舌草、拳参清热消斑；土茯苓利湿解毒；威灵仙、徐长卿祛风通络；防风、蒺藜息风止痒。全方有养血润燥，通络解毒，息风止痒之功效。

【病案举例】

患者，男，33 岁。

主诉：全身散在皮疹伴瘙痒 2 年。

现病史：患者于 2 年前无明显诱因背部出现红斑、丘疹，上有白屑，未重视，后皮疹逐渐增多泛发全身，鳞屑逐渐增厚，瘙痒明显，故来就诊。

查体：头皮、躯干、四肢散在钱币至鸡蛋大小淡红色斑块，部分融合成片，上覆肥厚银白色鳞屑，刮去后有薄膜现象及点状出血。舌质红，舌体瘦小，有裂纹，苔白腻，脉滑数。

西医诊断：寻常型银屑病。

中医诊断：白疕。

辨证：血燥。

治法：养血润燥，祛湿通络。

方药：润燥解毒汤加减。

药物组成：当归 15 g，鸡血藤 30 g，赤芍 15 g，生地黄 20 g，玄参 20 g，知母 10 g，拳参 15 g，半枝莲 15 g，白花蛇舌草 30 g，威灵仙 15 g，牛蒡子 10 g，防风 10 g，苍术 30 g，金钱草 30 g，猪苓 15 g，茯苓 20 g，黄芩 15 g，生侧柏叶 10 g。

上方连服 14 剂后复诊，部分红斑消退，鳞屑明显变薄，部分仅遗留色素沉着斑，瘙痒减轻，诉乏力倦怠，时有汗出，加生黄芪 20 g，桂枝 10 g。又服 14 剂，四肢及胸腹部皮疹基本消退，部分遗留色沉，仅见背部散在淡红色斑块，上有较薄鳞屑，继予上方 14 剂，嘱定期复诊。

按语：本例特点应属血燥证，方选润燥解毒汤加减。结合舌脉考虑患者体内湿邪蕴久，因其一方面耗伤气血；另一方面阻滞经络，更加导致濡润功能异常，出现干燥、肥厚、脱屑的表象，而致燥湿并现。故治疗中加入了健脾祛湿、淡渗利湿之品祛除内湿、隐湿、顽湿，配合养血润燥解毒之法，最终达到"利湿不伤阴，润燥不助湿"的效果。

（三）活血解毒汤

【药物组成】当归尾 10 g，姜黄 10 g，川芎 15 g，桃仁 10 g，桂枝 10 g，茯苓 20 g，赤芍 15 g，生黄芪 10 g，拳参 15 g，白花蛇舌草 30 g，土茯苓 30 g，威灵仙 15 g，徐长卿 15 g，防风 10 g。

【功效】活血通络，化瘀消斑。

银屑病

【**适应证**】斑块状银屑病、慢性肥厚性湿疹等，中医辨证属于血瘀络阻证。

【**加减应用**】乏力气短者，加党参、五味子；月经不调者，加香附、益母草、女贞子、旱莲草；舌苔厚腻，脘腹胀满者，加苍术、厚朴、砂仁；皮疹瘙痒明显者，加全蝎、蒺藜。

【**方解**】方中以当归尾、姜黄为主药，当归尾擅活血化瘀，姜黄为血中气药，行血又可理气；辅以桂枝茯苓丸理气活血，图缓消斑块而不伤正；佐以拳参、白花蛇舌草、土茯苓清热利湿解毒；威灵仙、徐长卿祛风湿通经络；防风祛风止痒。全方共奏活血祛风、解毒通络消斑之功效。

【**病案举例**】

患者，女，32岁。

主诉：头部及腰部起皮疹10年，加重1个月。

现病史：患者于10年前无明显诱因腰部起皮疹，于当地医院诊断为"银屑病"，予外用药膏治疗（具体不详）后皮疹消退，留有色素沉着，后患者皮损间断发作，未予重视。近1个月，腰部皮损反复加重，头部出现新发皮损，瘙痒明显，口干不欲饮，眠差，月经不规律，痛经伴有经量少，色暗有血块。

查体：腰骶部可见大片暗红色斑块，呈地图型，质硬，高出皮面，抚之碍手，上覆有灰白色鳞屑，头发呈束状，舌暗红，苔黄腻，舌下粗大静脉迂曲，脉弦细涩。

西医诊断：寻常型银屑病。

中医诊断：白疕。

辨证：血瘀。

治法：活血通络，化瘀消斑。

方药：活血解毒汤加减。

药物组成：当归尾10 g，生地黄10 g，牡丹皮15 g，生槐花10 g，川芎15 g，鸡血藤15 g，桃仁10 g，莪术10 g，威灵仙15 g，全蝎6 g，乌梢蛇10 g，地龙10 g，水牛角10 g（先煎），土茯苓10 g，香附10 g，锦灯笼10 g。

上方服用14剂后，患者诉无新发皮疹，腰部皮损明显变薄，瘙痒减轻，月经色鲜红，血块明显减少，无痛经，上方基础上加入苍术、徐长卿，继服14剂，嘱患者定期复诊。

按语：患者病程迁延日久，久病入络，毒邪瘀滞，症见皮疹色暗红，浸润肥厚，鳞屑较厚兼有痛经血块，结合舌脉，辨为血瘀证，治法当以活血祛瘀为宜。血行不畅，停滞成瘀，瘀血内停，新血不生，局部肌表失养，故治以当归尾、川芎、莪术、桃仁等药物养血活血，理气通络，同时考虑"治风先治血，血行风自灭"，以此法治疗同时可见患者皮损局部瘙痒明显好转，整体病情向愈。

四、预防调护

银屑病的发病与隐湿的存在密切相关。因湿热裹结，热大于湿，所以大家看到了热，而忽略了湿。有一分燥，必有一分湿，看似矛盾，其实中医就是在矛盾中解决矛盾。而隐湿与患者喜欢吃甜食，缺乏运动，或冒雨涉水、久居潮湿等均有关系，故常嘱患者注意防护。

（李　雪　任雪雯　赵欣楠）

白彦萍"中西医结合"论治银屑病

白彦萍　中日友好医院主任医师，岐黄学者，第二批全国中医优秀临床人才，二级教授，国家中医药管理局第六批老中医药学术经验继承人指导老师、博士研究生导师。白彦萍教授认为寻常型银屑病中西医治疗各有优势，可以中医治疗为主，衷中参西；特殊类型银屑病，可以西医治疗为主，对于应用西药后出现不良反应的情况，可以应用中药补充治疗，缓解不良反应。

一、"中医为主，衷中参西"治疗寻常型银屑病

（一）血热证

【证候表现】皮疹发生及发展比较迅速，颜色鲜红，新生皮疹不断出现，层层鳞屑，瘙痒剧烈，搔抓后可见薄膜现象及点状出血，基底浸润较浅，常伴有口干舌燥、心烦易怒、大便干燥、小便短赤等全身症状，舌红，苔黄，脉弦滑或数。

银屑病

【治法】清热凉血，解毒消斑。

【方剂】清热凉血方。

【药物组成】蛇莓10 g，白英15 g，土茯苓15 g，白花蛇舌草15 g，生地黄15 g，牡丹皮15 g，赤芍15 g，紫草15 g。

【方解】清热凉血方是白彦萍教授以犀角地黄汤为基础加减而成，方中蛇莓功效清热解毒，凉血消肿；白英功效清热利湿，解毒消肿，二者共为君药。土茯苓、白花蛇舌草、紫草解毒凉血，为臣药，生地黄、赤芍、牡丹皮为佐使，凉血活血。诸药合用，共奏清热解毒、凉血活血之功。

【中西结合加减应用】若皮损呈点滴状，伴有咽喉肿痛，中药可加金银花、连翘等清热解毒，外用芩柏软膏，西药可加口服抗生素，外用中弱效糖皮质激素，配合照光治疗。若皮损呈斑块状，西药可加用口服阿维A，外用中强效糖皮质激素、卡泊三醇软膏，配合照光治疗。

【病案举例】

患者，男，24岁。

主诉：双下肢反复红斑鳞屑伴痒半年，加重5天。

现病史：患者于半年前无明显诱因双下肢出现红斑、丘疹，伴脱屑，饮酒后加重，遂就诊，诊为"寻常型银屑病"，予糠酸莫米松乳膏外用治疗后皮损颜色变淡。5天前因食用寿司后皮损加重，颜色鲜红，面积逐渐扩大，瘙痒明显，伴口干口苦，纳眠可，二便调。

查体：双下肢大片状浸润性红斑，色鲜红，边界较清，伴脱屑。舌暗红，苔微黄腻，脉细。

西医诊断：寻常型银屑病。

中医诊断：白疕。

辨证：血热瘀滞。

治法：清热解毒，凉血活血。

方药：清热凉血方加减。

药物组成：生石膏30 g，生地黄30 g，紫草15 g，土茯苓20 g，白花蛇舌草15 g，牡丹皮15 g，莪术10 g，蒺藜10 g，赤芍15 g，生甘草10 g，黄芩15 g，蛇莓15 g，防风12 g，陈皮15 g，薏苡仁30 g，柴胡12 g，青蒿10 g。

外治法：斑块肥厚处施以火针治疗。

服药1个月后皮损基本消退，瘙痒缓解，无口干口苦。

按语：本患者慢性病程，急性加重，皮损色鲜红，不断增多，辨证主要为血热证，同时有口干口苦，舌暗红，脉细等肝胆湿热、气血瘀滞证的表现，故综合辨证为"血热瘀滞证"，故于清热凉血汤清热凉血解毒的基础上加用了莪术活血化瘀，柴胡、青蒿和解少阳清利肝胆湿热，取得了满意的疗效。

（二）血虚风燥证

【证候表现】病程较久，皮疹多呈斑片状，颜色淡红，鳞屑较少，干燥皲裂，自觉瘙痒，伴口舌干燥，舌淡红，苔少，脉弦细。

【治法】养血滋阴，润肤息风。

【方剂】当归饮子加减。

【药物组成】当归15 g，生地黄20 g，白芍20 g，川芎6 g，荆芥10 g，防风10 g，蒺藜9 g，生甘草10 g，麦冬10 g，土茯苓30 g。

【方解】当归饮子方中之当归、川芎、白芍、生地黄为四物汤组成，滋阴养血以治营血不足，同时取其"治风先治血，血行风自灭"之义；麦冬养阴生津；土茯苓清热除湿解毒；防风、荆芥疏风止痒；蒺藜平肝疏风止痒；生甘草调和诸药，同时有清热解毒之效。诸药合用，共奏养血润燥、祛风止痒之功。本方养血之功胜于祛风，常用于阴血亏虚兼有风邪的各种慢性皮肤病。

【中西结合加减应用】若皮损为外用糖皮质激素后呈好转趋势，口服中药仍应继用牡丹皮、赤芍等部分清热凉血之品巩固疗效，同时配合中药外洗清热解毒润肤，注意外用激素逐渐减量，卡泊三醇软膏逐渐替代；若病情反复不愈可加用口服阿维A及照光治疗；若口服阿维A、甲氨蝶呤或照光后出现皮肤干燥皲裂，则多加养血滋阴润燥之品，如天冬、玄参、桑叶等，还需注意定期复查肝肾功能，必要时对症治疗。

（三）血瘀证

【证候表现】皮疹反复不愈，呈斑块状，鳞屑较厚，颜色暗红，舌质紫黯，有瘀点、瘀斑，脉涩或细缓。

【治法】活血化瘀，解毒通络。

【方剂】活血逐瘀汤加减。

【药物组成】当归15 g，鸡血藤15 g，桃仁9 g，红花9 g，三棱6 g，莪术6 g，鬼箭羽15 g，僵蚕10 g，白花蛇舌草15 g。

【方解】方中当归、鸡血藤养血活血，桃仁、红花活血化瘀，三棱、莪术行气活血破瘀、鬼箭羽、白花蛇舌草清热解毒、通经活血，僵蚕通络散结，还能祛风止痒。诸药合用，共奏理气活血、解毒通络之功。

【中西结合加减应用】病程日久，迁延不愈，瘙痒明显，可加用全蝎、地龙等加强搜风通络之效，配合中药外洗活血润肤止痒，西药可加用口服阿维A、外用中强效糖皮质激素及卡泊三醇软膏，配合照光。

二、特殊类型银屑病，该西必西，中西结合

（一）脓疱型银屑病

【证候表现】红斑基础上的针尖至粟粒大小、淡黄色或黄白色的浅在性无菌性小脓疱，密集分布，部分融合成脓湖，伴肿胀疼痛，可伴有脱屑。可局限性发作，也可泛发周身，严重者可伴有发热等全身症状。舌红，苔黄腻，脉滑数。

【西医治疗】泛发性脓疱型银屑病可系统应用维A酸类、甲氨蝶呤（MTX）、环孢素A和生物制剂等。其中阿维A是首选，在急性病情控制后逐渐减量至小剂量维持。对于重症患者，可选用生物制剂或环孢素A作为初始治疗，待病情控制后可改用维A酸类或甲氨蝶呤维持。糖皮质激素能够快速控制脓疱蔓延、缓解全身症状，但使用须谨慎，建议只在病情特别严重、危及生命，且其他措施疗效不佳或有禁忌的情况下慎重选用。推荐与阿维A或免疫抑制剂联合，取得满意疗效后逐渐减量至停用。局部用药以保护为主，脓疱未破时可用炉甘石洗剂减轻肿胀，脓疱破后以清洁皮肤为主。局限性脓疱型银屑病除局部治疗外，也可参考使用系统治疗。

【中医治疗】
方药：凉血解毒汤加减。
治法：清热凉血，解毒除湿。
药物组成：生地黄30 g，牡丹皮10 g，白茅根30 g，金银花30 g，连翘15 g，板蓝根10 g，苍术9 g，黄柏10 g，薏苡仁30 g，苦参10 g。
方解：方中生地黄、牡丹皮、白茅根清热凉血消斑，金银花、连翘、板蓝根清热解毒，黄柏、苦参清热除湿止痒，薏苡仁除湿解毒，苍术于一派寒凉药中少佐辛温之品，固护脾胃，健脾除湿。诸药合用，共奏清热解毒除湿之效。

加减应用：如伴发热，可加用水牛角以清热凉血，解毒退热。如系统应用阿维 A 后，可加用麦冬、白芍等养阴润燥之品缓解其皮肤黏膜干燥等不良反应。如系统应用免疫抑制剂后，可加当归、黄精等补益肝肾之品缓解其骨髓抑制等不良反应。

（二）红皮病型银屑病

【证候表现】有银屑病病史，因疾病本身加重或由于用药不当或其他刺激诱发病情急剧加重，发生弥漫性红斑、肿胀，皮肤干燥脱屑，部分可见皲裂，皮损大于 90% 体表面积，有时仍可见寻常型皮损，可伴发热等系统症状和低蛋白血症。舌红，少苔，脉细数。

【西医治疗】红皮病型银屑病可选择系统应用的药物包括维 A 酸类、甲氨蝶呤、环孢素 A 和生物制剂等。阿维 A 及甲氨蝶呤对红皮病型银屑病长期疗效好，但起效较慢，逐渐减量可有效预防复发。白教授认为红皮病患者往往全身症状明显，且周身皮肤炎症，皮肤屏障破坏，容易继发感染，严重者造成菌血症等严重并发症，皮肤干燥不适同样严重影响患者生活质量，而阿维 A 起效较慢，为尽快控制病情，避免严重并发症，提高患者生活质量，可早期联合系统应用糖皮质激素治疗，病情控制后逐渐减量，后期以阿维 A 维持治疗。病情重、不稳定的患者推荐使用环孢素 A 或生物制剂。

【中医治疗】

方药：清营汤加减。

治法：清营凉血，滋阴润燥。

药物组成：水牛角 20 g（先煎），生地黄 20 g，白茅根 30 g，玄参 10 g，麦冬 10 g，金银花 30 g，连翘 15 g，黄连 6 g。

方解：方中水牛角清营凉血退热，为君药。生地黄、白茅根凉血滋阴，麦冬清热养阴生津，玄参滋阴降火解毒，银花、连翘清热解毒，使营分之邪外达，以达"透热转气"之效，黄连清心解毒。诸药合用，共奏清营凉血护阴之效。

加减应用：如热盛，加牡丹皮、赤芍、板蓝根、地榆等加强清热凉血之功；若口干渴，无苔，加玉竹、沙参、石斛等加强养阴生津之力。

（三）关节病型银屑病

【证候表现】有银屑病病史，指（趾）关节、四肢大关节或脊柱及骶髂关节肿痛，可有明显"晨僵"现象，严重者影响关节功能。X 线、MRI 和 B 超等影像学检查示附着点炎，受累关节腔积液、滑膜增厚，严重者出现关节变形、关节腔狭窄或骨质破坏，C 反应蛋白升高、血沉加快，类风湿因子常阴性，脊柱或骶髂关节受累者 HLA-B27 常阳性。舌暗红，苔白，脉弦。

【西医治疗】关节病型银屑病系统药物包括非甾体类抗炎药、甲氨蝶呤、环孢素和生物制剂等。雷公藤制剂和白芍总苷可减轻关节炎症状。如皮损同样较重，可加用照光治疗。

【中医治疗】

方药：独活寄生汤加减。

治法：祛风除湿，活血通络。

药物组成：独活 9 g，桑寄生 10 g，牛膝 10 g，秦艽 10 g，土茯苓 30 g，桂枝 6 g，防风 10 g，川芎 10 g，当归 10 g，生地黄 20 g，赤芍 10 g，生甘草 10 g。

方解：方中独活为君药，辛、苦，微温，善治伏风，除久痹，且性善下行，以祛下焦与筋骨间的风寒湿邪；桑寄生、牛膝补益肝肾而强壮筋骨，且桑寄生兼可祛风湿，牛膝尚能活血以通利肢节筋脉；秦艽祛风湿，舒筋络而利关节；土茯苓清热除湿解毒；桂枝温经通络，通利关节；防风祛一身之风而胜湿；当归、川芎养血活血；生地黄、赤芍凉血消斑；生甘草调和诸药，且有清热解毒之功效。诸药合用，共奏祛风胜湿、通利血脉之功。

加减应用：以四肢关节炎症为主者，可加桑枝、鸡血藤、海风藤、青风藤等藤类药物引经祛湿通络。

【病案举例】

患者，女，48 岁。

主诉：全身红斑脱屑 5 年，加重伴周身关节疼痛 1 年。

现病史：患者于 5 年前劳累后全身出现散在红斑、脱屑，伴瘙痒，就诊于外院，诊为"银屑病"，予口服中药及外用药膏等治疗，皮损消退，每年秋冬季反复。1 年前出现周身关节疼痛，于外院诊为"银屑病关节炎"，予口服西药治疗（具体不详），关节疼痛无明显缓解。伴有周身乏力，汗出多，纳可，眠欠安，大便偏稀，小便调。

查体：四肢散在红斑、脱屑，双手指间关节、膝关节、踝关节、肘关节轻度红肿，压痛明显，活动部分受限。舌暗，苔白腻，脉弦。

西医诊断：关节病型银屑病。

中医诊断：白疕、痹病。

辨证：风湿阻络。

西医治疗：口服洛索洛芬纳片 60 mg，每日 3 次，抗炎止痛；甲氨蝶呤片 10 mg，每周 1 次，免疫抑制治疗；叶酸片 5 mg，每周 1 次，预防甲氨蝶呤副作用。

中医治法：祛风除湿，活血通络。

方药：独活寄生汤加减。

药物组成：独活 15 g，桑寄生 30 g，杜仲 15 g，牛膝 15 g，防风 12 g，秦艽 15 g，土茯苓 20 g，桂枝 12 g，当归 15 g，生黄芪、炙黄芪各 20 g，白芍 15 g，鸡血藤 15 g，威灵仙 15 g，知母 15 g，五味子 15 g，炙甘草 10 g。

服药 1 个半月后患者关节疼痛缓解，活动范围稍扩大。乏力、汗出、大便稀等症状缓解。

按语： 患者关节病型银屑病诊断明确，皮损较轻，关节症状明显，西医治疗予非甾体类抗炎药及免疫抑制剂联合应用止痛同时抑制炎症反应。中医辨证为风湿阻络证，患者同时具有周身乏力、汗出、舌暗等表现，在邪实的基础上有气虚证，故在独活寄生汤基础上加用黄芪等以益气扶正，最终取得满意的疗效。

三、针对西药不良反应调整中西医治疗方案

（一）维 A 酸类

用于治疗银屑病的维 A 酸类药物主要为阿维 A，主要适用于斑块状、脓疱型和红皮病型银屑病，对关节病型银屑病疗效欠佳。可能出现的不良反应有以下情况。①皮肤：瘙痒、感觉过敏、光过敏、红斑、干燥、鳞屑、甲沟炎等。②黏膜：唇炎、鼻炎、口干等。③眼：眼干燥、结膜炎等。④肌肉骨骼：肌痛、背痛、关节痛、骨增生等。⑤神经系统：头痛、步态异常、颅内压升高、耳鸣、耳痛等。⑥其他：疲劳、厌食、食欲改变、恶心、腹痛等。实验室检查异常：可见谷草转氨酶、谷丙转氨酶、碱性磷酸酶、甘油三酯、胆红素、尿酸、网织红细胞等短暂性轻度升高，也可见高密度脂蛋白、白细胞及磷、钾等电解质减少。继续治疗或停止用药，改变可恢复。

针对上述不良反应，治疗方案可做如下调整：如出现皮肤过敏、光敏感等，可调整中药用药，加用清热凉血消斑之品；如出现皮肤黏膜干燥，可调

银屑病

整中药用药，加用养阴润燥之品，同时加强外用药润肤治疗；如出现疲劳、厌食、腹胀，可调整中药用药，加用健脾理气之品；如出现颅压升高、步态异常，或转氨酶明显升高、血常规改变等严重副作用，则应停用阿维A，改为以中药治疗为主，并定期复查相应的实验室检查，直至恢复正常为止。

（二）免疫抑制剂

1. 甲氨蝶呤

甲氨蝶呤对中重度斑块状寻常型、关节病型、红皮病型、泛发性脓疱型银屑病均显示较好的疗效。对甲病和掌跖部位银屑病也有疗效。在光疗、光化学疗法和其他系统治疗无效时尤为适用。可能出现的不良反应有：胃肠道反应，主要为口腔炎、口唇溃疡、咽炎、恶心、呕吐、胃炎及腹泻；骨髓抑制，主要表现为白细胞下降，对血小板亦有一定影响，严重时可出现全血细胞下降、皮肤或内脏出血；肝功能损伤，可致血清丙氨酸氨基转移酶（ALT）升高，或药物性肝炎，若连续累积剂量大于1500 mg，可致肝硬化；肾功能损伤，可能出现血尿、蛋白尿、尿少、氮质血症、尿毒症等；其他，脱发、皮炎、色素沉着及药物性肺炎等。

由于甲氨蝶呤容易出现骨髓抑制、肝肾功能损伤等严重不良反应，且与药物累计用量有关，故应用甲氨蝶呤病情控制后应逐渐减量，且在应用甲氨蝶呤的同时，中药应给予养血益气，补益肝肾之品，以预防相应不良反应的发生。如连续应用甲氨蝶呤3～4个月病情无明显改善或已出现严重骨髓抑制、肝肾损伤等不良反应，则应立即停药，定期复查血常规、肝肾功能，必要时予相应升白细胞、补充造血原料、保肝等治疗，口服中药也应注意避免应用可能造成肝肾功能损伤的药物，并可予白芍、甘草等具有保肝作用的中药。

2. 环孢素

环孢素对各型银屑病均有效，推荐用于严重病例和其他疗法失败的中重度银屑病患者。可能出现的不良反应有以下几种。①胃肠道反应：厌食、恶心、呕吐等。②口腔：牙龈增生伴出血、疼痛。③肾毒性：可出现血清肌酐、尿素氮增高、肾小球滤过率降低等肾功能损伤等。④肝功能异常：氨基转移酶升高、胆汁郁积、高胆红素血症等。⑤骨髓抑制：白细胞减少、血小板减少、微血管病性溶血性贫血等。⑥其他：高血糖、高血压、多毛症、手震颤、高尿酸血症、四肢感觉异常、下肢痛性痉挛、过敏反应、胰腺炎、雷诺综合征等。

环孢素的各种严重不良反应大多与使用剂量过大有关，使用过程中应监测该品的血药浓度，病情控制后逐渐减量，直至最低有效剂量维持治疗，长期治疗时间不超过 2 年，可交替使用其他系统药物治疗（如阿维 A、甲氨蝶呤等）。如发生不良反应，应立即给予对症治疗，并停药。中医方面同样予养血益气、补益肝肾之品预防不良反应，而对于胃肠道反应或牙龈疼痛出血等较轻的不良反应则可相应给予健脾和胃、降逆止呕或清热解毒，凉血止血治疗。

（三）糖皮质激素

糖皮质激素虽能快速控制病情发展，缓解全身症状，但因其停药后易造成病情反复甚至反跳，故一般不推荐系统应用糖皮质激素，仅在红皮病型银屑病或脓疱型银屑病病情危重，且其他措施疗效不佳或有禁忌的情况下慎重选用。可能出现的不良反应有：水、盐、糖、蛋白质及脂肪代谢紊乱，表现为向心性肥胖（库欣综合征），出现满月脸、水牛背，痤疮、多毛，高血钠和低血钾、高血压、水肿，高血脂，高血糖或使糖尿病加重，肾上腺皮质功能减退、甚至萎缩，闭经，肌肉消瘦、无力，骨质疏松、股骨头坏死和精神症状等，阻碍组织修复，延缓组织愈合，减弱机体抵抗力，增加感染风险，胃溃疡等，抑制儿童生长发育。

糖皮质激素不良反应多，发生率高，在应用其治疗的同时经常配以保驾药物预防不良反应，如胃黏膜保护剂、钾剂、钙剂，并密切监测血压及血糖。如出现水、糖、脂肪代谢异常，可调整中药用药，加用健脾除湿，解毒养阴之品，如血压、血糖控制欠佳，则西药相应予以降压、降糖治疗。如继发感染，则据药敏结果应用敏感的抗生素治疗，中药予以清热解毒配合治疗。病情控制后或出现严重不良反应应及时减量至停药，应用其他药物如阿维 A 或免疫抑制剂替代治疗，同时要警惕减药过快造成的病情反复。

（四）生物制剂

近年来，针对细胞炎症因子的单抗类生物制剂相继被用于中重度银屑病和关节病型银屑病的治疗，呈现良好的疗效和安全性。生物制剂可能造成抵抗力下降、感染及肿瘤风险增加，因此在应用生物制剂治疗前应充分评估安全性，排除感染性疾病，以及肝炎、结核、肿瘤等病史。除此之外，目前认为生物制剂安全性较好，可能出现头晕、恶心、乏力、皮疹等轻微不良反应，一般不需特殊处理，可调整中药，给予健脾益气、凉血消斑之品。

四、预防调护

白教授主张"发病治病，未病调体"，认为内在的调理在预防银屑病复发过程中至关重要。在皮损消失，疾病控制时，除了保持良好的生活习惯，也需要根据患者体质予以调理。白教授认为男性银屑病患者易耗伤阴津，故以滋阴为主；女性患者易损耗阴血，应以养血为主。

（杨皓瑜）

段行武辨证论治银屑病

段行武　北京中医药大学东直门医院教授、主任医师、博士研究生导师，从事中医皮肤科的临床、教学、科研工作 30 余年，临床经验丰富，尤其擅长银屑病的治疗。段教授常基于临床分型辨证论治银屑病，特色明显。

银屑病多由血热、血燥、血瘀致病，其中血热贯穿疾病始终，为其主要病机。除此之外，风热、湿热、阳虚、肝肾不足等病因也在银屑病发病中起到一定作用。银屑病根据其临床表现的不同，有寻常型、脓疱型、关节病型和红皮病型 4 种分型。段行武教授强调不同类型的银屑病有着各自不同的病理机制，因而基于临床分型进行辨证论治更容易抓住疾病的本质。辨证如下。

一、寻常型银屑病

寻常型银屑病进行期多由风热、血热或湿热所致，急则治其标，治疗应以祛邪为主；静止期及消退期则多见血虚、血瘀、阳虚，缓则治其本，治疗中应注重脏腑功能的调理。此外，银屑病治疗中凉血解毒法应贯穿始终。

（一）风邪化毒证

【病因病机】外感风寒或风热之邪，入里化热化毒，蕴阻肌肤而致。

【证候表现】 常见于少年儿童，常由感冒、咽炎、扁桃体炎等上呼吸道感染诱发。皮损为粟粒至绿豆大小的淡红色丘疹，呈点滴状散布全身，表面少量鳞屑，咽部肿痛，或伴轻度发热。舌质红，苔薄白或薄黄，脉浮数或弦数。

【治法】 透表清热，凉血解毒。

【方剂】 银翘散加生地黄、牡丹皮、赤芍、白茅根。

【药物组成】 金银花 20 g，连翘 12 g，桔梗 6 g，薄荷 6 g，淡竹叶 6 g，荆芥 6 g，淡豆豉 6 g，牛蒡子 10 g，生地黄 15 g，牡丹皮 10 g，赤芍 15 g，白茅根 30 g。

（二）血热内蕴证

【病因病机】 情志内伤，郁而化火；或过食辛辣、腥发之品，火热内生；火热之邪相搏，内入营血，外发肌肤而致。

【证候表现】 主要见于银屑病进行期。全身或局部出现大小不等的红色斑片，不断增多或扩大，颜色鲜红，鳞屑易刮除，点状出血现象明显。常伴口干舌燥、咽喉疼痛、心烦易怒、大便干结、小便黄赤等，舌质红，苔薄黄，脉滑数。

【治法】 清热凉血，解毒消斑。

【方剂】 犀角地黄汤加减。

【药物组成】 水牛角 30 g（先煎），生地黄 30 g，赤芍 15 g，牡丹皮 10 g，紫草 20 g，茜草 10 g，生槐花 15 g，土茯苓 20 g，鬼箭羽 15 g，苦参 10 g，海桐皮 10 g。

【方解】 重用水牛角、生地黄清热凉血，赤芍、牡丹皮、紫草、茜草、生槐花凉血活血，土茯苓、鬼箭羽、苦参、海桐皮解毒除湿止痒，共奏清热凉血、解毒消斑之功。

【病案举例】

患者，男，41 岁。

主诉：周身起皮疹 1 个月，加重 3 天。

现病史：1 个月前上呼吸道感染后躯干起红色斑片，伴脱屑、瘙痒，自行应用激素外涂后稍有缓解，3 天前无明显诱因皮疹加重，泛发全身，伴低热，口干，咽干，喜冷饮，纳可，大便干。舌质红，苔薄白，脉弦滑。

查体：头皮、躯干、四肢泛发榆钱大小红色斑块，表面附着银白色鳞屑，刮去鳞屑可见点状出血现象。

西医诊断：寻常型银屑病。

中医诊断：白疕。

辨证：血热内蕴。

治法：清热凉血，解毒清斑。

方药：犀角地黄汤加减。

药物组成：板蓝根15 g，玄参20 g，生地黄30 g，白芍20 g，蜜桑白皮15 g，白鲜皮15 g，生槐花20 g，土茯苓20 g，紫草15 g，茜草10 g，牡丹皮10 g，炒苍耳子6 g，白芷10 g，鬼箭羽15 g。14剂。

二诊：皮疹鳞屑减少，颜色变暗，部分皮疹中心有消退趋势，瘙痒减轻。去炒苍耳子、白芷、桑白皮，加丹参15 g，半枝莲30 g，黄精20 g，连翘12 g，酒乌梢蛇15 g，30剂。

三诊：皮疹明显消退，大部分皮疹仅遗留色素脱失斑，头皮尚见少数暗红斑，少许鳞屑，无瘙痒。去白鲜皮，加白茅根30 g，醋莪术15 g，30剂。

随访皮疹消退，临床痊愈。

按语：本例患者为外感风热，入里化热，火热毒邪相搏，内入营血，外发肌肤所致。故以犀角地黄汤凉血清热解毒为主，考虑热病后期及苦寒药物耗伤阴液，随诊酌情应用黄精、玄参等药滋阴润燥，后期血热毒邪阻滞经脉，见斑片色暗浸润，故加用乌梢蛇、丹参、莪术等药活血通络。

（三）血虚风燥证

【病因病机】多由病程日久，热毒伤阴耗血，肤失所养，余毒未清，阻滞肌肤所致。

【证候表现】主要见于静止期或消退期，病程迁延日久者。皮疹较薄，颜色淡红，鳞屑干燥，层层脱落，瘙痒较为明显，伴有口咽干燥，面色无华，体倦乏力，或头晕、少眠等，舌质淡红，苔少或净，脉弦细或沉细。

【治法】养血滋阴，解毒息风。

【方剂】当归饮子加减。

【药物组成】当归10 g，川芎10 g，白芍20 g，生地黄20 g，鸡血藤20 g，玄参20 g，黄精20 g，白鲜皮15 g，蒺藜10 g，黄芩15 g，半枝莲20 g，鬼箭羽15 g。

【方解】当归、川芎、白芍、生地黄养血润燥，鸡血藤行血补血，玄参、黄精滋阴润燥，蒺藜、白鲜皮散风止痒，半枝莲、鬼箭羽、黄芩清解余毒，共奏养血滋阴、解毒息风之功。

（四）气血瘀滞证

【病因病机】血热毒邪壅阻经脉，血脉瘀滞，以致肌肤失于濡养。

【证候表现】多见于静止期皮损经久不退者。表现为皮损多呈肥厚斑块状，大小不等，颜色暗红，附着干燥鳞屑，不易脱落，可见肌肤甲错，面色黧黑或唇甲青紫，女性月经色暗，或夹有血块，舌质紫黯或有瘀点、瘀斑，脉涩或沉细。

【治法】活血化瘀，解毒通络。

【方剂】桃红四物汤加减。

【药物组成】桃仁 10 g，红花 10 g，赤芍 15 g，牡丹皮 10 g，川芎 10 g，丹参 20 g，莪术 10 g，乌梢蛇 10 g，鸡血藤 20 g，忍冬藤 20 g，鬼箭羽 15 g，半枝莲 30 g。

【方解】桃仁、红花、赤芍、牡丹皮、丹参活血化瘀，川芎、莪术行气破血活血，鬼箭羽、半枝莲散瘀解毒，忍冬藤、鸡血藤、乌梢蛇通经活络，共奏活血化瘀、解毒通络之功。

（五）湿热蕴肤证

【病因病机】患者素体禀赋不耐或脾虚湿盛，感受湿热毒邪，热毒与湿浊相合，湿热壅滞肌肤所致。

【证候表现】主要见于湿疹样银屑病或反向银屑病者。皮损主要发生在腋窝、腹股沟、乳房下、会阴等褶皱部位，呈界限明显的炎性红斑，由于患部潮湿多汗及摩擦，皮损表面湿润，鳞屑少或鳞屑黏腻，甚或有糜烂及渗出，可伴有口苦口黏，下肢沉重，舌质红，苔黄腻，脉滑或滑数。

【治法】清热利湿，凉血解毒。

【方剂】龙胆泻肝汤加减。

【药物组成】龙胆草 10 g，黄芩 15 g，栀子 10 g，泽泻 20 g，生地黄 30 g，生槐花 15 g，土茯苓 30 g，赤芍 15 g，生白术 20 g，黄柏 10 g，清半夏 12 g。

【方解】龙胆草为主药，清肝胆实火并除下焦湿热；黄芩、栀子清泻肝火；黄柏清热燥湿，泻火解毒；泽泻、生白术、清半夏清热除湿；生地黄、生槐花、土茯苓凉血解毒；赤芍清热凉血，共奏清热利湿、凉血解毒之功。

（六）阳虚毒蕴证

【病因病机】病程日久，脾肾亏虚，失其温煦运化之职，气血不畅，邪毒留滞肌腠而致。

【证候表现】主要见于阳虚体质皮损经久不愈者。多为冬季发病或加重，皮损颜色暗淡或暗红，经久难消。可伴畏寒肢冷，腰膝酸软，大便溏泄，小便清长。舌暗淡而胖，有齿痕，苔白腻，脉沉弱。

【治法】温补脾肾，解毒化斑。

【方剂】金匮肾气丸合四神丸化裁。

【药物组成】附子 10 g，茯苓 15 g，桂枝 10 g，炒白术 30 g，山药 20 g，肉豆蔻 10 g，补骨脂 10 g，生地黄 20 g，莪术 10 g，丹参 20 g，鬼箭羽 15 g，半枝莲 30 g。

【方解】附子、肉豆蔻、补骨脂温补脾肾，桂枝通阳化气，白术、山药、茯苓益气健脾，丹参、莪术活血破血，鬼箭羽、半枝莲解毒散瘀，共奏温补脾肾、通阳散瘀、解毒化斑之效。

二、脓疱型银屑病

脓疱型银屑病病机不离湿热毒邪，湿热蕴毒则成红斑、脓疱，故其治疗总以凉血解毒、清热除湿为要点。

（一）湿热蕴毒证

【病因病机】素体营分内热偏盛，又外感湿邪，湿浊入里化毒。

【证候表现】多见于局限性脓疱型银屑病患者，掌跖脓疱病最为常见。表现为局部或掌跖出现对称性红斑，其上密集针尖至粟粒大小脓疱，不易破溃，逐渐干燥、脱皮，脓疱反复发生，层层脱屑；甲常变形增厚，舌质红，苔黄腻，脉弦滑。

【治法】清热除湿，凉血解毒。

【方剂】犀角地黄汤合黄连解毒汤加减。

【药物组成】水牛角 30 g（先煎），生地黄 20 g，赤芍 15 g，牡丹皮 10 g，土茯苓 30 g，黄芩 15 g，黄连 10 g，黄柏 10 g，薏苡仁 30 g，拳参 15 g。

【方解】方中水牛角、生地、赤芍、丹皮清热凉血；黄芩、黄连、黄柏清热燥湿；土茯苓、薏苡仁、拳参除湿解毒。诸药合用，共奏清热除湿，凉血解毒之功。

（二）热毒炽盛证

【病因病机】热毒炽盛，燔灼气血，发于肌表。

【证候表现】多见于泛发性脓疱型银屑病患者。表现为全身皮肤大面积潮红、肿胀，在炎性红斑的皮损上，出现密集的无菌性小脓疱，可融合成脓湖，表面覆有鳞屑、脓痂，常伴有发热，乏力，关节红肿，头痛，口渴，便干溲赤，舌红绛，苔黄腻或苔少，脉弦滑。

【治法】清营凉血，泻火解毒除湿。

【方剂】清瘟败毒饮加减。

【药物组成】生石膏30 g，生地黄30 g，黄连10 g，栀子10 g，黄芩15 g，知母10 g，赤芍15 g，玄参20 g，连翘10 g，土茯苓30 g，薏苡仁30 g，生甘草6 g。

【方解】方中生石膏、知母、连翘取白虎之意清气分之热；生地、赤芍、元参取犀角地黄汤之意凉血解毒；黄芩、黄连、栀子取黄连解毒汤之意清热燥湿；土茯苓、薏苡仁除湿解毒；生甘草调和诸药。共奏清营凉血，除湿泻火解毒之功。

三、关节病型银屑病

关节病型银屑病之关节肿胀、疼痛多为风湿热邪痹阻关节所致，病程日久则见肝肾不足，关节失养。应在辨证论治基础上加用舒筋通络止痛药物通利关节、消肿止痛。

（一）风湿痹阻证

【病因病机】外感风邪、湿邪，入里化热，内扰营血，痹阻关节。

【证候表现】主要见于关节病型银屑病早期。在皮损基础上，出现手、腕及足等小关节红肿、疼痛，屈伸不利，甚至出现关节畸形；重者大关节可有积液，附近的皮肤也可红肿，舌红或淡红，苔白腻或黄腻，脉弦滑。

【治法】祛风除湿，通络宣痹。

【方剂】蠲痹汤加减。

银屑病

【药物组成】羌活10 g，独活10 g，当归10 g，丹参15 g，骨碎补15 g，续断15 g，怀牛膝15 g，薏苡仁30 g，土茯苓30 g，络石藤30 g，青风藤20 g，忍冬藤20 g，秦艽15 g，威灵仙15 g。

【方解】羌活、独活祛风除湿，薏苡仁、土茯苓解毒除湿且通利关节，骨碎补、续断、怀牛膝补肝肾强筋骨，当归、丹参养血活血，络石藤、忍冬藤、青风藤祛风湿、通经络，秦艽、威灵仙祛风通络止痛，共奏祛风除湿、通络宣痹之功。

（二）肝肾不足证

【病因病机】久病及肾，肾虚不能生养肝木，则见肝肾两虚，肝肾亏虚而致筋骨失养。

【证候表现】见于关节病型银屑病，日久不愈者。表现为病程日久，关节疼痛，关节可见强直、畸形，甚或可见肌肉萎缩。常伴有低热，腰膝酸软，或眩晕。舌红，苔少，脉细或细数。

【治法】滋补肝肾，舒筋通络。

【方剂】虎潜丸加减。

【药物组成】黄柏12 g，知母10 g，生地黄20 g，龟甲30 g，续断12 g，炒杜仲12 g，白芍20 g，青风藤20 g，地龙10 g，伸筋草15 g，豨莶草15 g，丹参15 g，怀牛膝15 g，桑寄生20 g，秦艽15 g，威灵仙15 g。

【方解】方中续断、杜仲、桑寄生、怀牛膝、龟板、白芍、生地黄滋补肝肾，滋阴养血；黄柏、知母滋阴清热降火；青风藤、豨莶草、秦艽、威灵仙祛风通络；伸筋草、丹参、地龙舒筋活血通络。诸药合用，共奏滋补肝肾，舒经通络之功。

四、红皮病型银屑病

红皮病型银屑病为银屑病之重症，其热毒炽盛较重，前期需应用大量凉血解毒药直折火势，后期热毒耗损阴液，多见血燥血瘀，则应着重养血活血，兼以凉血。

（一）热毒炽盛证

【病因病机】热毒炽盛，燔灼营血，气血两燔发于肌表。

【证候表现】主要见于发病初期。表现为全身皮肤弥漫性深红或紫红色斑，肿胀、浸润，大量脱屑，触之灼热；特别在掌跖部位，鳞屑大片脱落，伴壮热，恶寒，心烦口渴，精神萎靡，肢体乏力，舌红赤或红绛少津，苔薄或少苔，脉弦数或滑数。

【治法】清营凉血，泻火解毒。

【方剂】清瘟败毒饮加减。

【药物组成】生石膏30 g，知母10 g，生地黄30 g，羚羊角粉0.6 g（冲），黄连6 g，栀子10 g，黄芩15 g，赤芍15 g，玄参20 g，金银花20 g，紫草15 g，连翘10 g，淡竹叶6 g，牡丹皮10 g。

（二）阴虚血瘀证

【病因病机】热毒灼伤营液，致阴虚血燥，营液亏虚则无水行舟，血液瘀滞。

【证候表现】主要见于发病后期。表现为皮损肿胀减轻或消退，呈弥漫性暗红色斑，表面干燥，少量脱屑，咽干口燥，不发热或低热，舌暗红，少苔，脉沉细。

【治法】滋阴清热，活血润燥。

【方剂】增液汤合桃红四物汤加减。

【药物组成】玄参30 g，生地黄30 g，麦冬10 g，当归10 g，白芍20 g，桃仁10 g，丹参20 g，黄精20 g，鸡血藤30 g，鬼箭羽15 g。

【方解】重用玄参咸寒入肾，滋肾水而泻血热；生地黄甘寒入肾，清热凉营；二药凉血热以护阴津。配麦冬、黄精滋养肺胃阴津，鸡血藤、当归、桃仁、丹参、鬼箭羽养血活血润燥，白芍养血敛阴，共奏滋阴清热、活血润燥之效。

【病案举例】

患者，女，60岁。

主诉：周身红斑30年，加重2个月。

现病史：30年前无明显诱因周身出现榆钱大小红斑块，上覆鳞屑，伴瘙痒，予中西医结合治疗后好转，其后多于秋季发作。2个月前外感后皮疹加重，周身红斑融合成片，呈弥漫性红肿，伴大量脱屑，瘙痒剧烈。于当地医院住院治疗后皮疹肿胀减轻，偶有新发皮疹，周身斑片色暗红，干燥脱屑，仍伴瘙痒，口干口苦，喜饮水，小便黄赤，舌红少津，苔白，脉细数。

查体：躯干、四肢广泛暗红斑块，上覆少量干燥鳞屑。

银屑病

西医诊断：红皮病型银屑病。

中医诊断：白疕。

辨证：阴虚血燥。

治法：清热滋阴，活血润燥。

方药：增液汤加减。

药物组成：麦冬 10 g，生地黄 20 g，玄参 10 g，黄芩 15 g，玉竹 10 g，北沙参 15 g，丹参 20 g，莪术 10 g，赤芍 15 g，鬼箭羽 15 g，海桐皮 10 g，生槐花 15 g，丹皮 10 g，蝉蜕 6 g，僵蚕 6 g。14 剂。

二诊：未见新发皮疹，瘙痒减轻，皮疹部分减轻，皮疹干燥，口干乏力，伴纳食不佳，苔白略厚。去生槐花、蝉蜕、僵蚕、莪术、鬼箭羽，加太子参、知母、山药、焦山楂、生牡蛎各 20 g，鳖甲 20 g，30 剂。

三诊：皮疹部分消退，口干缓解，瘙痒，乏力，消化不佳，去黄芩、北沙参、知母、山药，加黄芪 15 g，鸡内金 10 g，天冬 10 g，乌梢蛇 10 g。继服药 3 个月，随访皮疹大部分消退。

按语：本例患者为红皮病型银屑病后期，火热之邪已耗气伤阴，而见阴虚血燥，治疗在滋阴润燥基础上予凉血药清除余热及活血、祛风止痒药。二诊、三诊患者见气虚乏力、脾运不及，酌情予太子参、黄芪、山药、山楂、鸡内金等益气健脾。该患者阴伤较重，予麦冬、玉竹等常规养阴生津之品效果欠佳，故酌情予鳖甲、龟甲等血肉有情之品大补阴液方可取效。

五、用药随证加减

咽喉肿痛者，加板蓝根、北豆根、玄参；感冒诱发者，加金银花、连翘；表实无汗者，可加用麻黄、桂枝、羌活、葛根、柴胡解肌透表祛邪，引药达皮；瘙痒较重者，加白鲜皮、地肤子、白蒺藜、苦参、威灵仙、海桐皮、瘙痒剧烈者，加乌梢蛇、蝉蜕、全蝎；瘙痒夜寐不安者，加首乌藤、炒酸枣仁、生石决明、生龙骨；皮损肥厚色暗者，加三棱、莪术；皮损表面鳞屑厚积呈蛎壳状者，加茵陈、苦参；病程日久、反复不愈者，加乌梢蛇、全蝎、三棱、莪术；皮损干燥皲裂者，加黄精、桃仁、地骨皮；大量脱皮、口干唇燥者，加天花粉、石斛，重者加龟甲、鳖甲；皮疹以上肢为重者，加片姜黄、桑枝；皮疹以躯干为主者，加柴胡、郁金；皮疹以腰骶为主者，加独活、杜仲、桑寄生；皮疹以下肢为重者，可加牛膝、独活、木瓜、防己；关节红肿疼痛者，加络石藤、忍冬藤、秦艽。

六、银屑病外洗方

透骨草 30 g，生侧柏叶 20 g，白鲜皮 15 g，大皂角 10 g，大枫子 15 g，地肤子 15 g，威灵仙 20 g。煮水 1 L 加入浴盆中，调水温至皮温，浸泡全身，每次浸泡 20 分钟，2 天泡一次。该方适用于除急性进展期外的各型皮疹。

（王瑞洁）

李领娥"温通法"治疗银屑病

李领娥　石家庄市中医院教授、主任医师，石家庄市十大名中医，现任石家庄市中医院皮肤科科室主任，国家临床重点专科（中医）专业、国家中医药管理局"十二五"重点专科——皮肤科学科带头人。从事临床工作近 30 年，临床经验丰富，师从国医大师孙光荣、李佃贵及全国名中医艾儒棣等人。运用"温通法"治疗银屑病，对目前中医皮肤科治疗银屑病有着广泛影响。

一、对银屑病的研究和认识

临床多以清热解毒法治疗疮疡，但纵观古今皮科医家，疗疮从未废弃温药。早在《五十二病方》《神农本草经》《刘涓子鬼遗方》中皆有运用温药治疗疮疡的记载，至宋代陈自明《外科精要》中说："疮疡用药……不可泥于热毒内攻，专用寒凉克伐之剂，亏损脾胃气血，多致有误。"明清两代是中医外科发展的鼎盛时期，这一时期的疮疡治疗，列位医家反对寒凉太过，推崇运用温药治疗疮疡。

《外科证治全生集》载"世人但知一概清火以解毒，殊不知毒即是寒，解寒而毒自化，清火而毒愈凝""非阳和通腠，何能解其寒凝"，其首创阳和汤，方含麻黄、桂枝、鹿角胶、炮姜等温热之品治疗阴证疮疡。又载"非麻黄不能开其腠里，非肉桂、炮姜不能解其凝结。此三味，虽酷暑不能缺一也。腠里一开，凝结一解，气血能行，行则凝结之毒随消矣。"诸位医

89

银屑病

家不断总结探索，温药治疗疮疡一直沿用至今，在温补法治疗疮疡的作用下，应该看到温通法也起着相辅相成的治疗作用。

李教授研究发现，多数患者舌质偏红，符合血热，但发病规律却是"冬重夏轻"，理论相悖。通过多年的临床研究，李教授摸索总结出，温通法除了治疗银屑病血瘀证，对于外寒内热（寒包火）证、阳虚外寒证、风湿寒痹证三个新的证型也有显著疗效。

（一）外寒内热（寒包火）证

【证候表现】病程较长，皮损大多分布于身体阳经部位，每至秋冬即发病或皮损加重，热水浴后皮损减轻，受寒或感冒后则皮损加重。舌红，苔黄或白，脉紧或脉无虚象。

（二）阳虚外寒证

【证候表现】清热凉血之剂久服不效，反致胃肠不适，大便溏薄，冬季则皮损加重，畏寒肢冷，易感冒，皮损淡红或暗红。舌淡白而胖，苔薄白，脉沉弱。

寻常型银屑病阳虚外寒证的患者大多先天禀赋阳虚体质，感受外寒之邪后，气血运行失畅，成为该病的易感因素之一。

（三）风寒湿阻证

风、寒、湿之邪，合而为痹，阻于肌肤经络，日久流注关节所致。气血凝滞，不通则痛，瘀久化热成毒，发于皮肤则成白疕，寒湿毒邪凝滞为本。郁久化热，灼血伤肤，湿热熏蒸，可并发脓疱。

【证候表现】多见于关节病型银屑病。初期关节红肿热痛，后期畸形弯曲，多侵犯远端指趾关节。皮疹红斑不鲜，鳞屑色白较厚，抓之易脱，常冬季加重或复发，夏季减轻或消失。伴畏冷，关节酸楚或疼痛，瘙痒不甚。皮疹或轻或重，皮损的病情变化多与关节症状的轻重相平行。苔薄白，脉濡滑。

【治法】疏风散寒，利湿通络。

【方剂】桂枝汤合独活寄生汤加减。

【药物组成】桂枝10g，白芍10g，独活6g，桑寄生10g，炙甘草5g，生姜3片，大枣10枚，苍耳子10g，白芷10g，白鲜皮20g，地肤子10g，当归 15 g。

【方解】桂枝、白芍合用散寒和营，独活、桑寄生祛除风湿且活络通经；苍耳子、白鲜皮、地肤子祛风利湿，白芷、当归、生姜、大枣等配伍合助以调营血，炙甘草调和诸药。

【加减应用】发热口渴者，加生石膏、知母；关节红肿明显者，可加忍冬藤、豨莶草、络石藤；关节红肿不甚、肿胀明显者，可加苍术、海风藤；如有关节畸形、功能障碍者，可加羌活、桑枝、秦艽、威灵仙、乌梢蛇、地龙以祛除风湿，活络通经；下肢重者，可加木瓜、怀牛膝；肝肾不足者，可加熟地黄、山茱萸。

【中成药】独活寄生丸、秦艽丸、滋补肝肾丸等。

(四) 血瘀证

银屑病血瘀证患者，其皮肤绝不可能如凝脂，不是干枯，就是暗红，李教授通过多年临床经验总结得出，治疗银屑病血瘀证应当应用"温通法"，即应用通窍活血汤内服配合放血疗法、走罐疗法等中医外治疗法屡获佳效。当银屑病血瘀证患者病程较长，皮损面积较小，局限，质地密而鳞屑碎且紧，偏于下肢，或女性有月经量少而不通、小腹怕冷等症时可应用桂枝茯苓汤。

二、温通外治法治疗银屑病

(一) 火针疗法

火针疗法是我国传统医学宝库中一种独特的针刺治疗方法，具有疗效好、见效快、施治简便的特点，在治疗疑难病症方面有独特的疗效。

火针疗法最早在《黄帝内经》中被提及，其中虽未提及"火针"一词，但有"燔针""焠针"等文字记载。唐代孙思邈在《备急千金要方》中，正式使用了"火针"这一名称，沿用至今。火针历史悠久，经过后世医家不断发展完善，安全且有效。

《景岳全书》云："凡大结大滞者最不易散，必欲散之，非藉火力不能速也。"火针是将针刺和灸法相结合的一种治法，具有温热之性，通过局部温热和针刺的双重刺激，鼓舞局部阳气的同时，可以激发经气。血得温则行，故火针温热作用会促进局部气血运行，气血则得以正常发挥推动、温煦、滋润、濡养的作用，以改善肥厚粗糙的皮损。

随着中华医学的发展，火针得以继承和创新，临床应用范围也不断扩大。李教授率先将火针疗法应用于银屑病中，尤其在斑块型银屑病、脓疱型银屑病等的治疗中效果显著。

火针既有针的机械刺激，又有火的温热刺激，对风、寒、湿、热、痛等具有独到的治疗作用。火针疗法的治病机制在于借"火"之力刺激穴位或局部，具有引热外泄、散毒止痒、温经散寒、祛风燥湿、活血通络、扶正祛邪的作用，即"以热引热"。火针治疗借助"直接"刺激可通过刺激局部皮肤以疏通经络，调和气血，促使局部气血流畅，使局部祛瘀血生新血，促使皮损快速恢复。

（二）中药熏蒸治疗

李教授临床采用中药熏蒸治疗寻常型银屑病，用熏蒸 1 号方（主要成分为金银花、牡丹皮、黄柏、黄芩、连翘、黄连、蒲公英、紫草）治疗血热型银屑病，用熏蒸 2 号方（主要成分为透骨草、当归尾、姜黄、花椒、乳香、没药、威灵仙、羌活、白芷）治疗血燥型银屑病，临床疗效满意。

此法是借助热力和药力达到温阳散寒、疏通腠理、调畅气血目的的一种外治法。熏法组方灵活，可选择温经散寒、通络活血之品以温养创面，使疮毒随药气解散，使冰凝疮面恢复红活，具有"散阴还阳"的作用。

（三）中药涂搽疗法

中药涂搽疗法是指将新鲜中草药切碎、捣烂，或将中药研末加入适量的调和剂（如鸡蛋清、酒、水、蜜等），调成干湿适当的糊状，敷于患处或穴位的方法。其剂型有水剂、酊剂、油剂、膏剂等。具有舒筋活络、祛瘀生新、消肿止痛、清热解毒、拔毒、软坚散结、润肤去痂等功效。

操作方法：用棉签、棉球或纱布等蘸取药膏少许，轻搽患处，薄涂局部。每日 1～2 次。

（四）中药烟熏疗法

中药烟熏疗法系指某些中药材或中药材借助某些易燃物质，发生不冒火焰的不全燃烧产生烟雾，用来烘熏患处而防病治病的外治疗法。

李教授在赵炳南老先生特色疗法——熏药疗法的基础上，发展了赵老的子油，用子油熏药卷治疗银屑病血瘀证，主要药物有大枫子、地肤子、蓖麻子、蛇床子、蕲艾各一两，苏子、苦杏仁各五钱，银杏、苦参子各四钱等，多为植物的干燥果实，经燃烧后易挥发出油性物质，烟油停滞肤表具有润肤软坚、杀虫止痒之功用。其作用原理在于，将熏药点燃后有效成分随烟溢出，一方面在热力作用下，局部气血畅通，药物有效成分透达肌肤；另一方面在皮损局部会形成一层烟油，能较长时间维持药效，润肤软坚。从而能够更好地祛风除湿，杀虫止痒，使顽湿得化，结聚得散。

关于烟熏疗法，最早见于《史记·扁鹊仓公列传》，在淳于意的诊籍中记录了其运用熏药治疗腰背痛的病历。而使用中药熏药治疗皮肤病更为常见，古代称为"神灯照法""桑木灸法"。

操作方法：将子油熏药卷一端点燃，用其所产生的药烟对准皮损面，距离一般以患者感觉温热而舒服为度。每次 15～30 分钟，每日 1～2 次。熏毕，需用干砖头或水泥板等将燃端压灭。

（五）拔罐疗法

主穴配大椎、双夹脊（共 34 穴）、双侧肝俞及双侧脾俞，配穴曲池、三阴交。方法：蘸有 95% 酒精的棉花棒点燃，在罐内绕 1 周抽出，然后迅速将罐子按在所选穴位上，隔日 1 次，15 次为 1 个疗程。

综上所述，李教授提出的温通法治疗银屑病已在临床上应用多年，在疮疡的治疗过程中运用此法的目的"不仅仅是温里祛寒，温补阳气不足以折其有余之邪，补其不足之阳，还需用辛散通达之品温化、温散、温消寒邪所致的病理产物，使阳气通达全身"。但运用温通法时应考虑疮疡的发生机制和发展阶段来辨证论治，因其用药多有辛热之性，大多要适可而止，用量过多反致耗血伤津。另外，证属阴但有热证者，不可使用本法，以免辛燥温热之品助火劫阴，致生变证。

（李领娥）

乌云从蒙医学的角度辨证论治银屑病

乌云　教授，内蒙古民族大学附属医院蒙医皮肤科主任，蒙医皮肤性病学教研室主任，在治疗银屑病（乌合日依力都）方面有着独到的见解，运用蒙医辨证论治的思路来治疗银屑病。乌云教授主张把本病分为巴达干赫依偏盛型、希拉乌苏偏盛型、琪素希拉偏盛型、粘虫型四种，其学术思想被写入全国统编《蒙医皮肤性病学》教材中。

蒙医称银屑病为"乌合日依力都病"，是一种常见并易复发的慢性炎症性皮肤病。

一、银屑病分型

蒙医认为银屑病是由于长期饮食、起居不当、过度劳累、情志受刺激、外伤等引起三根失调、气血运行受阻，致使清浊形成过程受阻，琪素、希拉乌苏增多，巴达干偏盛和粘虫合并扩散于皮肤诱发。在蒙医古籍中记载，乌合日依力都分琪素希拉偏盛型、希拉乌苏偏盛型两型。乌云教授在多年的临床工作中，积累丰富的经验，根据患者的发病病因、症状及体质特征，以及脉、舌、尿象等征象，结合"三根七素"辨证关系等进行辨证诊断，将乌合日依力都病分为四型，分别为巴达干赫依偏盛型、希拉乌苏偏盛型、琪素希拉偏盛型、粘虫型。

（一）巴达干赫依偏盛型

【证候表现】多见于儿童，常有咽喉肿痛及感冒病史。初起一般为粟粒或绿豆大小的红色丘疹或斑丘疹，逐渐扩大或融合成红棕色斑块。出现皮损后几天可蔓延至全身，伴有不同程度的瘙痒。进行适当的治疗后，病情缓解，也有少数会形成慢性银屑病。舌红白、舌苔白、薄。尿红、黄。脉快、沉。

【治法】调理三根，清巴达干赫依、燥希拉乌苏。

【方剂】消食十味丸、通拉嘎–5、额日敦–7汤、道古勒·额布斯–7汤。

【药物组成】消食十味丸由黑冰片、石榴、肉桂、豆蔻、金柯子、光明盐、荜拨等10种草药组成。通拉嘎－5由石榴、肉桂、肉豆蔻、荜芨、红花组成。额日敦－7汤由苦参、悬钩木、栀子、山奈、土木香、川楝子、柯子组成。道古勒·额布斯－7汤由苦参、土木香、柯子、栀子、川楝子、铁线莲、黄连组成。

【方解】消食十味丸功能：清赫依希拉、助消化等。通拉嘎－5功能：清胃火、化滞除湿、清巴达干的脉道等。额日敦－7汤功能：使热成熟、收敛热、清热等。道古勒·额布斯－7汤功能：发汗、使热成熟、清热、透疹等。

【病案举例】

患者，女，13岁。

主诉：躯干部红色丘疹、鳞屑2个月。

现病史：2个月前感冒后躯干部出现红色丘疹，表面覆盖较厚的银白色鳞屑，伴有不同程度的瘙痒，多数融合成红色斑块，未曾治疗，近1周瘙痒严重，皮损增多，脱屑明显，为求系统治疗来诊。

查体：躯干部可见粟粒大小的红色丘疹，边界清楚，部分融合成红色斑块，周围有炎性红晕，表面覆盖银白色鳞屑，刮除鳞屑可见发亮的半透明薄膜。舌红白、舌苔白、薄，尿红、黄，脉快、沉。

西医诊断：寻常型银屑病。

蒙医诊断：乌合日依力都病－巴达干赫依型。

治疗原则：清巴达干赫依，燥希拉乌苏，调节体素等。

方药：消食十味丸、通拉嘎－5、额日敦－7汤、道古勒·额布斯－7汤。

蒙医特色疗法：走罐疗法、艾灸疗法、耳尖放血疗法等。

治疗3个月，病情痊愈。

【按语】本例患者属于巴达干赫依偏盛型，主要应用清赫依希拉、助消化、使热成熟、清热、透疹等蒙药并结合蒙医特色疗法治疗，奏效快，副作用小，价格低廉，安全有效，简便易行。

（二）希拉乌苏偏盛型

【证候表现】皮损大小不等，表面覆盖干燥的白色鳞屑，易脱落，伴有瘙痒。常伴有指、趾甲增厚变形，甲床凹凸不平，手指、脚趾关节肿胀、变形、活动受限，病情加重可影响手、脚关节、颈、腰、腰骶等部位，不但损

银屑病

伤关节还可以导致关节肿胀、常合并琪素希拉的症状。脉颤。舌苔白、薄。尿色黄。

【治法】调理三根七素、燥希拉乌苏、止痒。

【方剂】十味白云香散、壮伦－5、嘎日迪－15、森登－4。

【药物组成】十味白云香散由白云香、决明子、苘麻子、川楝子、栀子、柯子、瞿麦、木香、苦参、五灵脂组成。壮伦－5由苦参、栀子、柯子、川楝子、铁线莲组成。嘎日迪－15由白云香、木香、决明子、苘麻子、五灵脂、苦参、草乌、石菖蒲、云香等15种草药组成。森登－4由文冠木、柯子、栀子、川楝子组成。

【方解】十味白云香散功能：燥希拉乌苏、清热等。壮伦－5功能：收敛新旧热、解筋、分离恶血与正血等。嘎日迪－15功能：燥希拉乌苏、消肿、杀粘虫等。森登－4功能：清热、燥希拉乌苏、消肿等。

【病案举例】

患者，女，51岁。

主诉：躯干部红色丘疹、脱屑，手指变形1年。

现病史：1年前由于寒冷受风四肢出现红色斑块，表面覆有银白色鳞屑，伴有轻度瘙痒，未治疗。1个月前由于着凉受风后皮损增多，银白色鳞屑增厚，刮除鳞屑后可见点状出血，双手中指及食指关节变形、红肿、疼痛、活动受限，为求系统治疗来就诊。

查体：躯干、四肢红色斑块，表面覆有银白色鳞屑，刮除银白色鳞屑后出现半透明薄膜，刮除薄膜后，可见点状出血，患者双手中指及食指关节变形、红肿、疼痛、活动受限，手脚指、趾甲增厚变黄色，失去光泽。脉颤，舌苔白、薄，尿黄。

西医诊断：关节病型银屑病。

蒙医诊断：乌合日依力都病－希拉乌苏偏盛型。

治疗原则：调节体素，燥希拉乌苏、止痛、消肿。

方药：十味白云香散、壮伦－5、嘎日迪－15、森登－4。

蒙医特色疗法：足浴、蒙药药浴走罐疗法、盐敷疗法、放血拔罐疗法、耳尖放血疗法等。

治疗8个月，皮疹消退，关节肿痛缓解，指甲恢复正常。

【按语】本例患者属于希拉乌苏偏盛型，临床上希拉乌苏偏盛型病程长，疗效差，复发率高，应用蒙药结合蒙医特色疗法，效果显著，治愈率高，毒副作用小。

（三）琪素希拉偏盛型

【证候表现】本型一般为炎性红色丘疹，受伤的部位易出现皮损。手掌、脚掌的皮损中心出现小脓疱，甚至全身的皮损部都可以出现脓疱，常伴有寒战、发热、尿黄等全身症状，如大量使用糖皮质激素类药膏、水银等刺激性大、毒性大的外用药，会导致皮肤发红、大量银白色屑脱落、发热、头痛等症状。脉细快。舌红。尿黄。

【治法】利气血运行，清琪素希拉、燥希拉乌苏。

【方剂】清血八味散、三子散、乌兰十三味汤散、古日古木–13、土茯苓–7。

【药物组成】清血八味散由寒水石、紫草、土木香、牛黄、栀子、瞿麦、天竺黄、甘草组成。三子散由柯子、栀子、川楝子组成。乌兰十三味汤散由悬钩木、栀子、橡子、紫草茸、土木香、苦参、柯子、川楝子、茜草、枇杷叶、金银花、山奈、紫草组成。古日古木–13由西红花、丁香、犀牛角、银朱、牛黄、紫檀、大托叶云实、查干泵阿、木香、柯子、栀子、川楝子等组成。土茯苓–7由土茯苓、金银花、柯子、栀子、川楝子、胡黄连、瞿麦等组成。

【方解】清血八味散功能：清血热。三子散功能：清血热、分离正血与恶血等。乌兰十三味汤散功能：清血热等。古日古木–13功能：清热、杀虫、杀粘虫等。土茯苓–7功能：清血热、止血、杀虫等。

【病案举例】

患者，男，29岁。

主诉：全身红色斑块伴痒1年，加重1个月。

现病史：一年前由于长期吃辛辣食物后出现红色皮疹，外用"军中肤王""一扫光"等，初期好转，近1个月皮疹突然增多，蔓延至全身，出现红色斑块、小脓疱表面覆有银白色鳞屑，伴有严重瘙痒。

查体：全身红色斑块，边界清楚，表面覆有银白色鳞屑，刮除上面的银白色鳞屑，可看到鳞屑成层状。口干舌燥目赤，喜阴怕热。脉细快，舌红，尿黄。

西医诊断：脓疱型银屑病（进展期）。

蒙医诊断：乌合日依力都病–琪素希拉偏盛型。

银屑病

治疗原则：平衡三根七素，清血热、燥希拉乌苏。

方药：清血八味散、三子散、乌兰十三味汤散、古日古木 – 13、土茯苓 – 7。

蒙医特色疗法：火针、走罐疗法、放血、刺络拔罐疗法、耳尖放血疗法等。

经治疗半个月，寒战发热等全身症状消退，脓疱逐渐减少，7 个月后皮疹完全消退。

【按语】本例患者属于琪素希拉偏盛型，服用蒙药结合蒙医特色疗法，效果显著，无副作用。

（四）粘虫型

【证候表现】临床少见，发病速度快，几周之内蔓延至全身伴关节肿痛，发热，在基本皮损上出现粟粒大小脓疱，表面覆盖白色鳞屑。脓疱逐渐融合，全身泛红，加重之后全身肿痛、高热、口干、淋巴结肿痛等全身症状。病程长，易复发。脉快。舌红、舌苔黄厚。尿黄、味大。

【治法】调节三根七素、利气血运行，杀粘虫、燥希拉乌苏。

【方剂】巴特日 – 7、呼和嘎日迪 – 9、敖其日乃日拉嘎、嘎日迪 – 5、嘎日迪 – 15。

【药物组成】巴特日 – 7 由草乌芽、柯子、多叶棘豆、茜草、安息香、银朱、麝香组成。呼和嘎日迪 – 9 由草乌、柯子、土木香、胡黄连、拳参、北沙参、多叶棘豆、安息香、漏芦花组成。敖其日乃日拉嘎由草乌、柯子、石菖蒲、牛黄、麝香、五灵脂、螃蟹、安息香、刀豆、木香、红花、多叶棘豆组成。嘎日迪 – 5 由柯子、石菖蒲、草乌、木香、麝香组成。嘎日迪 – 15 由白云香、木香、决明子、苘麻子、五灵脂、苦参、草乌、石菖蒲、云香等 15 种草药组成。

【方解】巴特日 – 7 杀粘虫、清热等，呼和嘎日迪 – 9 杀粘虫、止咳、清瘟疫，敖其日乃日拉嘎杀粘虫、止痛等，嘎日迪 – 5 杀粘虫、燥希拉乌苏、止痛、消肿等，嘎日迪 – 15 燥希拉乌苏、消肿、杀粘虫等。

【病案举例】

患者，女，56 岁。

主诉：全身红斑、脓疱 3 个月，加重 1 周。

现病史：3 个月前因劳累后躯干部出现红斑，红斑表面粟粒大小脓疱，不易破裂，当时未注意，近1周病情加重，红斑增多，脓疱表面覆有银白色鳞屑，脓疱逐渐融合成片并全身皮肤泛红，伴有瘙痒。

查体：全身红色斑块，表面粟粒大小脓疱，疱壁不易破裂，结痂脱落后出现小片鳞屑，较少部位可见糜烂、脓痂等皮损，全身皮肤潮红。脉颤，舌苔白、薄，尿黄。

西医诊断：红皮病型银屑病。

蒙医诊断：乌合日依力都病 - 粘虫型。

治疗原则：杀粘虫、燥希拉乌苏、清血热。

方药：巴特日 - 7、呼和嘎日迪 - 9、敖其日乃日拉嘎、嘎日迪 - 5、嘎日迪 - 15。

蒙医特色疗法：蒙药药浴、蒙药毫敷、蒙药喷雾疗法、走罐疗法、放血拔罐疗法，耳尖放血疗法等。

治疗13个月，病情痊愈。随访1年，未复发。

【按语】本例患者属于粘虫偏盛型，应用蒙药结合蒙医特色疗法，效果显著，无副作用。

二、蒙医特色疗法

（一）走罐疗法

走罐疗法是一种外治法，吸附力较强，施术于表，外治皮肤，火罐通过来回推动，可加速体内血液流动，具有利气血运行、燥希拉乌苏等作用，可增加肌肤对药物的吸收能力，走罐还可以使毛细血管扩张，机体产生刺激，起到消肿止痛、改善循环等作用，从而使皮损变薄、消退，对乌合日依力都病起到了良好的效果。

（二）放血拔罐疗法

放血拔罐疗法可以有效促进湿热毒邪的排出，从而达到清热解毒通经活络、行气活血、消肿止痛、祛风散寒的作用，有效促进损伤组织的修复。此疗法可联合蒙药及对患者进行有效的护理干预，可有效缓解患者的临床症状，消除皮损，效果显著。

（三）放血疗法

耳穴与五脏六腑相关联，其中耳尖放血具有清热解毒的作用，可以对全身起清热活血、通经活络、祛风散寒、提高自身免疫功能的作用，在临床上联合蒙药治疗，疗效显著。该疗法具有"简、效、廉"等特点，值得临床推广。

（四）火针疗法

火针疗法是将针具用火烧红后迅速刺入人体一定部位的治疗方法，具有通经活络、活血化瘀、祛腐生肌等作用。该法止痒快，皮损消退时间缩短，鳞屑很快变薄，疗效较好。

在临床上蒙药结合蒙医特色疗法辨证治疗银屑病疗效显著，可积极控制症状、缓解病情，可缩短疗程，且成本较低，操作简单，尤其是副作用小，值得进一步深入研究和推广。

（乌 云 包 蕊）

周冬梅从血论治为基，发展气血津液论治体系

周冬梅　教授，首都医科大学附属北京中医医院皮肤科主任，师承张志礼教授、瞿幸教授、王莒生教授等皮科名医，临床善用中西医内外结合方法治疗银屑病、免疫性大疱病、湿疹等皮肤科常见及疑难疾病，注重固护脾胃，重视情志因素对疾病的影响，善于与患者沟通，重视皮肤疾病患者教育及慢病管理。在银屑病论治方面，周冬梅教授在传承赵氏皮科流派"从血论治"银屑病的经验基础上，梳理"从血论治"理论的源流及优势，基于赵老重视"气血津液"的学术经验，发展"气血津液"辨治银屑病理论体系；同时汲取西医同仁治疗银屑病之所长，摸索生物制剂时代中西医整合治疗银屑病的新思路，建立更好的银屑病中西医结合健康管理体系。

一、从血论治到气血津液论治银屑病的理论演变

银屑病是现代中医皮科临床的优势病种也是难治之病，从中医古籍中对与银屑病表现类似的疾病记载中可以看出，中医学素来认为本病与血有关。赵氏皮科流派创始人赵炳南先生继承了前人的观点，将本病分为血热证及血燥证，强调血热是本病的关键病机，因血热导致一系列病理变化，如热盛成毒，热盛伤阴生燥，进而阻滞经络，导致血瘀。创凉血活血汤、养血解毒汤，奠定"从血论治"银屑病基本思路。张志礼教授重视血瘀病机，增加血瘀证，以活血散瘀汤治之。至此"从血论治"银屑病的体系基本建立，重要内容就是基于皮损特征，以"气血津液辨证"中的"血病辨证"作为主要的辨证方法。

但是在临床实际中往往存在兼证。大样本临床流调发现，血热、血燥、血瘀是寻常型银屑病最常见的证型，夹湿、夹毒、夹风是最多见的兼证。在临床实践中，在治血的同时，兼顾祛风、除湿、解毒方能取得更好的疗效。气血津液是一个整体，互相影响，对于银屑病的辨治以血病辨证为切入点，辨血为主，气血津液整体辨治，即根据银屑病的皮损特点，辨出血病为主的基本证型，以及气血津液在皮肤的异常变化，辨明兼证，并制定相应治疗法则，选择方药，气血津液同治。基本证型的辨证要点：①血热证：皮损潮红，新出皮疹不断增多，迅速扩大；②血燥证：皮损淡红，鳞屑干燥；③血瘀证：皮损颜色暗红，皮损肥厚浸润，经久不退。常见兼证的辨证要点：①风：瘙痒明显，发展迅速，鳞屑较多，或以头面部为主；脉浮；②毒：咽痛，脓疱，发热；舌红，苔黄白；③湿：鳞屑黏腻，肢体水肿，甚至渗出，病情缠绵难愈，舌体大，苔白腻，脉滑。

在用药方面，周冬梅教授提出进行期者多属血热证，以凉血为主，药用槐花、紫草、生地、白茅根、赤芍、牡丹皮等；热盛者可重用槐花，以其凉血力强，使热从大肠清出，且具有清热解毒之功，牡丹皮、赤芍凉血而不滞血，避免温燥的活血药物使皮损扩展；血瘀证可见皮损顽固，治以活血解毒为主，药用桃仁、红花、鬼箭羽；瘀滞重者，可用三棱、莪术，应用活血药时当谨慎，可从小量试用，仍需配伍生地黄等凉血之品；血燥证可见皮损淡红、脱屑干燥，药用养血疏风为主，以丹参、鸡血藤养血活血通络等，可辨证加用生地黄、麦冬等养阴药。津血同源，血之病常波及津液，而导致津液的输布异常，故临床多见血证夹湿，急性进展期多合并湿热，属血热证之湿

银屑病

热互结，热重于湿者配伍清热除湿汤，脾虚湿盛者配伍除湿胃苓汤；病日久不愈，皮损肥厚顽固、鳞屑厚积者为血瘀证之湿瘀互结，可配伍三仁汤、健脾除湿汤；血热耗液伤津，营血亏耗，肌肤不荣者属血燥证之内湿外燥，可在养血解毒方药基础上加用清脾除湿饮，或用滋阴除湿汤。

二、因人制宜，内外合治，充分发挥中医药治疗银屑病的优势

周冬梅教授临床善用"解毒"系列方、"除湿"系列方等赵氏流派经验方论治银屑病，但对于特殊人群，主张"因人制宜，内外合治"，不拘泥于一方一法。如对于儿童银屑病，结合儿童的生理病理特点，认为血热是儿童银屑病的基本病机，且血热的成因多与饮食积滞、脾胃积热有关，故在治疗时应以凉血解毒为主，辅以健脾化湿，消积导滞。又如对于老年银屑病患者，当辨其正气强弱、体质盛衰、病程长短，随症治之，苦寒之品中病即止，适当配伍健脾和胃之品护脾胃、滋化源，对于病程日久、关节痹痛者，可配伍桂枝、羌活等温通之品，通痹止痛。

在外治方面，周教授临床喜用药浴、塌渍疗法。对于病势急进、渗出明显者，处方精简、平和，常外用清热消肿洗剂塌渍湿敷；待皮损稍稳定，可采用药浴法，水温不宜过烫，常用药物有马齿苋、楮桃叶、大青叶、生艾叶、蒲公英、紫花地丁、透骨草、侧柏叶等。

三、摸索生物制剂时代中医药治疗银屑病的新思路

生物制剂在银屑病治疗中的应用越来越广泛，特别是在传统治疗效果不佳的中重度、难治性及特殊类型银屑病方面发挥了积极的作用。面对生物制剂治疗的优势与不足，在新的治疗时代，"中西医结合治疗银屑病的优势为何？""应于何时介入、怎样配合？"诸如此类问题有待中西医同人共同摸索。

周冬梅教授基于临床生物制剂使用经验发现部分不稳定型银屑病或既往特应性皮炎病史患者经生物制剂治疗可出现皮疹加重或诱发湿疹样皮炎，"气血津液"辨证理论体系下的中医药综合可有效改善皮损、减少不良反应的发生；中医药结合生物制剂治疗可有效改善患者躯体—心理症状，达到更好的皮损清除效果。同时，周教授敏锐意识到中医药综合治疗可联合或接替生物制剂使用，应用于共病复杂、无生物制剂适应证或生物制剂治疗不效者，在清除皮损、改善症状、延缓复发、缩短用药时间等方面具有优势，有

待进一步大样本临床研究论证。

四、心身同治，构建银屑病慢病管理体系

银屑病作为难以根治的心身共患疾病，需要终生治疗及慢病管理。目前国内外银屑病慢病管理往往以医护为主体，医院为主要场所，缺乏客观评价体系，并未形成广泛公认、可持续发展的模式体系。周冬梅教授提出临床上应建立以患者为主体、预防复发为重点的银屑病慢病管理体系，结合医疗大数据、智能软件用于评估病情、随访等，发挥对共病、精神心理问题预警作用，同时融入中医药特色及规范公认、个体化、阶段化的患者教育内容，提高患者自我管理能力，降低医疗机构患者管理无效成本。

五、案例分享

"因人制宜，内外结合"儿童银屑病案

患儿，女，11岁，2019年8月22日初诊，主诉：身起红斑丘疹2年，加重1个月。2年前因学习压力大头皮出现红斑、脱屑，伴瘙痒。就诊于当地医院考虑"银屑病"，予外用及口服药物，可能含激素，药后消退，停药后反复，双手曾出现脓疱。1个月前无明显诱因加重，皮疹泛发全身。刻下症：周身起疹，脱屑，伴瘙痒，咽痒，恶寒无发热，纳眠可，大便1~2日一行，时稀时干，小便调。否认家族史及过敏史。查体：头皮、躯干、四肢散在点滴至甲盖大小红色浸润性斑片，斑丘疹，上覆银白色鳞屑，未见脓疱。头皮皮疹融合成片。舌淡胖尖红，苔白微腻。脉细滑。诊断：中医：白疕病；脾虚湿蕴证、血热感毒证；西医：寻常型银屑病。治以健脾消导，清热凉血。方用清脾除湿饮加减，方药如下：茯苓10 g，炒白术6 g，苍术6 g，生地黄30 g，黄芩10 g，麦冬10 g，炒栀子6 g，泽泻10 g，生甘草6 g，野菊花10 g，土茯苓15 g，大青叶10 g，防风10 g，紫草10 g，丹皮10 g，焦三仙15 g。30剂，日一剂，水煎温服，早晚分服。外用泡洗方：马齿苋30 g，苦参15 g，黄柏30 g，蒲公英30 g，大皂角30 g，大青叶30 g。泡洗日1次。头皮及面部皮损分别外涂达力士搽剂及萌尔夫软膏。

9月19日二诊，部分皮疹消退，皮损较前变薄，颜色变淡，伴瘙痒，少量脱屑，无新发皮疹，咽痛无发热，纳眠可，大便时稀时干。舌淡胖，苔薄白。脉细滑。证属脾虚湿蕴证、血热感毒证。效不更方，继予上方30剂。

银屑病

10月24日三诊，皮疹基本消退，头皮、躯干散见淡红色斑点，覆有少量鳞屑，轻微瘙痒，无新发。口干，无咽痛，畏寒，纳眠可，时有腹泻，小便调。舌尖红，苔薄白。脉细滑。

上方去丹皮、焦三仙，加赤芍10 g。30剂，日一剂，水煎温服，早晚分服。后随访3个月皮疹未见复发加重。

按： 患儿初诊时皮损呈点滴状，并伴有咽痒、恶寒，为血热感毒之象，舌体胖大，舌苔微腻，为脾虚湿蕴，蕴而化热之象。方用清脾除湿饮加减，方中茯苓、白术健脾渗湿，苍术加强燥湿化浊之力，生地清热凉血兼以养阴，栀子、泽泻清心利尿以导赤泻热。又因小儿"阴常不足"，且热盛伤阴，选用麦冬顾护阴液。并在原方用药的基础上，加用大青叶、紫草、丹皮加大清热凉血之力。患儿头部皮损较多，取野菊花轻清上浮之性，引药上行头面。皮损时有瘙痒，当疏风止痒，为避免疏散太过，燥化伤阴，选用"风中之润药"的防风。最后加用焦三仙消食导滞，畅通中焦。诸药合用，共奏凉血解毒，健脾化湿消导之效。二诊患儿皮疹较前明显改善，且无新发皮疹，效不更方，继用前方。三诊患儿皮损基本消退，银屑病后期多有血瘀之势，故去丹皮加用赤芍，二者同为清热凉血之药，赤芍活血化瘀能力较强。皮损进展期一般不宜过度活血，恐其通散太过加重皮疹，恢复期宜散瘀通滞，因此改用赤芍加强活血之力。同时配合中药泡洗及外用药膏，患者皮损基本消退，3个月未见复发。

基于"气血津液"理论巧治生物制剂不效案

患者，男，70岁，2021年11月30日初诊。主诉：周身反复起红斑伴脱屑、瘙痒15年余，加重1个月。患者15年前无明显诱因头部及双下肢起红斑、丘疹，伴脱屑、瘙痒，于外院诊断为"寻常型银屑病"，先后经口服中药汤剂，外用青鹏软膏、达力士软膏后大部分皮损消退。此后患者皮损反复发作，冬重夏轻，曾口服阿维A胶囊治疗1月余，效果欠佳。2年前患者上述症状加重，于我院诊为"红皮型银屑病"，经口服中药汤剂，外用芩柏软膏、达力士软膏，配合中医综合治疗后好转，仅躯干部遗留少量红斑。1个月前患者于外院使用生物制剂治疗，每周皮下注射司库奇尤单抗注射液300 mg，原有皮损无明显变化，头皮、躯干及四肢逐渐新发较多红斑伴脱屑，瘙痒明显，遂于第4次注射完成后停止治疗，并于我科住院治疗。患者自发病以来，未出现脓疱、关节肿痛畸形等症状，否认系统应用激素及免疫抑制剂治疗。既往高尿酸血症、高同型半胱氨酸血症及肝囊肿病史，均未系统治疗。刻下症见：头皮、躯干、四肢多发点滴至掌心大小浸润性红斑，部分皮损融合成片，其上可见银白色鳞屑，剥除鳞屑可见薄膜现象及点状出血。部分指甲变黄，可见顶针样甲，未见明显束状发。舌暗红，苔白腻，脉弦滑。辅助检查：血、尿、便常规、肝肾功能等未见明显异常。肺部 CT 检查提示双肺多发微结节，考虑良性；散在肺气肿、肺大泡。西医诊断：寻常型银屑病、高尿酸血症、高同型半胱氨酸血症及肝囊肿；中医诊断：白疕，血热证。治疗以清热凉血、解毒止痒为法，予凉血解毒汤加减，药物组成：土茯苓 30 g，生槐花 15 g，紫草 10 g，拳参 9 g，生地黄 15 g，白鲜皮 10 g，赤芍 10 g，金银花 15 g，白茅根 30 g，苦参 10 g。9 剂，1 剂/d，水煎早晚温服。中药泡洗方组成：褚桃叶 100 g，马齿苋 100 g，生侧柏叶 50 g，黄柏 50 g，大皂角 20 g，生地榆 20 g，地肤子 25 g。9 剂，1 剂/d，水煎后取药液稀释 10 倍温水药浴，15 min/d，配合清热消肿洗剂稀释 30 倍后纱布浸透湿敷，30 min/d。另口服氯雷他定片 10 mg/d，外用黄连膏及硅霜。

12 月 9 日二诊。患者躯干、下肢皮损变薄，脱屑减少，偶见新发红斑，调整内服汤药为清热除湿汤合皮炎汤加减，药物组成：生地黄 30 g，牡丹皮 10 g，赤芍 15 g，生知母 10 g，生石膏 30 g，连翘 15 g，淡竹叶 10 g，生甘草 6 g，鲜白茅根 30 g，茯苓皮 15 g，炒薏苡仁 15 g，龙胆草 10 g，大青叶 15 g，车前草 15 g，黄芩 10 g，六一散 30 g。7 剂，煎法同前。并将中药药浴方中的地肤子加量至 40 g，7 剂，用法同前。余治疗同前。

12 月 16 日三诊。患者大部分皮损中心消退，色暗、淡，瘙痒及脱屑明显减轻，遂好转出院。此后患者规律中药治疗，随访至 3 个月，皮损基本稳定。

按： 司库奇尤单抗为临床常用的 IL-17 抑制剂，可通过选择性地结合 IL-17 或其受体，抑制二者相结合而发挥抗炎作用，适用于中重度斑块型银屑病患者。该患者使用司库奇尤单抗后皮损不退反增，出现了原发性失效及瘙痒加重等不良反应，考虑可能与既往出现"红皮病"相关，暂停生物制剂后续治疗方案选择成为本例难点。而该患者素体阳热偏盛，加之一派血热内蕴皮损表现，故大胆以中医药综合治疗为主，力挽狂澜。首诊时患者皮损色红，瘙痒明显，舌质暗红提示血分蕴热，病势有急进之象而无壮热、神昏之危，苔白腻、脉弦滑为兼有湿浊内蕴之象，故方用凉血解毒汤加减以清热凉血、解毒止痒，该方由解毒凉血汤、土槐饮等皮科经典方加减化裁而来，凉血而不冷冽，祛湿亦不伤阴，较好地体现了气血津液辨治体系下"气血津液是相互影响、相互转化"的整体观、动态观，以利湿之法帮助清解血分之热邪，予邪以出路，配合中药药浴、湿敷及黄连膏外用，内外合治，避免使用竣烈之品激惹出现广泛的红皮病样皮损。二诊皮疹较前明显改善，少量新发，改用清热除湿汤合皮炎汤加减增强清热利湿之效。三诊后患者皮损基本消退，经巩固治疗 3 个月未见复发。

（栾淑贞　张首旭　陈佳琪）

东北地区

王玉玺从"风、毒、湿"辨治银屑病

王玉玺　教授，黑龙江中医药大学附属第一医院皮肤科主任医师，黑龙江中医皮肤科的奠基人之一，龙江中医皮科流派的创派祖师，王教授通过总结银屑病的致病特点，结合北方的地域性特点，精细辨证，擅于从"风、毒、湿"辨治银屑病，从而形成了独具特色的龙江中医皮科流派辨证体系。

一、从"风"辨治银屑病

（一）致病特点

风为百病之长，风性轻扬，善行数变。银屑病皮疹发无定处，此消彼发，上自头面，四肢躯干，下至足胫，均可发疹，无所不至。许多银屑病初发时，仅在头发或肘部有一两块斑疹、鳞屑，后才扩展至全身，这和"伤于风者，上先受之""风性走窜，无隙不入"的特性相一致。有些患者在感冒发烧、咽喉肿痛，或进食海鲜、辛辣饮食等动风之物后，一夜之间皮疹遍布全身，这种新病骤起或旧病复发之速与风之善行数变、迅疾的特性相一致。《医宗金鉴·外科心法要诀》有"白疕之形如疹疥，色白而痒多不快，固由风邪客皮肤，亦由血燥难荣外"，指出外邪致病及风盛血燥是银屑病病机的关键所在，即外邪袭表、营卫郁滞导致本病的发生。当各种原因引起的脏腑功能失调，或禀赋不足，正气虚弱，卫阳不固，腠理疏松，易为风邪所袭，此即"邪之所凑，其气必虚"，风邪挟寒、湿、热、燥诸邪乘虚而入，肺主皮毛，风邪外袭，肺先受邪，卫气被郁，开合失司，诸症发生。无论是风燥、风热抑或风寒之证，其共同之处皆来源于风，只是处于病程发展的不同阶段而已。另外，热与瘀均可引起风气内动而发病。因此可以认为风邪贯穿银屑病发生发展的始终，风盛血燥、营卫郁滞为银屑病发病的基本病机。

(二) 辨"风"论治

祛风为治疗银屑病的基本原则。祛风之法具有宣肺气、通表里、发腠理、透皮肤的功效。风邪为六淫之首，常兼夹其他外邪羁留于肌表，以致营卫郁滞，风盛血燥，风既引邪来，还当带邪去，兼夹之邪只有通过透表发邪之法，才能迅速随风而去，按所兼夹之邪，辅以清热、解毒、散寒、祛湿、润燥、活血、化痰等法。银屑病发病初期多为"外风"为患，但随着疾病的发展，尚会出现因血热、血燥、血虚、血瘀等所生之"内风"，后期久病入络，尚有"经络之风"，因此，在应用祛风法时，应注意外风宜散，内风宜息，经络之风宜搜剔。

王玉玺教授善用风药治疗银屑病，风药的主要作用有解表祛风，畅通表里，引导气血流通；开表畅达气机，通调三焦及经络之气滞，开散肌腠，祛邪解表，消风止痒；风性游走，善于引药归经。将风药分为针对外风的疏风药与针对内风的搜风药、息风药。临床常用麻黄、荆芥、防风、羌活、白芷、紫苏叶、细辛、川芎、威灵仙、苍术、苍耳子、辛夷、川乌、天麻、豨莶草等以祛外风；常选柴胡、升麻、薄荷、牛蒡子、葛根、菊花、蔓荆子、藁本、连翘等以疏外风；常用天麻、刺蒺藜、代赭石、龙骨、牡蛎、珍珠母、石决明等以息内风；用白花蛇、乌梢蛇、蜈蚣、全蝎、蜂房、蝉蜕、地龙、僵蚕等以搜剔内风。

王教授临床运用祛风之法治疗银屑病的代表方剂为"祛风败毒汤"，由荆芥、防风、苍耳子、羌活、独活、威灵仙、当归、川芎、乌梢蛇、蜈蚣、白鲜皮组成，具有祛风败毒、润燥通络之功，主治寻常型静止期银屑病。方中荆芥、防风、羌活、独活、苍耳子、威灵仙、白鲜皮开腠发汗，祛散外风，除湿；蜈蚣、乌梢蛇息内风，搜经络之风，解毒；当归、川芎养血活血润燥，取其"治风先治血"之义。全方合用既表散外邪，又搜剔在内之伏邪，令毒邪无处藏身，故称"祛风败毒汤"。

【病案举例】

患者，女，29 岁。

主诉：左小腿外侧大片淡红斑丘疹，伴脱屑 10 余年。

现病史：10 年来反复发作、时轻时重，多冬重夏轻，其父有银屑病病史，2 个月前因外感再次发病。现无新发皮疹。自觉瘙痒明显，伴畏寒肢冷，有痛经史，大便 2 日一行、成形。

查体：左小腿外侧大片淡红斑，皮疹呈钱币状，上覆厚层银白色鳞屑，舌质淡，苔薄白，脉沉细略滑。

西医诊断：寻常型银屑病（静止期）。

中医诊断：白疕。

辨证分析：阳虚寒盛，风寒湿邪，阻于肌肤，腠理闭塞，营卫郁滞。

治法：祛风散寒，温阳除湿，化瘀通络。

方药：祛风败毒汤加减。

药物组成：荆芥 10 g，防风 10 g，羌活 15 g，独活 20 g，威灵仙 20 g，当归 15 g，川芎 10 g，制川乌 10 g（先煎），白鲜皮 30 g，苍耳子 9 g，乌梢蛇 30 g，蜈蚣 2 条，怀牛膝 20 g，甘草 10 g。7 剂，水煎服，每日 1 剂，早晚饭后 30 分钟温服。

外用三黄止痒散、尿素乳膏，二者以 1∶5 比例混合均匀，每日 2 次涂搽患处。

二诊：皮疹逐渐变平，偶有瘙痒，口唇干燥脱屑，大便 1～2 日一行。继服前方加肉苁蓉 30 g，麦冬 15 g，玄参 15 g。服 7 剂。

三诊：病情继续好转，皮疹由片状分离呈岛屿状，微痒，大便每日一行，偶晨起口苦。继服前方加桃仁 10 g，桂枝 15 g，白芍 15 g。服 7 剂。

四诊：皮疹基本变平，自觉症状消失，大便正常，达到临床治愈。

按语：本患者银屑病病史多年，疹如钱币，且冬重夏轻，反复发作，伴畏寒肢冷，下肢较著，瘙痒明显，有痛经史。根据上述表现，辨证当风、寒、湿，同时亦有瘀之征象。因此在治疗上以自拟方药"祛风败毒汤"为基础方，方中荆芥、防风、羌活、独活、苍耳子、威灵仙、白鲜皮祛外之风湿邪毒；乌梢蛇为祛风毒之要药，其与蜈蚣同用，既息内风，又搜经络之风。诸药相伍，体现以"风"论治银屑病的特色，当归、川芎与怀牛膝相合，养血与活血并治，又暗藏"治风先治血"之义，同时，牛膝亦为下肢引经之使，可领诸药直达病所。方中又添川乌大辛之品，内可温里阳之不足，外可散风寒湿邪毒，以毒攻毒，疗效显著。二诊患者有口唇干燥之症，遂以麦冬、玄参滋阴解毒，肉苁蓉既为补肾助阳之品，又有润肠通便之功，以解便秘之症。三诊时病情好转明显，加以桂枝、白芍调和营卫，一使卫强而祛外邪，二治营弱补内虚，使得散中有补，表里通畅，营卫调和。针对银屑病营卫失和之病机辨证、遣方、用药。从本例患者的治疗中可以看出王教授祛风解毒、温阳散寒之法在银屑病中的应用，临床上冲破"血热论"的束缚，在病因病机上重视内虚与外邪的致病作用，彰显出中医在治疗皮肤病中的辨证优势。

二、从"毒"辨治银屑病

（一）致病特点

临证中凡是邪气亢极或邪气蕴结不解的各种内外界因素，造成机体阴阳失衡而引起机体严重伤害、影响机体正常代谢的不利因素，都可视为"毒"。"毒"的致病特性结合银屑病的疾病特点体现在：①暴戾性，如银屑病往往因外感之毒而诱发，可一夜见皮疹泛发周身，发病快、进展速，进行期银屑病呈现不断加重趋势，入营入血后，皮疹鲜红，症状显著，若治疗不当可发展为红皮病型银屑病，危及生命。②顽固性，如银屑病的复发性、迁延性均是临床治疗的难点所在。③多发性，如银屑病皮损可泛发周身，广泛累及头、腔隙、外阴、指（趾）甲、骨关节，严重者可引起肝、肾等功能损伤。④兼夹性，又称依附性，如银屑病的风毒为病，则瘙痒剧烈；热毒为病，则皮疹鲜红，发展迅速；寒湿之毒为病，则皮疹色淡暗，下肢为重，伴有渗出，或呈蛎壳状；瘀毒为病，则皮损肥厚，肌肤甲错，舌质紫黯，舌下脉络怒张，脉涩等。⑤火热性，如银屑病在辨治中，清热凉血之法应贯穿疾病治疗的始终。⑥传染性，银屑病虽无传染性，但其具有显著的遗传倾向，遗传性实际上也是一定程度上的传染性。

凡素体阳热偏胜，复感六淫邪气，外邪入里，蕴结不散，从阳化热；或因精神刺激，情志内伤，气机壅滞，郁久化火，热蕴体内，郁而化毒，热毒炽盛，与血气相搏，随气血流窜，外发肌肤，致全身出现红疹、斑片；热极生风，风盛则痒，风胜化燥，肌肤失养，则在红斑上鳞屑叠起、瘙痒无度；或由于肾精亏损，阴寒毒邪外侵，邪闭腠理，玄府闭塞，阳气不得外达，蕴久化热，寒闭热伏，毒邪遏伏肌表，造成局部的气血凝滞，经络阻塞，营卫失和，外发皮肤而成红斑、丘疹鳞屑等皮肤病，毒邪不去，新血无以充养，皮肤无气血之润，则血虚血燥，鳞屑迭起，则成银屑之病。热盛迫血妄行，日久必致血瘀，而成顽疾。王教授认为凡造成机体阴阳失调的不利因素，都称为"毒"。根据银屑病发病的关键因素，认为银屑病的发病机制归根结底源于"毒"。

(二) 辨"毒"论治

针对毒邪产生的病机，有解毒、排毒和托毒的不同治法。依据兼夹或依附的外来六淫毒邪，或依据内生毒邪所依附的痰浊、瘀血、积滞、水湿等病理产物，分别辨证施治，遵循"欲解其毒，先去其邪"的原则。常用的立法、中药：①热毒宜清热解毒法，外来毒邪可用银花、连翘、蒲公英、栀子等，内生之毒需用白花蛇舌草、半枝莲、半边莲、重楼、板蓝根等。②火毒宜泻火解毒法，常用大黄、芒硝、芦荟等。③湿毒宜利湿解毒法，常用土茯苓、菝葜、六月雪、白英等。④风毒宜祛风解毒法，外感风寒，常用麻黄、白芷、羌活、防风、荆芥、独活、威灵仙等；外感风热，用柴胡、葛根、薄荷、菊花、升麻、浮萍等；内风常用息风、搜风的虫类药，如乌梢蛇、蝉蜕、僵蚕、蜂房、全蝎等。⑤寒毒宜散寒解毒法，常用制川乌、制草乌、制附子、细辛、桂枝、吴茱萸、干姜、洋金花。⑥燥毒宜润燥解毒法，常用何首乌、生地黄、胡麻仁、天冬、麦冬、当归、沙参、玄参、玉竹。⑦血毒宜凉血解毒法，常用青黛、紫草、牛黄、大青叶、犀角（或水牛角）、玄参、羚羊角。⑧痰毒宜化痰解毒法，常用南星、半夏、白附子、皂角、白芥子、黄药子等。⑨瘀毒宜通瘀解毒法，常用鬼箭羽、三棱、莪术、虻虫、水蛭、穿山甲、自然铜、刘寄奴、皂角刺等。

三、从"湿"辨治银屑病

(一) 致病特点

①湿性属阴，其性黏滞，多见病程长，迁延不愈，或反复发作。②湿性重浊，常见身体沉重，头重如裹，四肢重滞。③湿性趋下，风伤于上，湿伤于下，湿病多从下肢先发或下肢较重，下肢足跗水肿，腰以下冷痛。④湿性污浊，疮疡流黄水、黏液、湿烂、污秽。⑤湿邪困阻中焦，阻碍气机，气机不畅可见胸闷、呕吐、脘腹胀满、眩晕。⑥湿邪起病隐匿，湿邪伤人，其来也渐，其状也微，常于不知不觉中侵袭人体。⑦湿邪中人，可随体质而异，随阳热化，随阴寒化，即随阳热体质则热化为湿热，随阴寒体质则寒化为寒湿。⑧湿病舌苔多滑腻，脉或濡或滑。⑨湿邪所致的皮肤病皮损为多形性，可以为渗出性，如红斑、浸润、丘疹、丘疱疹、水疱、脓疱、渗出、滋水、糜烂、结痂；也可为非渗出性，如角化、肥厚、斑块、鳞屑、脱屑、皲裂。

⑩湿邪常与其他六淫之邪合而为病，如湿热、风湿、寒湿等。

湿邪与银屑病的关系体现在两方面。首先，询问银屑病患者的病史时，最初的诱因都能查询到湿邪引发的存在和作用，特别是湿热的诉说，如居住、工作环境的潮湿或有受潮的发病经历，亦有由于饮酒、进食海鲜肥甘食物，使病情复发和加重的事实。其次，从银屑病的临床表现，以下肢，特别是小腿皮疹面积较大，症状亦重，这和"湿伤于下""湿性趋下"的特点相似。而银屑病的病情缠绵、迁延不愈、反复不愈、容易复发、正虚邪恋，这和湿邪黏滞、湿热交结、如油入面的特性相似。湿邪在银屑病的发生、发展、向愈的病程中都起着一定的作用，湿邪黏滞，阻于肌肤腠理，阻滞气机，精微气血不得外达，皮肤不得濡养而发本病，说明湿邪是银屑病的致病因素，同时又是各种病邪（热、风、寒）的载体。银屑病之根源悉由于湿，不论哪一型的银屑病多以湿为基础。

（二）辨"湿"论治

湿邪所致的银屑病又根据不同的体质和疾病的发展而有热化、毒化、寒化、燥化之分。若遇阳热之体，湿从热化，而成湿热型银屑病。其中有渗出性，宜清热利湿，和营通络，常用龙胆泻肝汤、萆薢渗湿汤、黄连解毒汤加土茯苓饮加减（土茯苓饮：土茯苓、茵陈、栀子、酒大黄、苍术、黄柏、白术、枳壳、厚朴、萆薢、蒺藜、徐长卿、鬼箭羽）；非渗出性，宜清热利湿，常用土茯苓饮、三妙散、燥湿苦参汤加减（燥湿苦参汤：苍术、黄柏、薏苡仁、乌梢蛇、土茯苓、萆薢、猪苓、泽泻、白鲜皮、金银花、连翘、蒲公英、忍冬藤）；湿热性关节病型银屑病，宜清利湿热，凉血解毒，和营通络，常用四藤四妙散合犀角地黄汤加减（苍术、黄柏、薏苡仁、川牛膝、生地黄、牡丹皮、赤芍、络石藤、青风藤、忍冬藤、海风藤、鸡血藤、秦艽、威灵仙、菝葜、木瓜、白鲜皮、鬼箭羽、生甘草）。反之，遇寒盛脾虚之阳虚阴寒之体，湿从寒化，而成寒湿型银屑病，宜开腠散寒，化湿通络，常用独活寄生汤合乌头汤加减，或用乌头通痹汤加减（麻黄、苍术、桂枝、防风、蜂房、制附片、制川乌、威灵仙、鬼箭羽、菝葜、防己、全蝎、鸡血藤、络石藤、生甘草）。

若遇火盛阴虚之体，湿热郁久不解，可化为湿毒，而成脓疱型或红皮病型银屑病。泛发性脓疱型，宜清热利湿解毒，常用土茯苓饮合五味消毒饮，或除湿解毒汤加减（土茯苓、萆薢、黄柏、薏苡仁、滑石、白鲜皮、地肤子、金银花、车前子、板蓝根、丹参、赤芍、乌梢蛇、槐花、马齿苋、蜂房、皂角刺）；掌跖脓疱型，宜健脾除湿，清热解毒，常用清脾解毒汤加减（黄芩、黄连、茵陈、苍术、白术、茯苓、厚朴、白茅根、土茯苓、白花蛇舌草、蚤休）；红皮病型，宜清热除湿，解毒消斑，常用三仁汤加减（薏苡仁、白豆蔻、苦杏仁、冬瓜皮、苍术、黄柏、厚朴、陈皮、六一散、茯苓、石菖蒲）。若遇脾虚湿盛，气化不利，津液输布失常，湿阻致燥，而成干燥角化型，宜健脾利湿，养血润肤，常用健脾除湿汤加减（茯苓、炒白术、薏苡仁、桂枝、芡实、白扁豆、炒枳壳、草薢、黄柏、白鲜皮、地肤子、丹参、天冬、麦冬、生地黄、熟地黄、当归、白芍）。

（黑龙江中医药大学附属第一医院）

杨素清"内外结合"论治银屑病

杨素清　教授，黑龙江中医药大学附属第一医院皮肤科主任医师，全国老中医药专家学术继承人，龙江中医皮科流派的发展者之一，在临床辨治银屑病中，擅从瘀入手，巧用对药，妙用虫药，重视湿敷、熏洗、针罐、封包等特色外治疗法在银屑病中的疗效作用，将内外治法相互融合，使得龙江中医皮科流派的辨治方法不断被拓展和发扬。

一、从瘀论治银屑病

中医学认为"瘀"主要是血流不畅或血液溢于脉外，引起局部蓄积凝滞，导致脏腑功能失调的一种病理产物，又可作为一种新的致病因素，引起机体的多种病证。"气血凝滞，经络阻隔"为一切中医外科疾病的总纲，所以无论毒或邪，从皮肤而入，必然会引起脉道的壅塞，从而导致四肢或孔窍的病变，形成气滞血瘀的病理状态。杨素清教授认为"瘀"的致病特点与银屑病临床表现结合分别体现在颜色紫黯与皮损颜色的淡暗，或反复发作者，皮损紫黯，毫无光泽；肿块明显与常在肘部、下肢等关节处显示出显著的皮损状态，皮损往往固定，较厚而难愈，苔藓样改变而瘀滞明显；出血倾向与"点状出血现象"和瘀之出血恰好契合；痛痒相兼与瘙痒明显，部分

113

患者皮损敏感、疼痛、拒按，尤其夜间主观症状强烈等相符合。"瘀"是银屑病发生的一个重要因素，应将祛瘀之法贯穿银屑病整个治疗过程。

（一）气机失调——调畅气机散瘀

银屑病多因外感发病，斑点散在如点滴，上覆薄白鳞屑，或伴咽喉肿痛。此为外邪侵袭，肺卫失和，营卫不畅，气机壅滞。治以宣肺开郁、解毒散血，方用荆防败毒散、升降散等。肺失宣降者，常加桔梗、紫苏梗、前胡、红花等；脾胃气虚者，加参苓白术散；湿气阻滞者，加二陈汤；肝气失调者，加柴胡、郁金、香附。总之，使一身气机调达，瘀滞散，方能促进机体的正常运转，恢复常态。

（二）血热妄行——清热凉血祛瘀

银屑病初期发病迅速，皮疹鲜红，新生皮损不断增多，基底有点状出血，瘙痒较重。此为邪热与内热相合，血毒炽盛，煎灼津液，耗伤阴血，以致血液运行不畅，瘀阻经络，血得热妄行，溢出脉外，发于体表成为斑疹。治以活血祛瘀与清热凉血并重，方选犀角地黄汤、活血解毒汤等。活血者常用赤芍、牡丹皮、丹参；瘀血阻滞者加三棱、莪术，更甚加桃红四物汤，破血之力较著。凉血者，常以生地黄、玄参、紫草，配合金银花、连翘、生石膏、知母清透营卫，使血中伏热尽得外散，热除津液得复，气血运行正常，阻于脉络之瘀血得以消除，更能增强治疗效果。

（三）寒凝肌腠——温阳散寒化瘀

银屑病皮疹色淡，鳞屑银白，多发于秋冬季节，表现为冬重夏轻，严重者可侵袭关节，使疼痛变形，常见皮温较高，而关节恶风畏冷，多因外感风寒邪气，郁闭腠理，肺失宣发，开合失司，以致营卫失调，气血凝滞于肌表。治以散寒通络，除湿温阳，可用麻黄细辛附子汤合当归四逆汤、祛风败毒汤等。

（四）血虚失养——养血益气行瘀

银屑病皮疹颜色暗红，干燥脱屑，瘙痒难耐，甚则肌肤干裂出血，多因病程较长，迁延日久，耗伤津液，使阴血亏虚，肌肤失于濡养。治以养阴生津，息风润燥，并佐以甘润通络之品。若过用生地黄、白芍、沙参、天冬、麦冬之属，易致甘寒滋腻，有碍脾胃运化，反助湿气，不利于病；若过用桃仁、红花、刺蒺藜、钩藤等活血通络、祛风止痒之属，必将耗伤营分，伤及气血，与治疗目的相悖。总之，由气血亏虚而留瘀者，不可猛攻，不可骤补，常需识此也。

（五）湿浊阻滞——祛湿通络散瘀

银屑病皮损大多高于皮肤表面，颜色淡红或鲜红，上覆鳞屑堆积较厚，瘙痒脱屑明显，或伴有渗出，多因湿邪，其性属阴，重浊趋下，黏腻不爽，阻滞气机。治以祛湿化浊，通调气血。湿浊有寒化热化之分。热化者，宜清热利湿、解毒通络，用土茯苓饮、苦参汤等；寒化者，宜散寒通络、化湿和血，用乌蛇通痹汤、独活寄生汤等。

（六）外伤经络——逐瘀止血通络

银屑病进行期患者若受外伤刺激，如碰伤、注射、虫咬、烧烫伤或搔抓等，均会引起皮损加重或增多，是因外伤伤及经络，使得血溢脉外，瘀血郁于体表，化为红斑、丘疹，治宜散瘀止血、逐瘀通络，可用血府逐瘀汤，并注意避免再次外伤刺激。

【病案举例】

患者，男，39岁。

主诉：头部及双小腿泛发暗红斑块，伴脱屑14余年。

现病史：14年前因感寒而患病，此次因夏季暑湿季节冒雨涉水感寒而病情加重。平素畏寒肢冷，无汗，便溏，饮食尚可，睡眠欠佳。

查体：头部及双小腿泛发暗红斑块，上覆银白色鳞屑，以双小腿为重，皮损干燥，鳞屑较厚，呈蛎壳状，束状发（+），痒（+），舌质黯有瘀斑，苔薄白，脉沉细涩。

西医诊断：银屑病（静止期）。

中医诊断：白疕。

中医辨证：血瘀风燥。

治法：养血润燥，活血化瘀。

方药：四物汤合蜈蚣败毒饮加减。

药物组成：当归15 g，白芍10 g，川芎10 g，熟地黄15 g，蜈蚣3 g，乌梢蛇20 g，紫草30 g，鬼箭羽30 g，土茯苓30 g，防风10 g，甘草10 g，鸡血藤30 g，首乌藤30 g，大青叶15 g，板蓝根15 g。14 剂，水煎服，每日1 剂，早晚饭后30 分钟温服。

二诊：咽痛缓解，皮损变薄，鳞屑减少，伴轻度瘙痒，上方加刺蒺藜15 g，地肤子15 g，服14 剂。

三诊：双小腿皮损边缘萎缩，鳞屑减轻，皮损变淡，瘙痒减轻，睡眠尚可，二诊方加桃仁10 g，红花5 g，服14 剂。

按语： 本患者病情日久，耗伤气血，致经络阻滞，气血凝结，因燥致瘀而发为本病。方中四物汤养血活血；蜈蚣败毒饮可祛风通络，解毒祛瘀，清热凉血；辅以防风解表祛风止痒，鸡血藤活血通络，首乌藤养血安神，祛风通络，板蓝根、大青叶清热解毒。两方合用，共奏解毒散瘀通络、祛风除湿、养血润肤止痒之功，使风得以散，湿得以化，燥得以润，邪去气血调和，瘀得以除，疾病则愈。二诊时皮损改善，略瘙痒，效不更方，继续采用养血润燥、活血化瘀法治疗，结合症状加用白鲜皮、刺蒺藜、地肤子止痒。三诊由于血瘀日久，加活血破血之桃仁、红花，以化瘀生新。

二、从对药论治银屑病

（一）荆芥和防风

风为阳邪，易袭阳位，风邪善行而数变，银屑病皮疹发无定处，好发部位以头皮、四肢伸侧多见，瘙痒游走不定，时发时止，与风的致病特点符合，主要表现为瘙痒。银屑病发病初期多为"外风"为患。外风宜散，因痒自风来，风动则痒，止痒必先疏风，祛风药具有消风止痒的作用。常伍以荆芥疏风解表，防风祛风除湿，二药合用疏散风邪而达止痒之效。但凡风邪为患，皆当荆芥、防风并用，可畅通由里达表之机，通调三焦及经络之气滞，开散肌腠，祛邪解表，止痒效果明显。银屑病治疗初期时荆防合用作为基础药对，体现了从"风"论治银屑病的理论思想。

（二）全蝎和蜈蚣

毒邪在银屑病的发生发展过程中起着关键作用，尤其是日久反复发作、长期缠绵不愈顽固性银屑病的关键致病因素。如皮损肥厚呈蛎壳状，颜色淡红为瘀毒，皮损呈斑块状，皮疹增厚变硬，色暗红或紫黯，瘙痒程度不等为瘀毒；好发于褶皱部位，表面糜烂，或有渗出液，偶有新发皮疹为湿毒。治毒常用全蝎和蜈蚣配伍，二药虫性有毒，一则走窜最速，一则专善解毒。取其虫性走窜，通达经络尤强之性，可祛风通络，入络搜毒，善治皮肤顽症；取其有毒偏性，达到以毒攻毒之效，体现了从"毒"论治银屑病的理念。

（三）羌活、独活和威灵仙

湿性属阴，性黏滞，易阻碍气机，致病多病程长，迁延不愈，或反复发作，影响津液的正常输布，可产生燥象。银屑病的特点与湿邪致病的特点有相似之处。临床治疗银屑病询问病史时发现，最初发病的诱因多为湿邪，因此从湿邪论治银屑病有一定的理论依据。寒湿型银屑病病程缓慢，迁延缠绵，多见手足腕关节、手足指趾末关节肿胀、酸痛、僵直、畸形，屈伸不利，肌肉萎缩。皮损颜色或淡或暗，鳞屑不多，瘙痒不重，伴有畏寒肢冷，每遇阴雨天加重，汗少或汗不出，口淡不渴，便溏，溲清，舌淡，苔白润，脉沉细或弦。常善用羌活、独活和威灵仙，羌活、独活具解表散风寒、祛风胜湿之功，威灵仙具散风祛湿、通利关节之功，三药合用，可达散风祛湿、温经通络、通利关节之功，尤对下肢风湿疼痛及四肢麻木疼痛疗效明显，体现从"寒湿"论治银屑病的理论。

（四）凉血四味

银屑病皮损以红斑、鳞屑为主，常与血热有关，"血分有热"是银屑病发病的主要原因，"血热"病机贯穿银屑病治疗的始终。进行期银屑病是疾病的初发阶段，由血热偏盛，营卫不和，气血不畅，阻于肌肤而发，多以清热凉血解毒法为治则，常采用生地黄、牡丹皮、赤药、紫草四味凉血药合用，清热解毒以达祛邪外出，使邪气不得深入之目的，凉血活血化瘀使气血调畅，疾病自愈。在治疗进行期银屑病时必用此四味药，体现从"血热"论治银屑病的理论思想。

（五）土茯苓和黄芩

土茯苓甘平，可清热利湿解毒、通利关节，善于治疗恶疮痈肿。现代药理研究表明，土茯苓能明显抑制炎症反应，可选择性地抑制细胞免疫反应，主要抑制致敏 T 淋巴细胞释放淋巴因子以后的炎症过程，这对于临床治疗细胞免疫性疾病具有重要意义。结合土茯苓的中药功效和现代药理研究，可以看出土茯苓单味药可用于治疗银屑病，尤其用于湿邪所致银屑病。黄芩苦寒，可清热燥湿、泻火解毒，现代药理研究表明，从黄芩中分离出的类黄酮对多形核细胞、单个核细胞和淋巴细胞有不同的作用，可能与黄芩的抗炎和抗过敏作用有关，也显示这些成分有可能成为新的抗炎或免疫抑制药物。故黄芩可用于治疗银屑病，尤其对于血热所致银屑病的疗效良好。常用土茯苓和黄芩治疗大多数银屑病，二药合用可达除湿清热解毒之效，体现了从现代药理学角度出发治疗银屑病的思想。

三、从虫类药论治银屑病

应用虫类药治疗银屑病，多取其搜风剔络、解毒止痒、活血化瘀等独特作用，根据银屑病的不同致病特点、发病机制，分别从风、毒、瘀论治银屑病，将虫类药分为祛风类、解毒类及活血化瘀类。

（一）祛风虫类药

银屑病是顽固性瘙痒性皮肤病，而痒自风来。外风袭表，夹杂他邪，造成气血阻滞肌肤，病久则营血亏虚，生风化燥，内、外风共致燥热之邪，使五脏功能失调，风邪贯穿此病的全过程。根据病程阶段的不同，风邪致病的临床表现常见于银屑病进行期的风热证，此时皮损鲜红，伴脱屑、瘙痒；银屑病静止期的风燥证，此时皮损斑块暗红、大小不一，皮肤干燥、皲裂，或呈苔藓样变，伴脱屑，剧烈瘙痒。治疗风邪致病的银屑病，应以风立论，从风论治，则祛风为基本治则。虫类药以治风为主，因其走窜剔透之性，内、外风皆可用之，多具有祛风、息风、通络的功效，临床上常用的有蝉蜕、僵蚕、乌梢蛇等。

蝉蜕具有透疹止痒、疏风止痉的功效，且蝉蜕质轻上浮，性善走表，偏于疏散外风，常与僵蚕合用。僵蚕具有祛风通络、息风止痉的作用，二药合用，可平息内风及疏散外风，共奏清热解毒凉血止痒之效。乌梢蛇可祛风定惊，通络止痉，张石顽谓"乌梢蛇，治诸风顽痹，皮肤不仁，风疹瘾疹，疥癣热毒"，故临床上多取乌梢蛇祛风通络之效，可用于治疗银屑病伴有风湿痹证者，以达通络止痛之功。乌梢蛇为祛风毒之要药，可搜风通络，与蜈蚣、全蝎合用，既息内风，又可搜经络之风，体现了从"风"论治银屑病的特色理论。

（二）解毒虫类药

凡对机体有严重影响，而致阴阳失调者，都称为"毒"。毒邪是银屑病的重要致病因素。如素体感外邪入里，进而化热，可使皮疹鲜红并瘙痒，形成风毒、热毒；或感寒湿之邪，皮疹暗红色淡，下肢偏重，则成寒毒、湿毒；或久病不愈，新血无养致瘀血生，形成瘀毒等。毒邪所致的银屑病，典型症状体现在进展期的红皮病型银屑病，临床表现为皮肤有灼热感，皮疹周身分布，颜色潮红或深红，呈大片样分布，上覆大量鳞屑，伴发热。治疗毒邪致病的银屑病，治以解毒之虫药，常用的解毒药有全蝎、蜈蚣等。

全蝎、蜈蚣药效类似，二者均有毒性，但更善解毒，均具攻毒散结、祛风止痛、通络止痉等作用，皆入肝经，二药常配伍使用，药对相须，可增解毒通络止痛之效。全蝎用于治疗慢性顽固性瘙痒性皮肤病，故可用于瘙痒剧烈、毒邪内生的银屑病。全蝎可托毒攻伐，又可息内、外表里之风，去除气血深在之毒，以除银屑病之顽固性瘙痒。古人认为蜈蚣"凡一切疮疡诸毒皆能消之"，亦常用于治疗银屑病。根据"病由毒生""久病必瘀"的理论，提出银屑病"毒蕴瘀结"的发病机制，并创立了蜈蚣败毒饮治疗，由蜈蚣、土茯苓、紫草、乌梢蛇、鬼箭羽、甘草组成。蜈蚣走窜力猛，行表达里，为君药，既可祛风又可解毒，且与乌梢蛇配伍可除经络之风，全方则有清热解毒、凉血祛瘀之效。由此方可观，虫类药的合理配伍治疗银屑病，颇能提高疗效，体现了从"毒"论治银屑病的特色理论。

（三）活血化瘀虫类药

银屑病与血瘀密切相关。因邪由外入，壅滞血脉，必然会引起四肢九窍病变，致血液运行不畅，形成瘀血，即为久病必瘀之证，血瘀是病久转化的结果。银屑病具有典型出血症状，符合血瘀证的表现。其典型表现为皮损色深暗红，皮疹浸润、肥厚，伴肌肤甲错，舌质紫黯。治疗血瘀证银屑病，治以化瘀之虫药，可选用土鳖虫、水蛭、虻虫等，多取虫类药的活血化瘀、软坚散结之效，用之使气血经络通畅，病情得到缓解。常选虫类药代表方剂大黄䗪虫丸，具有活血破瘀、通经消癥的作用。方中虫类药有䗪虫、水蛭、虻虫、蛴螬，其中䗪虫性咸寒，可入血，具有破血消肿、通经活络之效，与熟大黄共为君药，可通达三焦，破血逐瘀；而水蛭、虻虫、蛴螬则取活血通经、攻逐瘀血之功。与其他药物配伍以达清热祛瘀、滋阴润燥的作用，用于治疗血瘀证银屑病，可控制并改善该病的症状及体征，疗效颇佳，体现了从"瘀"论治银屑病的特色理论。

四、银屑病特色外治疗法

（一）外搽疗法

（1）三黄止痒散，药物组成：大黄、黄芩、黄柏、苦参，水调外用，可清热解毒，适用于进行期。

（2）全蝎膏，药物组成：全蝎、蜈蚣、冰片、凡士林，可润燥通络止痒，适用于稳定期或消退期。

（3）湿润烧伤膏，药物组成：黄连、黄柏、黄芩、地龙、罂粟壳、麻油，可解毒润燥，适用于红皮病型银屑病。

（4）消瘀软膏，药物组成：木瓜、栀子、大黄、蒲公英、黄柏、姜黄，蜜调外用，可消肿止痛，适用于关节病型银屑病。

（二）湿敷疗法

自制外洗方，药物组成：马齿苋、黄柏、苦参、龙胆草，煎汤湿敷，可清热凉血、燥湿解毒，适用于寻常型银屑病进行期、渗出明显者，或脓疱型银屑病。

（三）熏洗疗法

（1）银屑病1号方，药物组成：侧柏叶、白鲜皮、苦参、地肤子、生大黄、枯矾、芒硝、土槿皮、土茯苓、蜂房、花椒、百部、野菊花，用煮沸后产生的气雾进行全身熏蒸，可清热凉血，祛风除湿止痒，适用于寻常型银屑病偏于热证、阳证者。

（2）风湿1号方，药物组成：姜黄、羌活、白术、透骨草、海桐皮、当归、赤芍、桑枝、桂枝、独活、牛膝、细辛、红花、伸筋草、威灵仙，用煮沸后产生的气雾进行全身熏蒸，可温经通络，散寒除湿，适用于寻常型银屑病偏于寒证、阴证者，或关节病型银屑病。

（四）针罐疗法

（1）体针，取大椎、曲池、合谷、血海、三阴交、陶道、肩胛风、肝俞、脾俞穴。用泻法,留针 20~30 分钟,每日或隔日 1 次,适合于静止期和消退期。

(2) 刺络放血拔罐,取大椎、至阳、膈俞、肺俞、肾俞、委中等穴,先以三棱针点刺出血,再行拔罐疗法,留罐 10 分钟,隔日 1 次,以泻火解毒,适合于进行期。

(3) 走罐,用于皮损肥厚、面积大,位于肌肤丰厚处者。拔罐时先在所拔部位的皮肤或罐口上,涂一层全蝎膏或凡士林等润滑剂,再将罐拔住。然后做往返推动,致所拔部位的皮肤红润、充血,甚或瘀血时,将罐起下。每日或隔日 1 次,适合于斑块型银屑病。

(4) 火针,将毫针在酒精灯外焰烧灼至发红、发白,然后迅速在皮损局部进行点刺,破皮即止,做到"稳""准""快"。对于皮损较厚者,可刺入稍深。对于掌跖脓疱型银屑病患者,可以火针点刺脓疱部位,点刺后排出局部脓液,根据皮损恢复情况,一般每周 1~2 次,适合于寻常型银屑病皮损局限肥厚或局部呈苔藓样变者,亦可适用于掌跖脓疱型银屑病患者。

(五) 封包疗法

一般可先外搽具有治疗作用的各种软膏、乳膏,而后应用塑料薄膜贴敷。封包时间不宜过长,且边缘可不加以密封,或可在塑料薄膜上以针头散刺些通气孔,增加通气性,以免皮肤过敏。该疗法适用于皮损肥厚、干燥、脱屑处。

(黑龙江中医药大学附属第一医院)

华东地区

管汾"猛药去病"治疗银屑病

管汾　江苏省中医院研究员、教授、主任医师，曾担任江苏省中西医结合学会皮肤科专业委员会主任委员、江苏省中医药学会皮肤科专业委员会主任委员、全国中医皮肤美容专业委员会主任委员等。管汾教授于1974年创立了江苏省中医院皮肤科，研制了一系列皮肤科制剂，其中双藤合剂、白疕合剂、海艾散、黄芩油膏、加味黄芩油膏在临床用于治疗银屑病。管汾教授认为银屑病主因为热壅血络和阴伤血燥，故治疗原则总以清热凉血、养血润燥为主，按证候、病期不同而有所侧重，他还重视银屑病的外治。

一、顽疾还需猛药医

雷公藤的运用，是半个多世纪以来中药治疗皮肤病的一个重要发现。现代医学认为雷公藤有抗炎、免疫抑制、免疫调节、抗肿瘤等方面的作用。管汾教授结合现代医学研究，早在1979年就将雷公藤运用于银屑病的治疗中，并提出雷公藤因产地、用药部位、炮制方法、提取方法的不同，疗效有差异。管教授早期治疗银屑病用单味中药雷公藤，用量10~25 g，治疗后皮损变淡变薄，鳞屑减少，瘙痒明显减轻。后来在银屑病治疗中，还常配伍鸡血藤30 g，并加甘草以和胃，可减轻雷公藤副作用。即使出现轻微反应，经对症处理或暂停雷公藤治疗，不良反应便很快消失。即使这样，管教授还要求患者每月查血常规及肝肾功能。临床治疗银屑病，除传统的含雷公藤水煎剂外，目前临床主要用雷公藤多苷片（10 mg/片），一般成人用量为每日60~80 mg，分3~4次口服，多用于治疗脓疱型、红皮病型及关节病型银屑病，也可用于寻常型银屑病的急性进行期。雷公藤治疗关节病型银屑病疗效较好，可明显减轻关节疼痛，但对关节畸形无效；对脓疱型、红皮病型银屑病，轻者可单独使用，严重者必须配合其他药物治疗。为进一步探索雷公藤制剂的疗效，管教授在雷公藤的基础上添加鸡血藤和甘草，制成"双藤合剂"和"双藤Ⅱ合剂"，观察治疗银屑病193例。"双藤合剂"和"双藤Ⅱ合剂"的区别在于"双藤合剂"是雷公藤乙醇浸剂，"双藤Ⅱ合剂"是雷公藤水煎剂，两者用药比例相同，皆为每100 mL 药中含雷公藤、鸡血藤各50 g、甘草10 g。使用方法为每次口服50 mL，每日两次，30 天为1 个疗程，连用1~2 个疗程。结果是"双藤合剂"有效率为86.20%，"双藤Ⅱ合剂"有效率为72.72%。管教授首创"双藤合剂"治疗银屑病的理念至今仍对银屑病等顽固性皮肤病的治疗有指导意义。

不仅如此，管教授还明确指出，雷公藤应去皮用根，药物的产地对疗效也有影响，如福建建宁产的雷公藤疗效好、副作用小，而安徽产的雷公藤疗效差、副作用大，他主动提醒药剂科采购人员一定要采购福建的药材。从中医理论来看，菝葜、山豆根、雷公藤这些药物对银屑病起"祛邪"作用，可能会伤害人体"正气"，所以在用药时，加用一些扶助正气、补肾生髓的药物，如黄芪、人参、沙参、白术、麦冬、鸡血藤等，可减少不良反应的发生。应用这种"祛邪扶正"法治疗银屑病效果好，副作用小。因此根据中西医理论的指导，管教授在使用菝葜、山豆根、雷公藤等抗癌中草药治疗银屑病时，常配合使用有升白细胞作用的养血补血药如丹参、鸡血藤等，针对消化道的刺激反应，则佐以甘草、陈皮等和胃舒中之剂，既保证了疗效，又减少了副作用，充分体现了运用中西医理论共同治疗疾病的优越性。

二、管汾辨证论治银屑病

管教授认为银屑病发作即为血分伏热、外邪侵袭、邪郁化火致血热壅盛，病久耗伤阴血致阴虚血燥，络脉不通致气血凝滞，脏腑功能失调致营卫不和，辨证将其分为风盛血热、风热血燥、热毒夹湿、风湿阻络、热盛伤阴、冲任不调六大证型，指导临床中医治疗获得了良效。

（一）风盛血热证

【证候表现】损害发展较快，不断扩大并出现新疹。疹色鲜红，鳞屑厚积，点状出血现象明显。瘙痒难忍。伴心烦、口干、小便短赤、大便秘结等。舌红，苔黄，脉弦或滑数。本证相当于西医的进行期银屑病。
【治法】清热、凉血、祛风。

银屑病

【方剂】土槐饮加减。

【药物组成】土茯苓、生槐花、白茅根、生地黄、牡丹皮、紫草、当归、何首乌、蝉蜕、薄荷、白鲜皮、生甘草等。

【病案举例】

患者，男，26岁。

现病史：患者一周前因扁桃体炎而发烧，次日即见皮肤有少数小块红斑，自觉瘙痒。后红斑日趋增多，伴脱屑。过去无类似病史，此次发病前亦无特殊饮食或用药史。

查体：全身除头面外均有散在绿豆至分币大小浸润性红斑，表面覆银白色皮屑，抓刮后层层脱落，其下露红色点状出血，舌红，苔薄。

西医诊断：银屑病。

中医辨证：风盛血热。

治法：清热凉血祛风。

方药：土槐饮加减。

药物组成：土茯苓30 g，生槐花30 g，蒲公英30 g，生地黄15 g，牡丹皮9 g，当归9 g，大胡麻9 g，何首乌9 g，蜂房6 g，蝉蜕5 g，生甘草3 g。局部外涂加味黄连膏。

二诊：皮色明显变淡，鳞屑少见，继以原方加减。共诊五次，皮疹消退殆尽，留色素脱失斑，嘱续服成药白疕合剂巩固疗效。

按语：本例患者属于风盛血热型，典型病例，病程较短，辨证正确，内服配合局部外涂加味黄连膏，效果较好。控制病情后予院内制剂继续治疗。

(二) 风热血燥证

【证候表现】皮疹稳定或有消退现象，潮红及鳞屑显著减少，瘙痒不甚。舌质淡红，苔薄白，脉细濡或沉细。本证相当于西医的静止期或退行期银屑病。

【治法】养血、滋阴、润燥。

【方剂】养血润肤饮加减。

【药物组成】当归、丹参、生地黄、熟地黄、玄参、何首乌、天冬、麦冬、火麻仁、蝉蜕、桑叶、生甘草等。

【加减应用】若病邪稽留时久，损害浸润肥厚，色黯红，舌质暗紫或见瘀点，脉涩或细缓者，则需酌加活血化瘀、行气通络之品，如鸡血藤、川芎、桃仁、红花、三棱、莪术、香附、枳壳、陈皮等。

（三）热毒夹湿证

【证候表现】除具有典型的银屑病皮疹外，常伴有多数大小不等的浅在性、无菌性脓疱。损害好发于掌跖部，亦有泛发全身者。重者伴发热、口渴、尿黄、便结等全身症状。舌红，苔黄或带灰黑苔，脉弦或滑数。

【治法】清热、解毒、利湿。

【方剂】黄连解毒汤合五神汤加减。

【药物组成】黄连、黄芩、黄柏、紫花地丁、大青叶、金银花、车前子、泽泻、薏苡仁、淡竹叶、蚕沙等。

（四）风湿阻络证

【证候表现】本证可侵犯关节，尤以指趾、颈椎、骶髂关节呈类风湿性关节炎样病变。关节肿胀疼痛，活动受限，甚至僵硬畸形，弯曲不能伸直。舌淡，苔薄白腻，脉弦滑或濡。本证常可与热毒夹湿证并发。

【治法】活血通络，祛风除湿。

【方剂】独活寄生汤加减。

【药物组成】独活、桑寄生、秦艽、防风、桂枝、杜仲、牛膝、当归、川芎、白芍、茯苓、甘草等。

（五）热盛阴伤证

【证候表现】相当于红皮病型银屑病。全身皮肤呈弥漫性潮红，按之灼热，鳞屑呈大片脱落，病久者皮损浸润肥厚，伴轻重不等的发热、畏寒、心烦、口渴、溲黄赤、大便干结等。舌质红绛，无苔，或有裂纹，脉滑数。

【治法】清营、凉血、养阴。

【方剂】清营汤、滋燥养营汤加减。

【药物组成】生石膏、生地黄、知母、黄连、玄参、人中黄、天冬、麦冬、淡竹叶、连翘、生甘草等。

【病案举例】

患者，女，36岁。

现病史：患银屑病十余年，一周前不明原因全身皮肤瘙痒，自行外用民间药膏后，出现全身皮肤潮红，大量鳞屑脱落，发热，心烦口渴，小便黄，大便干结。舌质红绛，无苔，脉数。

查体：全身泛发钱币状红斑，浸润肥厚，上覆白色鳞屑，抓后有点状出血现象，双下肢红斑、脱屑明显，肿胀。

治法：清热凉血。

中医诊断：红皮病型银屑病。

西医诊断：白疕红皮。

方药：犀角地黄汤合清营汤加减。

药物组成：水牛角30 g，生石膏15 g（先煎），知母10 g，生地黄15 g，赤芍12 g，牡丹皮10 g，黄芩10 g，凌霄花10 g，金银花12 g，板蓝根15 g。

方中生石膏先煎，余药加入，水煎服2次，每日1剂。两周后体温正常，皮色变淡，鳞屑减少，肿胀消退，门诊继续治疗。

按语：该患者症候特点为斑疹色红和皮肤瘙痒，这也是辨证之关键。《诸病源候论》记载："风瘙痒者，是体虚受风，风入腠理，与血气相搏，而俱往来在于皮肤之间。邪气微，不能冲击为痛，故但瘙痒也。"《外科大成》"诸痒"曰："诸疮痛痒，皆属于火。"故立清热凉血为其治疗基本原则。《素问》"至真要大论"曰："热淫于内，治以咸寒，佐以甘苦。"叶天士《温热论》曰："入血就恐耗血动血，直须凉血散血。"主选方剂为犀角地黄汤合清营汤加减。方中水牛角苦、咸，性寒，清热凉血解毒，为君药；生石膏、知母、生地黄、赤芍、牡丹皮清热凉血。虽然有人认为生石膏过于寒凉，易伤脾胃，不宜多用，但生石膏在治疗红皮病型银屑病患者时，不必有过多顾虑，知母养阴清热，助生石膏清热之功。

（六）冲任不调证

【证候表现】本证以妇女为多见。皮疹在怀孕期间可减轻或消失，但产后又可复发或加重，平素有月经不调史。

【治法】调摄冲任，祛风润燥。

【方剂】二仙汤、四物汤加减。

【药物组成】当归、赤芍、熟地黄、制何首乌、仙茅、淫羊藿、菟丝子、巴戟天、苍耳子、徐长卿等。

三、白疕合剂治疗银屑病

管教授认为银屑病不论何故所致，其发病机制不外乎热壅血络或阴伤血燥两个方面，故银屑病的治则总以清热凉血、养血润燥为主，按证候、病期不同而有所侧重。常用药物：清热凉血者，有土茯苓、生槐花、生石膏、蒲公英、板蓝根、大青叶、忍冬藤、牡丹皮、黄柏等，用量为 10～30 g；养血润肤者，有当归、生地黄、鸡血藤、制何首乌、黄精、天冬、麦冬、大胡麻、丹参等，用量为 6～15 g。又因瘙痒之故，均需酌加祛风止痒之品，如麻黄、桂枝、防风、蝉蜕、苦参、白鲜皮、蜂房、蜈蚣、全蝎、乌梢蛇等，用量为 1.5～9 g。慢性浸润肥厚并局限性者，可加用活血软坚之品，如三棱、莪术、穿山甲、皂角刺等，用量为 6～9 g。根据上述治疗原则，管教授研制了中成药白疕合剂，在临床试验中，治疗银屑病 142 例，总有效率为 83.8%。白疕合剂作为院内制剂，目前还在江苏省中医院门诊使用，快捷方便，深受患者的欢迎。

【病案举例】

患者李某四年前曾患银屑病，经治痊愈。两个月前，因食鱼后全身皮肤作痒，出现较多丘疹、红斑，上有白屑，检查见全身散在分布中等数量的点滴或分币状红斑，浸润肥厚，上覆白色鳞屑，抓后有血露现象。诊断为血热型白疕，给予白疕合剂 2 瓶内服，外用加味黄连膏。二诊时，皮损色淡，鳞屑减少，痒轻。共服 20 瓶（每瓶 250 mL），皮疹全部消退，留色素沉着斑，临床痊愈。

四、外用黄芩油膏、加味黄芩油膏治疗银屑病

管教授不但重视银屑病内治，还很重视外治。根据《金匮要略》中浸淫疮用"黄连粉"治疗的思想，江苏省中医院用黄连研末加凡士林调制而成的中药油膏黄连膏，对湿疹有明显疗效，后因黄连一度药源紧张改用黄芩，并一直沿用到今天。后来又用黄连膏加枯矾、青黛等制成加味黄连膏（现为加味黄芩油膏）可以治疗银屑病、慢性湿疹等皮肤病。江苏省中医院到目前为止，黄芩油膏、加味黄芩油膏一直被外用治疗银屑病，尤其是慢性斑块型银屑病。

管教授认为银屑病发病乃是血热风盛、瘀血阻滞所致，治宜清热凉血化瘀。黄芩味苦，性寒；枯矾酸涩，性寒；青黛味咸，性寒，诸药皆有清热解毒凉血之功。轻粉味辛，性寒；冰片味辛苦，性凉，有散热止痒之效。

银屑病慢性期形成肥厚性斑块，临床顽固难治，严重影响生活质量。除了外搽药膏，皮肤封包也是皮肤病外治法的一种，封包可显著提高药物效能。我们用黄芩油膏、加味黄芩油膏局部封包治疗慢性斑块型银屑病，都取

得了满意的疗效，临床未发现明显的不良反应，仅少数病例在封包过程中，局部略有瘙痒不适感，一旦去除封包膜不适症状会消失。

五、海艾汤外洗治疗头部银屑病

海艾汤药用艾叶、菊花、薄荷、藁本、蔓荆子、荆芥、防风、藿香、甘松各6 g，加水浸泡然后以文火煎沸两次，两煎混合过滤，待药液温度降至常温，用小毛巾浸洗，反复轻轻揉搓头皮。海艾汤出自《外科正宗》："油风乃血虚不能随气荣养肌肤，故毛发根空，脱落成片，皮肤光亮，痒如虫行……外以海艾汤熏洗并效。"海艾汤是古代中医外科常用外洗方剂之一，我们应用海艾汤外洗治疗头部银屑病，方中多味中药有祛风止痒之功，尤以荆芥、防风、薄荷、菊花明显。艾叶有温经止血之功，起到抗真菌、抗细菌、抑制血小板聚集、止血、抗过敏作用。

头部是银屑病好发部位，头部银屑病表现为红斑、鳞屑、束状发，红斑可扩展至发际外，有时瘙痒，顽固不易治疗，严重影响患者形象，给患者的日常生活和工作带来很大的精神压力。管教授用海艾汤外洗治疗头部银屑病，取得了很好的疗效，无副作用，曾经做成院内制剂。

六、银屑病的预防

管教授指出银屑病的预防，就是采取一定的措施防止疾病的发生与发展。《素问》就已提出"不治已病治未病"的预防医学思想，除了预防以外，对既病后的调理及注意事项也很重视。现分述如下。

（一）注意气候的变化

《外科正宗》云："再顺天时……冬寒须避起居常要温和。"这说明无论在平时生活中，或者已经发生银屑病以后，都要注意适应自然界气候的变化，以预防疾病的发生或加剧。

（二）强调情志安定

情志内伤引起疾病的发生，古人早有深刻认识。如《素问》"举痛论"中所说"怒则气上，喜则气缓，悲则气消，恐则气下"，说明很多疾病起因于情志改变。不但平时要情志安定，就是患病以后，亦当注意。医务人员和亲属也应注意患者的情绪，不能给予不良刺激。

（三）饮食之宜忌

银屑病的发生与饮食关系是十分密切的，而且饮食的宜忌对疾病的演变、转归也是一个重要的因素。应避免刺激性食物，如酒、辣椒、咖啡等，以减少患者情绪上的过度兴奋，还要限制脂肪的摄入量。一般说来，鸡、鸭、鹅、鱼、虾、蟹等海腥之物，皆能动风生痒，故银屑病患者瘙痒时不宜食之。此外，葱、蒜、姜、辣、酒等辛热之品，对湿热型银屑病，亦以少食或不食为宜。

（四）注意休息及安静

一些病情严重的银屑病患者，需要适当的休息和安静的环境。《外科精义》记述"于患人左右，止息烦杂，切忌打触器物，诸恶音声，争辩是非，咒骂斗殴"，强调了患者休息环境的安静，对恢复健康是很重要的。

（五）重视身体的锻炼

汉代名医华佗，根据"流水不腐，户枢不蠹"的原理，创造了名为"五禽戏"的健身运动。指出人体通过运动，可以使关节舒利、气血畅通，以减少疾病的发生。

（六）既病防变

古代医家不仅强调未病先防，而且也很重视得病后要及时治疗，以防疾病发展与传变。外邪侵犯人体，可由表入里，由浅入深，使病情逐步加重。因此，对银屑病要做到早期诊断和及时治疗，以防其变。

（江苏省中医院）

马绍尧"从肝论治"银屑病经验

马绍尧 教授，上海中医药大学附属龙华医院主任医师，上海市名中医，全国名老中医传承工作室指导老师，第三、第五、第六批全国老中医药

银屑病

专家学术经验继承人指导老师，上海市中医药学会皮肤科分会顾问，中国中西医结合学会皮肤性病专业委员会、世界中医药学会联合会皮肤科专业委员会顾问。马绍尧教授认为应"从肝论治"银屑病。

一、从肝论治银屑病的理论渊源

马绍尧教授认为银屑病是全身系统性疾病，外伤皮肤，内伤脏腑，与五脏均有关系，尤以"肝"的关系最为密切。

其一，与先天禀赋有关，就临床所见，"阴虚火旺"者多，可能与遗传有关。当然，现代生活紧张，工作压力大，睡眠减少，情绪易波动，容易发火动怒，内外结合，易于发病。

其二，精神受到刺激，情绪抑郁，肝气不和，以致横逆或郁结，女性患病的多；气滞郁结日久化火，或肝经蕴热，发病较快，皮疹广泛；若失眠或少眠，心神不定，以致心肝火旺，皮疹多而色红，易于出血。

其三，工作紧张，日夜劳累，或疾病日久，损耗阴血，心主血，肝藏血，心肝血虚，则面白神疲，皮疹暗而脱屑多，指甲干枯，或有凹陷，灰白增厚。

其四，幼时瘦弱，肺气不足，易致肝火犯肺，或称木火刑金。肺主皮毛，肺弱则卫气不固，风邪易于侵入。临证所见，因感冒、上呼吸道感染、扁桃体炎而诱发皮疹者很多，呈点滴状，出血点少，尤以儿童多见。

其五，肝的疏泄，有助脾胃的运化，气机的升降；肝的气机不利，脾气当升不升，胃气当降不降，以致形成"肝脾不和"或"肝胃不和"。

其六，肝与肾是子母之脏，肝肾同源，肾阴虚亏，水不涵木，肝阴不足，则肝阳偏旺，引发肝火、肝风，病情更为复杂。且肝肾不足者，多伴有关节炎或骨骼的实质性损伤。

其七，肝为风木之脏，体阴而用阳，血虚则生燥生风，故《黄帝内经》说"诸风掉眩，皆属于肝""风客淫气""邪伤肝也"。张景岳《类经》加以解释"淫气者，阴阳之乱气也，表不和则风邪客之，风木生火，淫气化热，热则伤阴，精乃消亡。风邪通于肝，故必先伤肝也。然风为百病之始，故凡病因于外而内连五脏者，皆由乎风也"。由此可见，环境的改变，季节的转换，皆可引动风邪，伤及于肝。临床所见，北方银屑病多，秋冬寒冷干燥复发的也多，皆与风邪相关。也有外风引动内风，该病与"中风"一并发病者。

综上所述，根据中医理论和现代临床观察提出"从肝论治银屑病"是有充分理由的。

二、从肝论治银屑病九法的辨证方药

（一）肝火旺盛血热证

【证候表现】常见于进行期。多呈急性发作，红斑、丘疹迅速增多，颜色鲜红，鳞屑较多，抓之疏松易脱，点状出血明显，或伴有瘙痒，夜眠不安，咽喉疼痛，大便干结，小便黄赤。舌红，尖有刺，苔薄黄，脉弦滑或数。

【治法】疏肝泻火，凉血清热解毒。

【方剂】丹栀逍遥散、犀角地黄汤、黄连解毒汤加减。

【常用中药】牡丹皮、赤芍、生地黄、柴胡、黄芩、黄连、水牛角、板蓝根、白茅根、白花舌蛇草、香附。

【加减应用】伴头痛、发热者，加葛根、桔梗；大便干结加龙葵、全瓜蒌；小便黄赤，加土茯苓、车前草；皮疹瘙痒，加白鲜皮、苦参；出血点多，加生槐花、大蓟、小蓟；纳食不香，加谷芽、麦芽、焦六曲；夜眠不安，加首乌藤、珍珠母。

（二）肝郁气滞血瘀证

【证候表现】常见于稳定期。皮疹较厚，颜色由鲜红转为暗红或紫褐，脱屑渐少，出血不明显，多伴有精神不振，心绪不安，情志抑郁，胸胁不适，或月经不调，夜眠梦多。舌紫黯或有瘀点、瘀斑，苔薄，脉沉细或缓涩。

【治法】疏肝解郁，清火理气，活血化瘀。

【方剂】逍遥散、桃红四物汤、丹参饮加减。

【常用药物】柴胡、当归、赤芍、白芍、生地黄、熟地黄、桃仁、红花、丹参、莪术、虎杖、板蓝根、土茯苓。

【加减应用】皮肤肥厚，加夏枯草、石见穿；头部皮疹多，加川芎、蒺藜；小腿损伤多，加泽兰、积雪草；月经不畅夹有血块，加益母草、王不留行；胸胁不适，加香附、枳壳；夜眠不安，加首乌藤、酸枣仁。

（三）肝阴（血）不足血燥证

【证候表现】常见于消退期，或病情较久的患者，皮疹消退缓慢，中心部位色素减退或色素稍沉着，四周较明显，有的融合成片，或四周浸润，鳞屑不易剥脱。或伴有消瘦乏力，月经量少色淡。舌质淡红，苔薄，脉沉细。

【治法】补肝养血，祛风润燥。

【方剂】四物汤、补肝汤、柴胡清肝饮加减。

【常用药物】熟地黄、当归、赤芍、白芍、牡丹皮、鸡血藤、金银花、连翘、柴胡、黄芩、白花蛇舌草、蛇莓、蛇六谷。

【加减应用】色素减退，加茜草、旱莲草；色素沉着，加白鲜皮、仙鹤草；干燥瘙痒，加黄芪、防风、白术；月经量少，加制首乌、阿胶珠；夜眠不安，加龟甲、牡蛎。

（四）肝脾失和湿热证

【证候表现】常见于渗出性银屑病，皮疹多见于腋下、乳房下、大腿内侧、会阴等处，红斑湿润，或有流汁，鳞屑较薄，结痂黏腻。或伴有口苦纳呆，偶有泛恶，胃胀腹满，大便溏薄，小便黄清，瘙痒甚。舌质红，苔薄腻或黄腻，脉滑数或濡数。

【治法】疏肝健脾，清热利湿。

【方剂】小柴胡汤、参苓白术散、猪苓汤加减。

【常用药物】柴胡、黄芩、银花、党参、白术、土茯苓、猪苓、泽泻、苍术、黄柏、薏苡仁、六一散。

【加减应用】纳呆泛恶，加鸡内金、姜半夏、陈皮；胃胀腹满，加煨木香，砂仁壳、大腹皮；大便溏薄，加山药、焦扁豆、马齿苋；小便黄清，加石韦、地肤子、玉米须；瘙痒重者，加白鲜皮、蒺藜、皂角刺。

（五）肝火犯肺风热证

【证候表现】常见于性情急躁，多言多动，易于感冒的患者。皮疹突然发作，呈点滴状，数量多，出血不明显，鳞屑较多，易于剥脱，皮肤瘙痒。常伴有怕冷发热，咽干喉痛，骨节酸楚，或有汗，或无汗，大便干结，小便黄赤。舌质红，苔薄黄或薄白，脉浮数。

【治法】泻肝经火，祛风清热，润肤止痒。

【方剂】泻青丸、桑菊饮、银翘散加减。

【常用药物】龙胆草、栀子、防风、桑叶、菊花、金银花、连翘、白鲜皮、牛蒡子、蝉蜕、紫草、生甘草。

【加减应用】怕冷无汗，加麻黄、桂枝；咽干喉痛，加桔梗、山豆根；

骨节酸楚，加羌活、独活、忍冬藤；大便干结，加火麻仁、全瓜蒌；小便黄赤，加萆薢、车前子、冬瓜皮。

（六）肝肾不足，冲任失调证

【证候表现】常见于中老年久病不愈女性患者。皮疹颜色多呈淡红或暗红，鳞屑薄而脱落，不甚瘙痒。多伴有头晕耳鸣，腰酸肢软，月经不调，带下增多。舌胖，边有齿印，舌质淡红，苔薄，脉濡细或滑数。

【治法】补益肝肾，调理冲任，益肾水，清肝木。

【方剂】滋水清肝散、二仙汤加减。

【常用药物】生地黄、熟地黄、知母、黄柏、当归、仙茅、淫羊藿。

【加减应用】头昏耳鸣，加菊花、石决明；腰酸肢软，加炙狗脊、山茱萸；阳痿遗精，加锁阳、金锁固精丸；妊娠，加白鲜皮、苦参（不内服，只外洗）；经少带多，加益母草、墓头回。

（七）肝心火旺，热毒炽盛证

【证候表现】常见于红皮病型银屑病。多由于内服外搽激素类药物，突然停用，或急性进行期应用刺激药物而引起。红斑迅速扩大，或相互融合，以致全身大部分皮肤，弥漫性潮红或呈暗红色，肿胀，脱屑很多，仅有少量正常皮肤存在，甚至毛发脱落，指（趾）甲灰暗、混浊、增厚、变形。急性期伴有寒战高热、怕冷、头痛、关节疼痛，大便干结，小便黄赤。舌质红绛，苔黄腻或黄糙，脉弦滑数。可反复发作，迁延数月。

【治法】泻火凉血，清热解毒。

【方剂】清瘟败毒饮加减。

【常用药物】羚羊角、鲜地黄、赤芍、牡丹皮、黄芩、黄连、板蓝根、生石膏、金银花、连翘、蒲公英。

【加减应用】头痛、关节痛，加升麻、野菊花；大便干结，加生大黄、瓜蒌仁；小便黄赤，加滑石、车前子。

（八）肝虚风寒湿痹证

【证候表现】此证常见于关节病型银屑病。多见于中老年人，先有多年皮疹，而后关节酸痛，累及大小各个关节。急性期关节红肿疼痛，先指（趾）关节明显，逐渐影响大关节，日久骨质破坏，关节强硬。少数伴有脓疱或红皮病样皮疹。舌红，苔薄，脉浮滑或濡数。

【治法】散风祛湿清热，养血活血通络。

【方剂】独活寄生汤加减。

【常用药物】独活、熟地黄、当归、赤芍、川芎、秦艽、防风、茯苓、川牛膝、忍冬藤、白花蛇舌草。

【加减应用】脓疱，加黄芩、黄连、板蓝根；伴红皮病，加鲜地黄、水牛角、紫草；皮肤糜烂流滋，加萆薢、土茯苓、车前草；发热咽痛，加板蓝根、山豆根、白茅根；关节活动不利，加鸡血藤、虎杖、乌梢蛇；缓解期低热不退，加青蒿、桑白皮、地骨皮；头晕乏力，加枸杞子、女贞子、桑椹；行动不便，加桂枝、桑枝。

（九）肝火湿热毒炽证

【证候表现】常见于脓疱型银屑病，多在寻常型银屑病皮损上，突起密集针头到粟米大小的浅在性脓疱，呈黄白色，表面覆有少量鳞屑，脓疱迅速扩大成片，可在数天泛发全身，脓疱破裂，糜烂渗液，以后干涸结痂。周期性发作，指（趾）甲下有脓，则甲板破裂、分离、萎缩。伴有寒战、高热等全身症状。有的皮疹较少，症状较轻，呈亚急性或慢性过程，有的仅出现在手掌和足底部，称掌跖脓疱型银屑病。

【治法】泻火凉血，清热化湿解毒。

【方剂】犀角地黄汤、清营汤、龙胆泻肝汤加减。

【常用药物】水牛角、生地黄、赤芍、牡丹皮、玄参、金银花、连翘、龙胆草、黄芩、黄连、蒲公英、车前草。

【加减应用】高热汗出口渴，加生石膏、粳米；糜烂渗出，加泽泻、木通；皮疹瘙痒，加白鲜皮、苦参；亚急性者，减去生地黄、赤芍、牡丹皮；慢性或局限性掌跖部脓疱，减去水牛角、生地黄、赤芍、牡丹皮、黄连，加苍术、黄柏、藿香；后期或反复发作，病久耗伤阴液，则应益气养阴，凉血清热利湿，药用生黄芪、北沙参、紫草、白花蛇舌草、土茯苓、薏苡仁、板蓝根、车前子、生甘草。

三、从肝论治银屑病的临证经验举隅

【药对举例】

（1）水牛角、生地黄：凉血解毒、滋阴泻火。二药相伍，由犀角地黄

汤衍化而来，其中水牛角味苦、咸，性寒，与犀牛角性味相同，药理作用相似，故可代之；生地黄味甘、苦，性寒，二药均入心、肝、肾经。生地黄清热泻火、生津凉血力强，水牛角凉血解毒功效最佳，二药伍用，相得益彰，清热凉血、泻火解毒之力俱增，可治疗银屑病等斑疹色红、灼热痒痛诸症，且二药用量宜大，均取 30 g 功效为佳。

（2）紫草、茜草：凉血活血、解毒化斑。二药均入肝经，其中紫草专入血分，长于清血分热毒，有清热凉血、解毒化斑的作用；而茜草既能凉血止血，又能活血祛瘀，以行为要。二药伍用，凉血而不伤正，活血而不留瘀，善治银屑病皮疹色红灼热或皮疹肥厚难消。

（3）苏木、丹参：凉血清心，行气化瘀。二药均入心、肝经，丹参味苦色赤，性平而降，入走血分，既能活血化瘀，又能清心除烦，现代药理研究更示其具有扩张动脉、增加血流量、改善微循环的作用；而苏木可走可散，为理气行血之品，按治风先治血之理，其可治疗皮肤瘙痒诸症，二药参合，相互促进，可增强行气活血之力。对白疕之红斑，抓之易有露滴样出血，瘙痒不适等症具有佳效。

【病案举例】

病例 1：患者，女，48 岁，2003 年 11 月 19 日初诊。

主诉：全身皮疹瘙痒反复 2 年。

现病史：2 年前无明显诱因双侧肘底部出现甲盖大小皮疹，伴白色鳞屑，渐渐增多，累及头皮、躯干，伴瘙痒，皮疹冬重夏轻，屡治不愈，近 1 个月加重，伴纳食欠馨、口干口苦、大便干结、心烦失眠。

查体：头面、躯干、四肢密集点滴、钱币状红斑、丘疹，覆有白色蛎壳状鳞屑，刮除鳞屑可见薄膜与筛状出血点，舌质红，苔薄黄，脉弦数。

西医诊断：寻常型银屑病（进行期）。

中医诊断：白疕。

辨证：肝郁血热。

治法：疏肝清热，凉血解毒。

药物组成：水牛角 30 g（先煎），生地黄 30 g，赤芍 9 g，牡丹皮 9 g，紫草 15 g，茜草 15 g，板蓝根 30 g，白茅根 30 g，柴胡 9 g，黄芩 9 g，白鲜皮 15 g，苦参 10 g，土茯苓 30 g，半枝莲 15 g，焦神曲 15 g（包），生甘草 6 g。

外用青黛膏、黄连素冷霜交替外搽，每日 3~4 次，嘱注意保暖，防止感冒，饮食忌牛、羊肉及辛辣刺激之品。

二诊：服药 14 剂后，皮疹新发不多，瘙痒亦减，但鳞屑仍厚实，大便转畅，夜寐转安，上方去白鲜皮、苦参，加丹参 30 g，苏木 9 g，虎杖 30 g 以活血解毒。

三诊：服药 14 剂，皮疹开始消退，色泽转淡红，鳞屑减薄，纳便正常，夜寐安，上方再加鸡血藤 30 g 以活血通络。

四诊：服药 28 剂，皮疹基本消退，躯干、四肢仅见淡褐色色素沉着斑，几无瘙痒，上方去水牛角、板蓝根、半枝莲，加熟地黄 15 g，制黄精 15 g，续进 2 周以滋阴润燥巩固治疗。

按语：本例肝郁血热证白疕，相当于银屑病进展期。方中水牛角、生地黄、赤芍、牡丹皮凉血解毒；柴胡、黄芩疏肝清热，配合板蓝根、白茅根、半枝莲、紫草清解热毒；茜草行气活血凉血，更以白鲜皮、苦参、土茯苓除湿止痒；再佐以焦神曲、甘草和中护胃，调和诸药，共奏疏肝清热、凉血解毒之功，终获疹退痒止之效。

病例 2：患者，男，58 岁，2004 年 7 月 30 日初诊。

主诉：全身红斑鳞屑反复 10 年，伴脓疱 1 个月。

现病史：全身红斑鳞屑反复 10 年，皮疹自头皮开始，渐及四肢、躯干，反复发作，伴有瘙痒，曾予复方氨肽素片等治疗，症情迁延，2004 年 7 月因感冒高热，诱发皮损，且指甲下出现脓疱，在外院急诊留观，予以先锋霉素、林可霉素抗炎，解热镇痛药等对症处理，症情未有缓解，近 1 周来脓疱泛发全身，伴皮肤弥漫性红肿、畏寒高热、恶心纳差、心烦失眠、消瘦虚弱、小溲短赤、大便干结，由急诊送入病房。

查体：体温 39 ℃，脉搏 124 次/分，神清，营养状况欠佳，全身皮肤弥漫性潮红肿胀，颜面、躯干、四肢密集粟粒状脓疱，部分融合成脓湖，指（趾）甲游离缘翘起，可见甲床积脓，毛发稀疏，血常规化验示白细胞总数 2.2×10^9/L，中性粒细胞百分比 90%，舌质红绛，苔光，可见沟状回纹，脉弦数。

西医诊断：急性泛发性脓疱型银屑病。

中医诊断：白疕。

辨证：脓毒炽盛。

治法：清心泻肝，凉血解毒。

药物组成：羚羊角粉 0.6 g（冲），生地黄 30 g，牡丹皮 12 g，赤芍 12 g，紫草 15 g，板蓝根 30 g，白茅根 30 g，白花蛇舌草 30 g，蛇六谷 30 g

（先煎），蛇莓 30 g，车前子 12 g（包），土茯苓 30 g，玄参 15 g，天花粉 12 g，生甘草 3 g。

局部外搽清凉油乳剂，配合对症支持治疗及给予甲泼尼松 40 mg/d 静脉点滴综合治疗。

二诊：服药 7 剂，体温降至正常，新发脓疱减少，续服 14 剂，食欲亦增，精神好转，心烦口渴，大便干结，皮肤红肿诸症明显减轻，但仍有口干口苦，神疲乏力，动则汗出，于上方去羚羊角粉、车前子，加地骨皮 15 g，玉竹 12 g，天冬、麦冬各 9 g。继予综合治疗，激素由静脉注射改为口服泼尼松 30 mg/d。

三诊：服前药 14 剂后，病情持续好转，颜面、躯干脓疱俱消，四肢脓疱亦干涸结痂，全身弥漫性红斑色泽变暗，舌红，无苔，脉细数。证属热毒伤阴耗气，拟益气养阴，兼清余邪。处方：太子参 15 g，南沙参、北沙参各 15 g，玄参 15 g，生地黄 30 g，生黄芪 15 g，紫草 15 g，茜草 15 g，蒲公英 30 g，金银花 15 g，白花蛇舌草 30 g，玉竹 12 g，薏苡仁 30 g，生甘草 6 g。继予激素减量，对于干涸结痂的皮肤予以青黛膏外搽。

四诊：服上方 28 剂后，皮疹基本消退。躯干、肢体皮损色泽暗红，颜面皮肤近乎正常，无瘙痒等不适，纳便均调，寐安身轻。激素减至维持量。临床基本痊愈，予以出院。

按语：该患者证属心肝火炽，兼感毒邪，郁火流窜，入于营血而致脓毒炽盛，气血两燔。方中羚羊角粉、紫草、白茅根、板蓝根、白花蛇舌草、蛇莓、蛇六谷大剂凉血清热解毒，生地黄、赤芍、牡丹皮、玄参、天花粉凉血养阴，再佐以车前子、土茯苓除湿利水消肿。诸药配合，共奏清心泻肝（火）、凉血解毒之功，以使体温下降，脓疱终止，皮肤红肿俱消。二诊时兼见毒热伤阴之证，则于方中加入玉竹、天冬、麦冬、地骨皮以养阴清热；三诊时鉴于舌红无苔，脉细数，气阴两虚之象益甚，则改拟益气养阴，兼清余邪（热），以太子参、南沙参、北沙参、玄参、玉竹、生地黄养阴清热，生黄芪益气扶正，配以蒲公英、金银花、白花蛇舌草以解毒除邪，终使皮疹俱消而获愈。

（李燕娜）

鲁贤昌论治银屑病经验

鲁贤昌　浙江省中医院主任医师、教授，第三批全国老中医药专家学术经验继承人指导老师，从事中医外科临床、教研工作50余年。鲁教授师从"余氏外科"流派创始人余步卿，擅治中医外科疮疡诸症，发展了余氏外科学术思想在中医外科、皮科、乳腺科、风湿性疾病中的应用，结合异病同治、同病异治思想，将疮疡诊治经验用于银屑病诊治，同时结合银屑病本病特质，遣方用药，异曲同工，收效颇丰。

一、银屑病论治，可法疮疡

鲁贤昌教授认为银屑病和疮疡发病病机有类似之处，疮疡多是火毒为患，极易耗津伤液，银屑病则因内外合邪，热壅血络，病久则夺津灼液，阴血内耗，故银屑病的辨证论治可法疮疡。

1. 早用凉血药

鲁教授亦认同目前大多医家理论，认为血热证是银屑病发生的内在因素，是发病的主要原因。素体热盛，结合外感六淫邪气、饮食、情志等因素，内外合邪，内不得疏泄，外不能透达，化火生热，热壅血络，郁于肌肤而成。鲁教授认为本病虽然病机千变万化，但总体不外乎"风、燥、湿、瘀、火、毒、虚"，而上述诸证皆因素体血热而起，故热滞血络实为本病重点病机。治疗上多"从血论治"，清热凉血贯穿银屑病治疗的始终。"血不宁则热不静"，故在凉血药的应用，不必拘泥于温病的辨证规律，初起即可加用生地黄、赤芍、牡丹皮等凉血药。尤在银屑病进行期，皮色鲜红，鳞屑明显，治疗上重在清热凉血，方药以《备急千金要方》之犀角地黄汤为主方，投以大剂量水牛角、生地黄，结合起病诱因，随证加减，避免燥热之品。在疾病的变化过程中，应酌情加减使用清热凉血之品，如赤芍、牡丹皮、白茅根、生槐花、紫草等。另外，如有表证可加用连翘、牛蒡子；便秘加生大黄、玄明粉。

2. 宜收不宜散

银屑病初起，鳞屑明显，多夹有风邪，部分起病前曾有外感症状，治疗时宜用连翘、牛蒡子、桑叶等辛凉解表之剂，很少使用辛温或芳香的疏风药。银屑病后期，皮疹表现肥厚性斑块，难以消退，此乃气血被余毒所遏，可佐以当归、赤芍、郁金、丹参等，不宜采用大队活血破瘀药。

3. 忌过用寒凉，保护胃气

鲁教授治疗慢性疾病时，强调切忌过用寒凉，当注重保护脾胃。银屑病是一种慢性反复发作性的红斑鳞屑性疾病，脱落之鳞屑为气血所化，患者多有气血损耗，加之病程长、病情反复、长期服药，或存在依从性差、滥用药物的情况，以致脾胃受伤，不欲饮食，影响药和食物吸收。他常说，脾胃之气一旦受损，所有内服药都将付之东流。特别对素体胃虚之人，更需注意。过服寒凉，一方面要败胃伤气；另一方面会使皮疹日久不消，故其十分重视健脾以助运化之力。临证长用余师自拟"手订疗毒和胃汤"（组成：蒲公英、金银花、半夏、竹茹、石菖蒲、茯苓、砂仁、赤芍、木香、谷芽、麦芽、陈皮）加减治疗。在银屑病急性期或进行期，热盛明显者，投以大剂量清热凉血之品，应见效即收。银屑病静止期或退行期，不可纯用寒凉，体弱年迈、中气虚弱、气血不足者更应注意。此时邪势退舍，法当调理气血，养血活血，养阴生津，不可再施大剂量寒凉苦寒之品。

【病案举例】

患者，男，32 岁。

主诉：全身红斑鳞屑伴瘙痒 2 周。

现病史：2 周前因感冒，扁桃体发炎后，面部开始出现红斑。在外院诊断为"湿疹"，予激素软膏治疗后好转。可随后皮疹逐渐发至躯干部及四肢，上覆白色鳞屑，伴瘙痒，继续就诊于外院，皮疹改善不明显。现全身泛发红斑，白色鳞屑，略灼热瘙痒，口干。

查体：躯干、四肢多发圆形、椭圆形绿豆至指甲盖大小红色丘疹、斑块，呈点滴状，上覆盖银白色鳞屑，界限清楚，点状出血（＋），薄膜现象（＋），舌红，苔薄，脉细数。

西医诊断：寻常型银屑病（进行期）。

中医诊断：白疕。

辨证：血热证。

治法：清热凉血，解毒消斑。

方药：犀角地黄汤合银翘散加减。

药物组成：水牛角 30 g（先煎），生地黄 20 g，赤芍 15 g，牡丹皮 30 g，

银屑病

紫草10 g，白茅根15 g，金银花30 g，连翘12 g，白鲜皮30 g，牛蒡子12 g，甘草6 g，淡豆豉10 g。水煎服，每日一剂，早晚分服。

上方连服10剂后，皮疹颜色明显转暗，鳞屑减少，新发皮疹不明显，口干症状缓解，舌质微红，苔薄，脉细。改水牛角20 g，生地黄15 g，金银花15 g，去淡豆豉、连翘，加玄参、麦冬各12 g，炒薏苡仁30 g。继续服用7剂，皮疹进一步消退。嘱其外用保湿剂，加强皮肤保湿。

按语：本例患者属于血热证，而且热偏盛、病程较短，治疗上首选清热凉血，投以大剂量清热凉血之品。二诊时，热象改善，即减少清热凉血之品剂量，以免寒凉之品折损脾胃，并佐炒薏苡仁以和胃健脾。患者起病急，病程短，皮色鲜红，患者发病前曾有外感病史，皮疹属点滴状银屑病，早期宜收不宜散，投之金银花、牛蒡子等辛凉疏风之品。疾病中后期，邪势退舍，加玄参和麦冬，养阴生津。

二、银屑病治疗特点

1. 皮损辨证，分期论治

银屑病的核心病机为血热，病理过程是血热—血虚—血瘀，以及这3种证型相互转换。血热证，多表现为点滴状皮损，病情进展，皮疹不断新生，鳞屑明显，鳞屑搔之可有点状出血，伴不同程度瘙痒，是疾病初发阶段，疾病进行期，毒热偏盛，燔灼营血，因此治疗宜清热凉血、解毒祛风。血虚、血瘀，多表现为斑块状皮损，鳞屑减少，颜色暗红，多为疾病静止期或消退期，治以养血润燥、活血化瘀为主，并根据其他兼夹证灵活加减用药。银屑病中后期，祛邪之余，注重补益。火毒之患，易见津伤液耗之象，常用芦根、淡竹叶、麦冬、天花粉、生甘草、丝瓜络、忍冬藤等清热生津、通经和络，以清润之作收功善后之法，少用归、芪、参、芍之温剂，以免余火留恋，死灰复燃。

2. 从湿热论治银屑病

银屑病病程日久，易生内湿，湿邪黏滞，阻碍气血经络，肌肤不得濡养而使病情难愈，辨以湿毒为主，临床以反复发作的红斑、鳞屑黏厚、瘙痒剧烈为特征。鲁教授提出，南方银屑病患者，由于饮食、地域关系，湿邪常为疾病迁延难愈主因。湿性重着黏腻，一味清热凉血，阴湿加重，疾病治疗更为困难。因此临证时，当仔细辨证，除从血论治，应不忘"湿邪"。鲁教授常将反向银屑病、掌跖脓疱病、关节病型银屑病辨证为湿毒蕴阻证。症状：

皮损多发生在腋窝、腹股沟等褶皱部位，红斑糜烂，痂屑黏腻，瘙痒剧烈；或掌跖红斑、脓疱、脱皮；或伴关节酸痛、肿胀，下肢沉重，头身困重。舌质红，苔黄腻，脉滑。治法：清利湿热，解毒通络。常用萆薢渗湿汤加减。

【病案举例】

患者，女，45 岁。

主诉：掌跖部反复水疱、脓疱 2 年余。

现病史：2 年前无明显诱因掌跖部出现对称红斑，掌部皮损初发于大小鱼际，后逐渐扩展到掌心、跖中部及内侧。鳞屑下反复出现成群新疱，伴有不同程度瘙痒。曾外用激素软膏后症状有所缓解，但停药后随即又复发。患者纳可，寐安，二便调。取掌跖部皮屑、脓液做真菌镜检及培养，均报告为阴性。

查体：掌跖部对称性红斑，其上可见密集淡黄色针头至粟粒大小脓疱及水疱，不易破裂，脓疱干涸后结痂、脱屑。舌质红，苔薄黄，脉弦滑。

西医诊断：掌跖脓疱病。

中医诊断：涡疮。

辨证：湿热蕴积。

治法：清热解毒，燥湿健脾。

方药：五味消毒饮合除湿胃苓汤加减。

药物组成：蒲公英 30 g，金银花 15 g，苍术 15 g，厚朴 10 g，陈皮 10 g，茯苓 10 g，猪苓 10 g，薏苡仁 10 g，白术 10 g，生地黄 10 g，白鲜皮 10 g，甘草 6 g。煎汤服用，第三煎煎汤外洗。

服用 7 剂后，患者症状有所缓解，但仍反复出现脓疱及水疱，瘙痒，继用上方 14 剂。患者水疱、脓疱明显减轻，皮疹颜色转暗，皮肤干燥，微痒。上方去苍术、薏苡仁，加当归 15 g，玉竹 10 g 以养阴润燥，14 剂后仅见少数水疱、脓疱，以干燥、少许脱屑为主症，不痒，在三诊方的基础上加党参 20 g 以益气养血，14 剂，煎服法同前。坚持治疗 2 个月疗效较好，随访半年未见复发。

按语：湿毒蕴阻为银屑病重要发病病机，湿性趋下黏滞，故好发于掌跖部，缠绵难愈；血热外发则为红斑，湿热相搏热毒化腐则成水疱、脓疱；病入络，血行不畅，瘀热内阻，肌肤失养则皮肤粗糙脱屑。方中以金银花、蒲公英清热解毒；苍术、厚朴燥湿健脾；当归、生地黄、玉竹滋阴养血，又可防止热盛及苦寒燥湿之药耗伤阴血，以使标本兼顾；茯苓、猪苓、薏苡仁健脾利湿；陈皮行气消积；白术健脾和中；白鲜皮祛风止痒；炙甘草调和诸药。上药合用，使热清毒泄湿祛，脾胃和健，诸证乃可相应而愈。

三、特殊类型银屑病诊治

关节病型银屑病

关节病型银屑病，亦属中医"痹症"范畴。该病可从痹症角度论治。早在《素问·痹论》便提出："风寒湿三气杂至，合而为痹也。"鲁教授认为痹症发病，本虚标实。正气不足，风寒湿邪侵袭人体，闭阻经络，气血运行不畅。且大凡痹症，病程日久，久病必瘀，久病必虚。故辨证当抓住"风、寒、湿、瘀、虚"五点。又肝主筋，肾主骨，筋骨之病，当从肝肾论治。故虚多为肝肾不足。治之当补益肝肾、祛风除湿、活血化瘀、通络止痛。鲁教授自拟痹症系列方，用防风与防己药对祛风湿、止痹痛，牛膝与木瓜药对补肝肾、壮筋骨，加元胡、赤芍活血化瘀，蕲蛇搜风通络，药达病所，再辨之肝肾之气、阴、阳不足，选用平补肝肾、滋补肝肾及温补肝肾之品。以此为则，辨清标本主次，灵活加减。

【病案举例】

患者，女，41岁。

主诉：全身散在红斑鳞屑伴右食指关节疼痛1年。

现病史：1年前无明显诱因全身出现散在红斑、丘疹，伴鳞屑，后出现右食指关节红肿，伴疼痛。经外院治疗后皮疹偶有少量新发，右食指关节仍有疼痛不适。既往乳腺癌术后4年，术后化疗8次。

查体：躯干部及双小腿散在少量褐色色沉，右食指第二指间关节红肿，活动不利。舌红，少苔，脉软。

西医诊断：关节病型银屑病。

中医诊断：痹病。

辨证：肝肾不足。

治法：补益肝肾，通络止痛，佐以疏肝和胃。

方药：自拟痹症2号方加减。

药物组成：牛膝15 g，木瓜15 g，防风15 g，元胡15 g，制黄精15 g，蕲蛇9 g，赤芍、白芍各15 g，枸杞子15 g，玉竹10 g，金刚刺10 g，玫瑰花6 g，柴胡9 g，金银花15 g，淫羊藿10 g，浮小麦10 g，伸筋草12 g，炒薏苡仁20 g，红枣20 g，王不留行籽10 g，橘络10 g，陈皮10 g。14剂。

按语：本例辨证为肝肾不足型痹症，伴有气阴不足。鲁老常言，化疗易伤津耗气，故治疗以养肝肾之阴为主。又取阳中求阴之意，加淫羊藿。又为皮科之病，加皮科常用药金银花。鲁教授擅用金刚刺（即菝葜）取效，金刚刺能除风湿活血解毒，镇惊息风，称金刚刺为治疗银屑病特效药。本病病程久，需长期服用药物治疗，故治疗中应顾护脾胃，鲁教授喜用薏苡仁和红枣药对，薏苡仁甘淡渗利，健脾利湿；红枣甘缓补中，缓和药性，二药伍用，健脾护胃，调和脾胃，起到固护胃气的作用。

四、银屑病自制方药——抗银丸

血热为本病发病的主要病因，但风湿热邪、气血瘀滞影响疾病发展变化。抗银丸组方：秦艽、大黄、桃仁、莪术、土鳖虫、青皮、郁金、党参、豨莶草、威灵仙、补骨脂、香附、硇砂、黄柏、玄明粉、当归、马钱子、红花、乌梢蛇、木鳖子、雄黄、石菖蒲。方中用桃仁、红花、当归、莪术、大黄、土鳖虫、郁金、玄明粉活血逐瘀，用青皮、香附、石菖蒲破气散结，用马钱子、木鳖子、硇砂、雄黄解毒消积，秦艽、豨莶草、黄柏、乌梢蛇、威灵仙祛风利湿，党参、补骨脂温阳健脾。方中使用大剂"通、破"之品，着眼于"瘀、结"二字，这是用药的重点，也是药物奏效的主要原因。

五、重在预防，减少复发

鲁教授认为血虚肝旺，情志不遂，郁闷不舒，或紧张劳累，心火上炎，以致气血运行失调，凝滞肌肤，每易成诱发的重要因素，且银屑病反复发作，用药时间长，进一步影响患者情绪，肝经郁热，加重疾病发展。治疗中除对患者进行心理疏导，可建议长期口服逍遥散以疏肝解郁，养血健脾。

（李园园　陶茂灿）

杜锡贤"从湿热潜证"论治银屑病

杜锡贤　山东中医药大学附属医院教授、主任医师、博士研究生导师，山东省中医皮肤科的奠基人，山东省名老中医。曾任山东中医药大学附属医

银屑病

院皮肤科主任、山东中医药大学外科教研室副主任、中华中医药学会皮肤科分会常委、山东中医药学会皮肤病专业委员会主任委员、山东中西医结合学会皮肤性病专业委员会主任委员、山东省医学会皮肤病学分会副主任委员等职。杜教授根据银屑病发病的湿热致病基本特点，指出"湿热"贯穿银屑病发病的始终，从而提出了银屑病"湿热潜证"的诊疗思路。

一、银屑病证势演变的湿热倾向

杜锡贤教授指出，近现代中医名家将银屑病辨证分为血热型、血燥型、血瘀型、血虚型等，但临床发现，湿热型并不少见。如湿疹样银屑病、反向银屑病、屈侧银屑病、脂溢性银屑病、蛎壳状银屑病等，除典型的红斑鳞屑改变外，还可见湿疹样改变，多发于腋窝、乳房下、腹股沟、会阴皮肤皱褶处，或四肢肘窝腘窝处，皮损基底潮红肿胀，表面少量渗液结痂，鳞屑较薄，瘙痒甚，可伴有胸腹胀满，口苦咽干，纳呆，大便黏腻或溏薄，小便短赤，舌质红，苔黄腻，脉弦滑数。如湿热内蕴，郁久化毒，湿热毒互结，郁滞肌肤，可见红斑、糜烂或呈丘疹状脓疱，脓疱此起彼伏，破后融合成片，部分患者有烦热口渴或关节肿痛，腹股沟或颌下淋巴结肿大，溲赤便秘。而失治误治可致全身泛发红斑、密集针状或粟粒状脓疱，脓疱溃破、糜烂、渗出，出现典型的湿热、热毒征象。

【病案举例】

病例1：患者，男，40岁。

主诉：全身红斑、鳞屑30余年，复发1年。

现病史：30余年前皮肤起红斑、鳞屑，自发病以来曾多次到各地大医院治疗仍反复发作，并逐渐加重，近几年基本未治疗。1年前皮损突然泛发全身，伴有剧痒。

查体：头部发际处散在鳞屑性红斑，呈束发状，胸背部及四肢泛发大片状鳞屑性红斑，鳞屑较厚，浸润明显，双下肢微肿。舌红，苔薄黄，脉弦细。

西医诊断：银屑病（进行期）。

中医诊断：白疕。

辨证：血热夹湿。

治法：清热利湿，解毒活血，祛风止痒。

药物组成：龙胆草9g，黄芩15g，栀子9g，柴胡9g，金银花30g，

144

土茯苓 30 g，生地黄 21 g，车前子 15 g（包），泽泻 9 g，丹参 21 g，连翘 15 g，紫草 15 g，大青叶 21 g，白鲜皮 21 g，甘草 6 g。水煎服，每日 1 剂。

二诊：服上药 21 剂，皮损较前明显减轻，皮屑变薄，浸润不明显，色仍红，微痒。舌质红，苔薄黄，脉弦细。上方加白鲜皮 21 g。水煎服，每日 1 剂。

三诊：服上药 28 剂，皮损部分消退并留色素沉着斑。未消皮损明显变薄，患处可见散在红色斑点，少量皮屑，瘙痒消失。上方继服。

四诊：服上药 28 剂，皮损大部分消退，头部皮损全部消退。自行停药 20 余天后，头部又出现皮损。原皮损处大片色素沉着斑，发际处淡红色斑，无鳞屑。舌淡红，苔薄黄，脉细。上方继服。

五诊：服上药 30 剂，皮损已基本消退，留色素沉着斑。

按语：本例患者病史长达 30 余年，本次复发皮损遍及全身，且出现双下肢肿胀。杜教授根据多年经验辨证为血热夹湿证，投以经验方清热利湿饮加减。清热利湿饮是由传统方剂龙胆泻肝汤加减而来的，但其功效与原方有很大差异。全方共奏清热凉血、解毒利湿、活血祛风之效。

病例 2：患者，女，42 岁。

主诉：全身散在红斑、鳞屑、脓疱 20 余天。

现病史：患者无明显诱因发病，曾于某皮肤病医院就诊，行病理检查示：符合掌跖脓疱病，给予雷公藤、四环素、琥乙红霉素片等，效不显，病情继续发展，泛发全身，不痒。纳眠可，二便调。无银屑病家族史。

查体：全身散在红斑、鳞屑、脓疱，未见脓湖，左手皮疹融合成片，见大片结痂。舌质红，苔薄白，脉滑。

西医诊断：脓疱型银屑病。

中医诊断：白疕。

辨证：湿热毒盛。

治法：清热利湿，凉血解毒。

药物组成：清热利湿饮改土茯苓为 50 g，加蒲公英 30 g，紫花地丁 30 g，大青叶 15 g，紫草 15 g，连翘 15 g，板蓝根 15 g，赤芍 15 g。水煎服，每日 1 剂。

外治法：芒硝 50 g，白矾 50 g，硼砂 50 g，为末，分为 7 等份，每份加 1000 mL 开水冲化，适温外洗。龙珠软膏外用。

二诊：服上药 7 剂，患者服药后无不适，效可，皮疹症状减轻。上方改

银屑病

车前子为21 g（包），泽泻为15 g，加薏苡仁30 g。水煎服，每日1剂。外治法同前。

三诊：服上药7剂，患者服药后无不适，症状减轻，有少量新发皮损，瘙痒，偶有灼热感。双手、足见红色斑块，上有脓疱，伴脱屑，双下肢伸侧红色斑块。纳眠可，二便调。舌苔黄腻，脉滑数。上方去紫花地丁，水煎服，每日1剂。自拟黑豆方加芒硝15 g，白矾15 g，栀子15 g。水煎外洗，每日1剂。龙珠软膏继用。

四诊：服上药7剂，症状减轻，仍有新发皮损，已无渗出，瘙痒减轻。双手见红斑、丘疹，左手较重，双下肢伸侧见红斑、鳞屑，无渗出。纳眠可，二便调。舌红，苔黄腻，脉弦数。首方加白花蛇舌草21 g，水煎服，每日1剂。外治法同初诊。

五诊：服上药7剂，双手掌见红色丘疹、脓疱。舌红，苔黄腻。脉滑。清热利湿饮改土茯苓为45 g，加蒲公英30 g，紫花地丁30 g，连翘15 g，紫草15 g，大青叶15 g，丹参15 g，板蓝根15 g，白花蛇舌草21 g。水煎服，每日1剂。自拟黑豆方加芒硝15 g，栀子15 g，花椒10 g。水煎外洗，每日1剂。

后以上方加减治疗，共服35剂，患者原皮疹大多数消退，无新发皮疹，纳眠可，二便调。

按语：大多医家认为本病病位在血分。本例患者以全身散在红斑、鳞屑、脓疱20余天来诊，查体见全身散在红斑、鳞屑、脓疱，未见脓湖，左手皮疹融合成片，见大片结痂。舌质红苔薄白，脉滑。杜教授辨证为湿热毒盛证，投以清热利湿饮加减。

二、银屑病病势规律的湿热潜证特点

湿热潜证是指多种皮肤病发病过程中可能存在着湿热的共性，或者病情发展到一定阶段出现湿热倾向性改变。纵观诸多医家，将潜证总结归纳为三个基本方面：一是隐匿体内、表面未能窥清的病理实质；二是疾病演变中转化的潜在态势；三是具有高度易感性的潜在发病者。银屑病发病过程有着很大的潜在性特征，春夏向愈，秋冬加剧，在缓解期，可以完全没有皮损的改变和临床指征，但是这种潜在的病理改变一直持续存在。并且随着病程的延续，湿热病机演变更加复杂化，明显影响银屑病的发展预后；湿热之邪因久治不愈而伏隐于内，或感染之初内陷伏藏，缓解期正气能与之抗衡。当遇劳累或季节变迁刺激，潜证暴露，则进入发病期，虚虚实实，反复发作；慢性患者久病而入络，湿热与瘀血互结，造成病程缠绵、迁延不愈。有的医家对湿热的认识程度不足，治疗思路偏颇，或者疗程过短，皮损消退即停药，湿热之邪重新潜伏，很大程度上增加了治愈难度。

【病案举例】

患者，男，34 岁。

主诉：身反复起红色斑块、脱屑 8 年余，加重 1 个月。

现病史：患者于 8 年前无明显诱因自头皮始发鳞屑型丘疹，皮疹瘙痒，渐累及四肢及躯干，于当地医院诊断为"银屑病"，先后服用银屑颗粒、维 A 酸片、转移因子、复方青黛丸等，外用丁酸氢化可的松乳膏、糠酸莫米松乳膏等，效一般。近来服用中草药，局部照射窄波紫外线，皮疹控制较好，但 1 个月前因感冒、咽痛后皮疹加重，微痒，纳眠可，二便调。

查体：头面、躯干及四肢散在鳞屑型红色斑块，轻度浸润，点状出血（＋），薄膜现象（＋）。舌红，苔黄腻，脉弦滑。

西医诊断：银屑病。

中医诊断：白疕。

辨证：血热夹湿。

治法：清热利湿，凉血解毒。

药物组成：土茯苓 30 g，金银花 15 g，牡丹皮 15 g，龙胆草 9 g，栀子 9 g，黄芩 15 g，柴胡 9 g，生地黄 30 g，车前子 15 g（包），泽泻 9 g，当归 9 g，连翘 15 g，大青叶 15 g，白鲜皮 21 g，紫草 9 g，茜草 15 g，甘草 6 g。水煎服，每日 1 剂。

药渣煎第三次外洗，洗后外搽卡泊三醇软膏，每日 1 次。并嘱患者发病期间忌辛辣饮食及牛羊肉、海鲜，每天锻炼至周身微微出汗为止。

二诊：服药 14 剂，原皮疹较前色淡，变薄，不痒，未见新疹，服药无不适。此后以清热利湿饮加减共服药 3 个月，皮疹基本消退。调整方药：黄芪 21 g，白术 9 g，防风 9 g，白花蛇舌草 21 g，板蓝根 21 g，紫草 9 g，金银花 15 g，土茯苓 30 g，柴胡 9 g，生地黄 15 g，牡丹皮 15 g，赤芍 15 g，甘草 6 g。

三诊：服上药 21 剂，皮疹完全消退，留色素沉着斑，余无不适。

按语：本例患者属白疕血热证而湿热并重，主要特点为皮疹泛发全身，色红，轻度浸润，微痒。皮疹基本消退后的预防方中，黄芪、白术、防风为玉屏风散组成，可顾护正气，防止外邪再次入侵，白花蛇舌草、板蓝根、金银花、土茯苓进一步祛除体内之湿毒，牡丹皮、生地黄、紫草、赤芍清残留之热，甘草调和诸药。至病程后期应用玉屏风散加减，以调节患者免疫力，预防复发。

三、银屑病微观辨证湿热征象

银屑病辨证论治中，"湿热"的范围不能仅局限于水疱、糜烂、肿胀等有形之湿，无形之湿也应成为辨证论治的关注点，即潜在的"湿热"。如病理表现中寻常型银屑病角层内，或其下方可见 Munro 微脓肿，真皮乳头层毛细血管扩张，周围淋巴浸润，脓疱型银屑病棘层上部出现海绵状脓疱，红皮病型银屑病则有明显细胞内和细胞间水肿，皆可以视为湿热改变。这也体现了现代诊察技术与中医学的融合，从微观辨证揭示了银屑病潜在"湿热"的内涵，完善了银屑病的辨证论治。

四、清热利湿饮的加减运用

《兰台轨范》"序"云："欲治病者，必先识病之名，能识病名，而后求其病之所由生。知其所由生，又当辨其生之因各不同，而病状所由异，然后考其治之之法。一病必有主方，一方必有主药。"杜教授认为银屑病的发生、演变、转归与湿热密切相关，湿热潜证是银屑病的基础病机。以清热利湿、凉血解毒为法，自拟清热利湿饮：龙胆草9 g，黄芩9 g，栀子9 g，金银花30 g，土茯苓30 g，柴胡9 g，车前子15 g（包），泽泻9 g，当归9 g，生地黄15 g，牡丹皮15 g，甘草6 g。本方具有清热利湿、凉血解毒之功，为治疗银屑病的基础方。银屑病无论是处于进行期、静止期还是消退期均能取得良好的疗效。

银屑病具有发病缓慢、反复发作、症状多样、缠绵难愈的特点，存在着多病因、多病机，以及复杂临床症状的情况。如血热型银屑病，皮损鲜红色，鳞屑厚积，基底炎症明显，初发皮疹不断扩大，新皮疹不断出现，常伴有心烦口渴，便秘溲赤，舌红，苔黄，脉数，治以清热凉血、解毒利湿，在清热利湿饮的基础上重用生地黄，加连翘、大青叶、紫草、赤芍、茜草；血燥型银屑病，表现为皮损干燥，鳞屑厚积，干裂，口咽干燥，舌红，苔薄黄，脉数，治以清热祛风润燥，清热利湿饮加蝉蜕、防风、炒槐花、玄参、白芍、鸡血藤等；血瘀型银屑病，皮损为硬厚斑块，基底暗红或紫红，舌紫黯有瘀点，脉弦涩，治以活血化瘀，清热利湿饮加丹参、茜草、红花、川芎、鸡血藤。

五、常用药对与组合用药

（1）金银花、土茯苓：金银花甘、寒，入肺、胃、心经，功能清热凉血，解毒散痈。土茯苓甘缓、淡渗、平和，入肝、胃经，可清热解毒，祛风湿，利关节。两药相须为用，入脉络搜风、渗湿、清热、解毒之力倍增，且性味平和，无克伐、伤阴、滞邪之弊。临床用于湿热蕴结、火热毒邪所致之皮肤病，如银屑病、湿疹、痤疮等。

（2）车前子、泽泻：车前子味甘，性微寒，入肺、膀胱、肾、小肠、肝经，功能清热利尿，渗湿止泻。泽泻味甘，性寒，归肾、膀胱经，具有利水渗湿泄热功效。两者相须为用，加强清热利湿功效，可广泛用于治疗皮肤病湿热证。

（3）龙骨、牡蛎：龙骨味甘，性微寒，归心、肝经，有平抑肝阳，镇静安神，收敛固涩功效。牡蛎味咸，性微寒，归肝、胆、肾经，功能重镇安神，潜阳补阴，软坚散结。两者皆有平肝潜阳、收敛固涩之功。龙骨味淡，收敛之中兼有开通之力，入心以镇心安神为主。牡蛎味咸，性善收敛，以软坚散结为长。慢性荨麻疹及顽固性瘙痒性皮肤病如银屑病、瘙痒症、痒疹等伴有心烦不寐、肝阳眩晕，以及各种虚弱滑脱等症，两者常相须为用。

（4）黄芪、防风、白术：黄芪与防风合用，黄芪得防风不虑其固邪，防风得黄芪不虑其散表，实为散中寓补，补中寓攻，具散风祛邪固卫之功能，能散能敛，补气而不助邪，有相得益彰之妙。同时黄芪配白术益气固表止汗，健脾调中，使邪去正安。组方时常常同时应用。三药组成即玉屏风散，具有益气固表止汗功效，常用于银屑病、慢性荨麻疹等病的防治。

（5）生地黄、牡丹皮、赤芍：血热互结，邪热煎熬营血易致营血瘀滞。本组合既能清热凉血，又能活血散血，以防火热煎熬，营血瘀滞。三药也是犀角地黄汤的主要组成药物，具有清热解毒、凉血散瘀的功效。临床常用于心经有火、血热生风引起的银屑病、荨麻疹、皮肤划痕症等皮肤病，亦用于毒入营血、血热沸腾而致的药疹，症见周身弥漫性大片红斑者。

（6）知母、黄柏：知母味苦、甘，性寒，入肺、胃、肾经，质润，苦寒不躁，沉中有浮，降中有升。上行能清肃肺气，以泻肺火、润肺燥、除烦热、止咳嗽。黄柏味苦，性寒，入肾、膀胱、大肠经，既能清热燥湿、泻火解毒，又能清实热、退虚热。知母润肺滋肾而降火，黄柏清利下焦湿热，泻虚火而滋肾阴，两者相须为用，滋阴降火显著，泻火解毒除湿益彰。临床常用于湿热所致皮肤病及皮肤病阴虚火旺诸证。

（7）三棱、莪术：三棱味辛、苦，性平，入肝、脾经，有破血行气、消积止痛之功。莪术味辛、苦，性温，入肝、脾经，功能行气破血、消积止痛。三棱为血中气药，长于破血中之气，莪术善于破气中之血，二药合用，破瘀散结更强，治疗气滞血瘀所致诸证。二药常同时用于证属血瘀或气滞血瘀证的皮肤病，如银屑病、黄褐斑、脱发、硬皮病、寻常疣等。

（范　玉　张晓杰）

喻文球治疗银屑病的临床经验

喻文球　江西中医药大学附属医院主任医师、教授，江西省首届国医名师，建有江西中医药大学附属医院国医堂喻文球名中医工作室。喻文球教授学习喻嘉言伏邪温病学说，并用于指导银屑病的治疗，在认识和辨证治疗银屑病方面有独到之处。

一、病机

1. 银屑病与温热证

银屑病是一种以红斑、鳞屑为主要特征的皮肤病。国内专家及教科书一致认为本病多因营血亏损、血热内蕴、化燥生风、肌肤失养所致。临床分血热内蕴证、血虚风燥证、气血瘀滞证、湿毒蕴积证、风寒湿痹证、火毒炽盛证。这六证除湿毒蕴积证、风寒湿痹证两个变证异证外，其余四证均属温热病范畴，应用温病的辨证及治法，方用犀角地黄汤、清瘟败毒饮等。

湿毒蕴积证和风寒湿痹证两证，蕴久亦可化温热。按照温病学卫—气—营—血传变规律，目前大多采用营血论治，这是当今的成熟经验。但这一理论临床应用还有较大的欠缺，血热及热毒证久治不能有效消除，很多病证不配合西药治疗或其他综合治疗不能被有效地控制，为此，应该多找其他方法和理论。

2. 喻嘉言温病之三因学说

清代喻嘉言认识到伏邪的重要意义。他指出"阳分之邪（指伤寒表邪）浅而易疗，阴分之邪（指温证伏邪）深而难愈"。他把温病成因归纳为三，其一为"冬伤于寒，春必病温"，他认为"冬伤于寒，邪藏于肌肤，感春月之温气而始发"。其二为"冬不藏精，春必病温""人身至冬月，阳气潜藏于至阴之中……精动则关开而气泄。冬月关开气泄，则寒风得入之矣……及至春月，地气上升……于是吸引肾邪，勃勃内动……"其三为"冬既伤于寒，冬又不藏精，至春月两邪同发"。这就是喻嘉言的伏邪温病三因学说。

3. 温病之伏邪学说与银屑病——太少合病

喻嘉言的伏邪温病学说，病因是风寒，病时是冬月。邪感的病机是邪潜伏于人体，至春而发。其机制有三方面：①冬伤于寒，邪潜伏阳明肌肤；②冬不藏精，风寒之邪侵入，潜伏于少阴；③冬伤于寒，加之冬又不藏精，致邪气潜伏阳明肌肉及少阴肾经。

二、辨证

1. 热邪的产生及转归

现代理论一般认为，银屑病的发病以内因营血亏损为主，血热内蕴外泛肌肤而成为红斑鳞屑性损害。这也已经认识到银屑病的伤精、伤阴的重要方面，但对产生血热之邪缺乏认识。喻文球教授认为，伤于寒或伤于阴精，寒邪潜藏于阳明或少阴，在一定的诱因下，如风邪、热邪引导，劳伤思虑等可诱其化热。邪热由阳明传太阳，热郁腠理不得发泄，故肌肤发生红斑、鳞屑。郁热不得发泄，复返于里，入其营血，致血热证加重，红斑、鳞屑加重，则病情进一步加重。而不藏精者，郁邪化热从少阴开始。"温症自内达外，既从太阳之户牖而出，势不能传遍他经；表里只在此二经者，为恒也"，是说不藏精的温热病，因其邪伏于少阴，故化热亦在少阴，热化或再传返太阳经试图外出，但外出不达，只在太阳和少阴两经互传，成为太少合病。

2. 寒证与虚证

伤于寒者，银屑病之红斑灼热，鳞屑较厚，点状出血，同形反应严重，发生血热实证。伤于精者，表现为淡红斑、鳞屑较薄，同形反应不明显，血热虚证；而既伤于寒又伤于精者，如实证居多，则红斑、鳞屑严重，若以虚证为主则红斑较淡，鳞屑较少；并可出现虚实并见，虚实互相转化之症见。

三、治法

1. 伏邪温病之治法

由于温病病机以里证为主，喻嘉言认为"按温热病，表症间见，而里病为多……法当以治里为主，而解肌兼之。亦有治里而表自解者……"根据喻嘉言的理论，治疗银屑病，当以清里为主，应用凉血、清热（清阳明热）、解毒为大法，若有些表证，可佐以辛凉解表之剂。

2. 泄热之法

喻嘉言还认为"温症未必从表始，故攻之亦不为大变。然郁热必从外泄为易……"故银屑病的泄热之法，除辛凉透热，亦可渗利，亦可通下，使邪有出路，外泄而不郁于内。

3. 津液亏损是温热病主要内因

喻嘉言认为"冬不藏精"是温病的主要病因之一，而津液的亏损是其发病的内因，其津液亏损及其程度是温热病转归的决定因素，亦是银屑病血热证的转归因素。

4. 慎用汗、下之法

喻嘉言说："只虑热邪久据阳明，胃中津液先伤，故当汗而惟恐过于汗，反重伤津液。当下而惟恐不急于下，以亟存其津液也。"伤于津液的银屑病，其肝肾精血亏损，邪毒蕴滞于内，热毒耗伤身体的津液（重伤津液），应慎用汗、下之法。

5. 引领潜少阴之邪外出

"冬不藏精"所致的温病虚症，由于其邪伏于少阴，喻嘉言认为应"始先用药深入肾中，领邪外出，则重者轻，轻者愈也""在里之邪，欲其尽透于表……取附子、细辛以匡麻黄，为温经散邪"。

6. 温散应兼顾护阴

治疗这类型银屑病不是单独应用汗法，具体为应用温经散邪法时，要注意患者阴亏的程度而兼顾补阴，即根据阴阳互根的生理病理而用药。如对于体形较为消瘦，兼有肝气郁结，内热灼其肾水，症见红斑潮红，鳞屑较薄而色白，皮肤较为干燥，心烦易怒，失眠或有头晕眼花者，在应用麻、附之时，更要倍加白芍、生地黄、石斛、玄参之类辅之。

7. 注意两经俱病

对"冬不藏精"又"伤于寒"所致的虚实夹杂银屑病，重要的是分清虚实主次。注意有可能出现"盖两经俱病，从太阳汗之，则动少阴之血；从少阴温之，则助太阳之邪"，即所谓的"祛邪而伤正，扶正碍邪"之意。

8. 虚实夹杂，阴阳错杂银屑病之治法

虚实夹杂之温热证银屑病患者最为多见。用此法应做到：阴盛阳微以温为主，阳盛阴微以下为主；其阴阳错杂，温下两有所碍，则参伍以调其偏胜为主。即正确处理好温、下祛邪与调补扶正的关系。根据以上的学习及临床经验，喻教授制定出阴阳错杂银屑病温热证的方证。辨证：少阴潜邪，气营热毒，阴津亏损，邪毒难泄。治法：平调阴阳，泄毒祛邪。药物组成：紫草20 g，生槐花20 g，生地黄15 g，牡丹皮12 g，麻黄10 g，细辛3 g，生石膏30 g，金银花15 g，连翘15 g，白芍10 g，麦冬10 g，五味子10 g，石斛30 g，山茱萸15 g。

9. 理论不可拘泥

冬伤于寒，春必病温；冬不藏精，春必病温。其理论用于银屑病证治，与冬天有关而春天发的银屑病；其实不必拘泥，对四时发病亦有重要指导意义。关键的病因是有伤寒、伤精，避免作茧自缚，应有新潮思维。中西医都认识到银屑病的发病机制极为复杂，固有中医理论虽然说明很多问题，然而由于时代背景的局限性，其认识远不能适应今日之临床。我们既要发扬传统理论之中医特色，又要避免其"作茧自缚"的消极影响。之所以提喻嘉言温病伏邪理论学说，在于多渠道开拓银屑病的证治思维。

四、病案举例

患者，男，48岁。2020年6月3日来诊。

现病史：身起红斑、鳞屑伴痒10年，受风、受凉、洗澡可加重。自2019年以来泛发周身，痒甚，红斑肥厚不灼热，大便每日一行，黏滞难解，怕冷，纳眠尚可。既往口服西药治疗。

既往史：血糖偏高、高脂血症、高血压、乙肝小三阳。

辅助检查：血常规：红细胞5.91×10^{12}/L，血红蛋白168 g/L。

舌脉：舌淡红，苔白黄相间，脉细弦。

病因病机：寒邪内伏，郁而化热，外达肌肤，久病毒瘀蕴滞，耗气血津液，正气亏损，久病不愈。

辨证：伏邪内滞，毒瘀互结。

治法：清热解毒，引邪外出，扶正化瘀。

银屑病

药物组成：紫草 20 g，生槐花 20 g，当归 10 g，生地黄 12 g，赤芍 10 g，地骨皮 12 g，金银花 15 g，连翘 15 g，麻黄 6 g，细辛 3 g，生石膏 20 g，赶黄草 5 g，荔枝核 20 g，钩藤 10 g，白参 6 g，麦冬 10 g，山茱萸 15 g，山楂 20 g，白花蛇舌草 20 g。7 剂，每日 1 剂，煎 2 次服。

6 月 11 日：红斑鳞屑明显改善，夜间轻微瘙痒，大便黏滞难解。守方加枳实 6 g，竹茹 6 g，再进 7 剂。

6 月 18 日：身上皮损大多消减或消退，红斑很淡，偶痒，大便通畅。守方去细辛。治疗月余，皮损消退。

在治疗过程中，外用药仅用复方黄柏液外搽，每日 2 ~ 3 次。忌口；避免熬夜及劳累。

（吴允波　张全辉）

闵仲生治疗银屑病经验

闵仲生　教授，全国中西医优秀临床人才，江苏省中医院皮肤科主任医师，从事中西医皮肤科临床、教学、科研 30 余年，对多种皮肤顽疾研究有很深的造诣，积累了丰富的临床经验，特别对于银屑病的辨证论治有其独特见解。

一、从脾论治寻常型银屑病

（一）病因病机

闵仲生教授在多年临床中发现，寻常型银屑病进展期亦可出现脾虚湿蕴的证型，从而提出了"从脾论治"的观点。闵教授对本病病因病机的认识可归纳为以下两点。

第一，脾虚为本。中医认为脾为后天之本，具有运化水谷、化生气血、荣养肌肤、调节气机等作用。①患者因素体脾虚或饮食伤胃，久则脾胃受伤，失于健运，水液代谢失常，从而湿邪内生，蕴于肌肤而发病；②母病及子，脾虚常使肺脏受累，卫外不固，易感外邪；③因情志失调，肝气郁结，木旺克土，或忧郁伤脾，导致脾运失常；④长期服用寒凉攻伐药物或滥用皮质类固醇激素，或不规则地应用免疫抑制剂，致脾脏受损。脾失健运则可导致水谷运化失常，气血生化乏源，易致机体气血阴阳失调，正不胜邪，使病邪易留而难去，难以治愈。正如《脾胃论》所说："脾胃之气既伤，而元气亦不能充，而诸病之所由生也。"

第二，湿蕴为标。脾虚运化失常易导致湿邪内生，蕴久热酿成毒，脾主四肢肌肉，湿、热、毒邪合而致病，共蕴于血分而发于肌表。这类银屑病患者的皮损常颜色淡红，有浸润感，鳞屑厚，但极度瘙痒，缠绵难愈，这是因为湿蕴肌肤所致。

（二）辨证论治

银屑病一般证型多好发于冬春季节，但脾虚湿蕴型银屑病患者皮损往往会在夏秋季节加重，由于此时节最为潮湿，天人相应，脾为湿困，脾气亦不升，故此时诸湿自聚而发病。此类患者一般多体形肥胖、面色萎黄，其典型皮损多表现为全身散在斑块，基底色淡红，浸润肥厚，上覆较厚银白色的鳞屑，自觉瘙痒，好发于四肢，并伴有纳呆、乏力、四肢不温，甚或便溏，舌质淡胖有齿印或水滑，中有裂纹，舌苔腻等症状，脉多细滑。

（三）治疗原则

脾胃为诸病之源，湿病亦不例外。针对脾虚湿蕴之证，若单纯利湿而不健脾，或只补脾而不利水湿，则水湿暂去旋即复生，故闵教授指出此病的治疗不仅要祛除湿邪，更要重视中焦脾胃的调理，扶正以祛邪，以达到"中焦固而百病去"的目的。诚如丹溪所云："治湿不理脾胃，非其治也。"

（四）选方用药经验

闵教授总结脾虚湿蕴型银屑病的临床特点，并结合自身临床经验，自拟藿佩除湿汤。药物组成：藿香6 g，佩兰6 g，大腹皮10 g，炒苍术10 g，厚朴6 g，炒薏苡仁30 g，炒白术10 g，茯苓15 g，苦参10 g，黄芩10 g，车前草15 g，土茯苓15 g，生槐花30 g，黄蜀葵花15 g，六一散10 g。此外，要根据患者的兼夹症状加减：脘腹胀满者，加枳壳、陈皮等；咽喉肿痛者，加一枝黄花、草珊瑚、山豆根等；皮损肥厚者，加丹参、鬼箭羽等；皮损瘙痒剧烈者，加徐长卿、地肤子、白鲜皮、荆芥、防风等；下肢皮损重者，加

银屑病

黄柏、川牛膝等；伴有关节不利者，加桑枝、威灵仙、羌活、独活等；畏寒者，加桂枝、干姜等。

【病案举例】

患者，男，53 岁。2017 年 3 月 1 日初诊。

主诉：躯干、四肢散在红斑、脱屑伴瘙痒 10 余年，加重半年。

现病史：患者于 10 余年前感冒后四肢出现红疹，伴脱屑、瘙痒，在当地医院经过口服中药 1 个月后症状明显好转，但期间患者往往疲劳、感冒后，皮疹均有加重倾向，后扩展至全身，曾内服外用多种药物治疗，效果一般。患者平素饮食不规律，长期居住于阴暗潮湿环境，半年前因行"腹腔镜下肾囊肿切除术"，皮损突然加重，为求进一步治疗就诊。

刻下症：躯干及四肢散在红斑、丘疹，上有较厚鳞屑及少量渗液，四肢皮损较重，伴剧烈瘙痒，脘腹胀满，纳差、乏力，夜寐尚可，小便调，大便稀，舌质红中有裂纹，苔厚腻偏黄，脉滑数。

中医诊断：白疕。

辨证：脾虚湿蕴，热毒蕴肤。

治法：健运脾胃，除湿清热。

药物组成：藿香 6 g，佩兰 6 g，大腹皮 10 g，生地黄 10 g，炒苍术 10 g，厚朴 6 g，炒薏苡仁 30 g，炒白术 10 g，茯苓 15 g，苦参 10 g，陈皮 6 g，枳壳 3 g，白鲜皮 10 g，徐长卿 10 g，黄芩 10 g，车前草 15 g，黄蜀葵花 15 g，土茯苓 15 g，生槐花 30 g，炙甘草 6 g。嘱服 14 剂，每日 1 剂，分 2 次温服。

辅以外治法：①皮损处给予卡泊三醇软膏、黄芩油膏交替外涂，每日 2 次；②肤舒止痒膏当沐浴露使用，每日 1 次。

注意事项：饮食宜清淡，忌牛羊肉、辛辣、海鲜等发物，忌烟、酒，可多吃瘦肉、谷物、蔬菜类。

二诊：无新发皮疹，原皮损颜色变淡、鳞屑变薄、瘙痒减轻，乏力感减轻，大便稍稀，纳寐尚可，舌质淡红中有少许裂纹，苔白厚腻，脉细滑。上方减土茯苓及生槐花，再服 14 剂，外治及饮食宜忌同前。

三诊：皮疹大部分消失，躯干及四肢可见色素斑，无明显瘙痒感，无腹胀、乏力感，大便正常，舌质淡红，苔白薄腻，脉弦滑。上方减徐长卿及白鲜皮，再服 14 剂，其他同前。

四诊：皮疹基本消失，躯干及四肢色素斑不显，瘙痒感消失，大便正常，舌质淡红，苔白，脉弦滑。基本痊愈，再服原方 7 剂，巩固疗效，外治及饮食宜忌同前，定期复诊。

按语： 此方以《太平惠民和剂局方》的藿香正气散为基础方加减。方中藿香和佩兰芳香化湿、醒脾开胃、调理中焦；苍术、白术、薏苡仁、茯苓健脾祛湿，其中苍术苦温辛烈，燥湿力胜，白术甘温性缓，健脾力强，茯苓、薏苡仁甘以健脾，淡以利湿。四药相伍，使水湿除而脾气健，健脾气而运水湿。厚朴、陈皮理气除湿消满，枳壳、大腹皮宽中理气，使气顺则脾方健，气行则湿易化。湿为阴邪，湿性重浊趋下，因此方中酌加了淡渗利湿之品车前草，从而使湿邪可从小便出，土茯苓、生槐花、黄芩清热除湿、凉血解毒。方中苦温燥之品较多，防止伤津，加用生地黄，既可清热凉血又可养阴生津；徐长卿祛风止痒；炙甘草药性平和，可补脾益气，调和诸药。全方健脾与除湿共施，辅以清热解毒止痒，配伍得当，收到良好疗效。

二、从"湿""瘀""虚"论治关节病型银屑病

（一）病因病机

闵教授认为，关节病型银屑病的病因病机更加复杂，致病因素主要概括为"湿""瘀""虚"。通常患者外感风、寒、湿、热之邪，邪毒留滞肌表及骨节，致气血瘀滞，经络失和，出现关节屈伸活动不利，病久转为肝肾亏虚等虚证之象。

（二）辨证分型

1. 风湿阻络证

【证候表现】 此期多处于病情进展期，皮疹迅速扩展，多分布于四肢、躯干，呈点滴或斑块状，色红，鳞屑附着紧不易剥脱，瘙痒明显，常在外伤、摩擦或上呼吸道感染时激发。双手远端关节疼痛僵硬，晨起甚，游走不定，可自行缓解，恶风，口淡黏腻，眼睑浮肿。舌淡，苔薄白腻，脉浮滑。

【病因病机】 由于气候变更、起居失常、饮食不节等使患者感受湿邪，湿性黏浊深藏体内，首先会侵犯脾胃，脾虚运化无力，水液分布不均，则水湿内停。当不慎外感风邪，卫外不固，风与湿二邪同气相合，痹阻经络，脉络不通，致关节疼痛僵硬。风性数动，则皮损进展迅速，关节疼痛游走不定。

银屑病

【治法】祛风解表，利湿通络。

【方剂】防己黄芪汤加减。

【药物组成】防己 10 g，黄芪 15 g，白术 6 g，干姜 6 g，大枣 10 g，甘草 6 g，海风藤 10 g，羌活 10 g，独活 10 g，槲寄生 15 g，鸡血藤 30 g，丹参 10 g，当归 10 g，赤芍 10 g，白芍 10 g，桂枝 10 g，延胡索 10 g，苍术 10 g。

【方解】方中防己祛风除湿，消肿止痛；黄芪补气健脾，固表消肿。二药合用，祛邪而不伤正，益气而能利水。白术与防己相配助其燥湿，与黄芪相伍有健脾益气之功。干姜、大枣、甘草祛风散邪，调和营卫。晨僵麻木，故加苍术燥湿健脾，助防己祛风湿而利水；皮肤瘙痒，故加桂枝祛风止痒；疼痛甚，故加延胡索行气止痛；关节症状重，故加海风藤、羌活、独活、槲寄生祛风除湿；皮疹浸润厚，故加鸡血藤、丹参、当归活血养血；皮温高，故加赤芍、白芍清热凉血。此阶段在祛风湿利关节的同时，配伍活血凉血的中药治理血热，正所谓"治风先治血，血行风自灭"。此外，方中重用黄芪，取其益气固表之功，表虚既固，风邪易除，则水湿得以行运，关节肿胀疼痛自能缓解。研究表明，防己中的主要成分防己碱具有游离组胺的作用，抑制炎症结缔组织增生，产生镇痛效果；另外，配合苍术的类抗组胺作用，可预防其不良反应。

2. 寒热错杂证

闵教授认为很多关节病型银屑病患者还出现虚实夹杂的症状。

【证候表现】平时皮损处斑块、丘疹色红，脱屑，口渴欲饮；往往每遇阴雨天，关节症状即加重，畏寒肢冷，舌红，苔薄白或腻，脉沉缓。

【病因病机】此乃寒湿痹阻经络、经络不通、气血凝滞、瘀久化热，在皮肤上表现为白疕。

【治法】散寒祛湿，化瘀止痛。

【方剂】自拟寒湿通痹方。

【药物组成】羌活 10 g，独活 10 g，槲寄生 30 g，秦艽 10 g，防己 10 g，海风藤 10 g，桂枝 10 g，干姜 6 g，细辛 3 g，制附子 6 g，豨莶草 15 g，土茯苓 15 g，菝葜 10 g，槐花 30 g，赤芍 10 g，白芍 10 g，白花蛇舌草 15 g，甘草 6 g。

【方解】方中羌活、独活、海风藤、槲寄生祛风寒湿，防己、秦艽、豨莶草祛风湿同时使得药性不至太热，土茯苓、菝葜清热利关节，桂枝、干姜、细辛、制附子性味温热，且散寒止痛功力强，槐花、赤芍、白芍、白花蛇舌草凉血化瘀。此方最大特色在于寒热并用，在缓解关节疼痛的同时，又不加重银屑病皮疹。在顾及寒热的基础上，又配合活血养血的药物，减轻皮疹厚度及颜色。其中，在使用附子等温阳扶正药物时不得用量过猛，得效可减，以免血热伤阴，加重皮损。

3. 肝肾亏虚证

【证候表现】肌肤麻木不仁，皮损融合成片，鳞屑松散易脱落；关节畸形，屈伸活动不利；甚则腰膝酸软疼痛，项背僵硬屈伸不利；舌淡苔白，脉象细弱。发为此证患者还可兼有畏寒喜温、心悸气短、小便清长等全身症状。

【病因病机】关节病型银屑病多由寒湿痹阻发展而来，患者有多年银屑病病史，久病耗伤肝血，气血不荣。寒湿长期存于体内，导致肾阳不足，筋骨不健。

【治法】补肝肾，益气血，止痹痛。

【方剂】独活寄生汤加减。

【药物组成】独活 10 g，羌活 10 g，槲寄生 10 g，秦艽 10 g，白芍 10 g，赤芍 10 g，桂枝 10 g，细辛 2 g，杜仲 10 g，牛膝 10 g，豨莶草 15 g，土茯苓 15 g，槐花 15 g，当归 10 g，甘草 6 g。

【方解】方中羌活、独活、秦艽祛风湿顽痛，杜仲、牛膝、槲寄生补肝肾、强筋骨。当归、芍药、槐花养血活血，配伍桂枝温通经脉，助阳升气，气血双补。细辛有助独活祛风散寒除湿之功。豨莶草、土茯苓利关节，全方补肝肾、益气血，有补有通，攻补兼施。现代药理研究表明，独活寄生汤具有较好的抗炎、镇痛作用，通过抑制毛细血管通透性以减轻组织间水肿，抑制炎细胞浸润。这对于延缓关节破坏，有着重要意义。

【病案举例】

患者，女，35 岁。2017 年 3 月 6 日初诊。

现病史：银屑病病史 5 年余，曾西医治疗，一直未愈，反复发作，冬重夏轻。近 3 个月来，晨起自觉左手无名指及小指麻木僵硬，1 小时左右可自行缓解，平日工作劳累后出现双手小关节疼痛伴肿胀，遂前来就诊。

刻下症：皮疹散在分布于头皮、四肢伸侧及躯干，皮疹色红，丘疹及斑疹混合存在，局部皮肤干燥，鳞屑薄，伴阵发性瘙痒，左手小指关节肿胀，有轻压痛。平日畏寒肢冷，胃口欠佳，夜寐安，大便正常，小便清长，尿频，舌红，苔薄白，脉细。

辅助检查：血常规、尿常规、肝肾功能（－），类风湿因子（－）。左手 X 线片示：小指近端指间关节软组织肿胀。

西医诊断：关节病型银屑病。

中医诊断：白疕。

辨证：寒热错杂。

治法：散寒祛湿，化瘀止痛。

药物组成：羌活 10 g，独活 10 g，槲寄生 30 g，秦艽 10 g，防己 10 g，海风藤 10 g，桂枝 10 g，豨莶草 15 g，干姜 6 g，细辛 3 g，土茯苓 15 g，生槐花 30 g，赤芍 10 g，白芍 10 g，白花蛇舌草 15 g，生甘草 6 g。10 剂，1 次 200 mL，每日 2 次，早晚温服。

外用：白脉软膏外用，每日 2 次。

二诊：关节症状有所好转，未出现新发皮疹，旧皮疹中心褪色，留有外周红晕。因工作需要近期饮食不节，大便偏溏，每日行 2～3 次，小便正常。平素情绪急躁焦虑，头皮仍有瘙痒，患者治病心切，对其进行心理疏导，健康宣教。本次就诊于 2017 年 3 月 16 日，原方减白芍，加陈皮 6 g。14 剂，1 次 200 mL，每日 2 次，早晚温服。

三诊：服药 2 周后就诊，皮疹消退，淡红，外周红晕消失，鳞屑少，瘙痒明显减轻，关节偶有疼痛。畏寒无汗，大便溏，小便正常，舌淡，苔薄白，脉细。本次就诊予上方加制附子 6 g。14 剂，1 次 200 mL，每日 2 次，早晚温服。

四诊：服药 2 周后就诊，皮疹消退，留有色素沉着，鳞屑少，关节疼痛较前明显好转，继服前方。嘱患者复查肝肾功能。

现患者未前来就诊，电话随访患者病情转归，未诉关节疼痛及肿胀，未有新发皮疹，肝肾功能检查均阴性，现已停药。指导患者坚持使用皮肤保湿剂及注意饮食、保暖等。

按语：结合患者病史、体征及实验室检查，关节病型银屑病诊断明确。患者平日纳食欠佳，脾胃运化功能差，致水湿内停，加之银屑病病久素体亏虚，适逢寒邪侵入，正气不足尚不能祛邪外出，则畏寒肢冷，小便清长。寒与湿相合，流注于关节则肿胀麻木。寒湿瘀滞，迁延不愈，瘀久化热，耗伤阴血，在皮肤上表现为红色皮疹，干燥脱屑。该患者符合寒热错杂之证，治疗时当辨别寒热轻重，此病以祛寒除湿为治本，以凉血化瘀止痛为治标。方中羌活、独活、海风藤、槲寄生祛风寒湿，防己、秦艽、豨莶草、土茯苓祛风湿利关节，桂枝、干姜、细辛散寒止痛，生槐花、赤芍、白芍、白花蛇舌草清热凉血。患者畏寒较重，后加制附子散寒除湿。此方寒热并进，标本兼顾，方得其效。

（陈　芳）

刘巧"从毒论治"银屑病

刘巧　江西中医药大学第二附属医院教授、主任医师、博士研究生导师，享受国务院政府特殊津贴专家，第五、第六批全国老中医传承工作指导老师，江西省名中医。原海南省皮肤病医院院长，在海南和江西分别建有"刘巧全国名老中医药专家传承工作室"。他提出皮肤病的"毒邪发病"的新学说，在治疗上提倡中西医结合治疗皮肤病，认为中西医应"病证结合"诊疗皮肤病，在银屑病治疗上以"毒邪发病"学说为理论基础，"从毒论治"银屑病，中西医并举、内外合治。

一、从毒论治银屑病

刘巧教授认为，"毒邪"是蕴藏在普通食物、药物、动物、植物及自然界的六气之中，大部分人的机体是可以耐受的，只有部分人因精神因素或气血亏虚，导致正气不足以抗邪，毒邪入侵人体之肌肤，蕴藏于肌肤腠理之间，而致气血运行失常，营卫失和，经络阻塞，脏腑失调，毒气深沉、外发皮肤而成皮肤病。因此，刘教授认为银屑病中除"血分郁热"的病机外，还存在"毒邪致病"的因素，故在银屑病的治疗时注重"从毒论治"银屑病。

（一）寻常型银屑病治疗

寻常型银屑病是由毒邪侵害人体，积聚皮肤腠理，而致气血凝滞、营卫失和、经络阻塞，毒气深沉，积久难化而成。因外感六淫邪气，或疫疠之气、杂气，或过食辛辣油腻、烧烤油炸，或七情内伤，致使热邪内蕴、郁久化热、热毒瘀积肌肤不能透达于外导致热毒证的产生；血毒证是由于机体久

银屑病

积蕴热，复感外界毒邪侵袭，或性情暴躁，火毒内生，或因过食鱼腥、辛辣之品，伤及脾胃，久而化毒，均可使毒邪深入血分，血体久积蕴热而发病。若热毒、血毒日久，阴血被耗，气血失和，则化燥生风导致血燥证产生。

刘教授临证中常辨如下三证。

1. 热毒证

【证候表现】病情较轻，反复发作，逐渐发展，时好时发，皮色淡红，散发躯干、四肢等，呈点滴状，表面覆有银白色鳞屑，微痒，伤风感冒后易发作，口干，咽痛，舌质淡红，苔黄，脉数。

【治法】清热解毒。

【方剂】清热毒胶囊（刘巧教授经验方，已由海南省皮肤病医院制剂中心生产。批准文号：琼药制字 Z20100011。国家发明专利号：ZL201110257644.5）。

【药物组成】金银花、野菊花、黄芩、栀子、紫花地丁、蒲公英、黄连、七叶一枝花。

【方解】方中金银花善解肌表之风热，并能清解热毒消肿，为君药；黄连泻心火以解毒，为臣药；佐以野菊花、蒲公英清热解毒，紫花地丁、七叶一枝花解毒攻毒，黄芩、栀子泻火解毒。全方火邪得去，热毒得解，诸证可愈。

【病案举例】

患者，女，37岁。

主诉：躯干及四肢起皮疹5年。

现病史：患者于5年前因过食辣椒、牛肉等从背部开始起皮疹，1个月后逐渐在前胸、腹部、下肢出现，反复发作，夏重冬轻，曾在某医院诊断为"银屑病"，用西药治疗（药名不详），疗效不佳，且逐渐加重，故来院治疗。现躯干及四肢出现点滴状红斑，上履多层银白色鳞屑，有薄膜现象和点状出血现象，微痒，口干、咽干，二便正常，纳可，舌质淡红，苔黄，脉数。

西医诊断：寻常型银屑病。

中医诊断：白疕。

辨证：风热蕴毒。

治法：清热解毒。

治疗用清热毒胶囊口服，每日3次，每次4粒。用皮毒清霜外搽。20天后皮疹大部分消退或变淡，再用20天，皮疹全部消退，舌脉如常。随访

1 年未复发。

按语：本例患者属于寻常型银屑病热毒证，热毒蕴结肌肤至皮肤出现红斑、鳞屑；患者发病 5 年，皮疹较为稳定，故治疗仅用清热毒胶囊内服联合外用药，效果较好，追踪 1 年未复发。

2. 血毒证

【证候表现】病情较重，皮疹发展迅速，散布全身各处，皮色焮红，点状出血现象明显，鳞屑增厚，新疹不断出现，有同形反应，瘙痒剧烈，心烦、口渴，便干、尿赤，舌质红绛，苔黄，脉弦数。

【治法】清热解毒，凉血活血。

【方剂】经验方。

【药物组成】白花蛇舌草、生地黄、牡丹皮、土茯苓、玄参、麦冬、金银花、黄芩、蒺藜、地肤子、白茅根、甘草。

【加减应用】夹风者，加荆芥、防风、全蝎、蜈蚣等；热重者，加大青叶、紫草、羚羊角粉；夹湿者，加苦参；咽痛者，加山豆根、板蓝根等。

【方解】方中白花蛇舌草解血中之热毒，生地黄清热凉血、滋阴、退虚热，二者共为君药；土茯苓助白花蛇舌草解毒，牡丹皮、玄参、麦冬、白茅根助生地黄滋阴凉血；金银花、黄芩可解气分之热；蒺藜、地肤子祛风止痒，甘草调和诸药。全方共奏清热解毒、凉血活血之功效。

【中成药】清血毒胶囊（刘巧教授经验方，已由海南省皮肤病医院生产。批准文号：琼药制字 Z20100020。国家发明专利号：ZL201110257612.5。药物组成：羚羊角、全蝎、蜈蚣、紫草、生地黄、栀子、黄连、板蓝根等）。

【病案举例】

患者，女，27 岁。

主诉：全身起红斑、丘疹、鳞屑 10 年，复发 2 个月。

现病史：患者于 10 年前感冒后下肢出现红斑、丘疹、鳞屑，曾至当地诊所治疗，诊断为"寻常型银屑病"，具体治疗不详，经治疗后皮疹消退，但病情反复，红斑、丘疹逐渐泛发至全身；2 个月前皮损再次出现，头皮、躯干、四肢散发红斑、丘疹、鳞屑，伴瘙痒，寐尚安，纳食可，二便调。

查体：头皮、躯干、四肢散在绿豆至指甲盖大小红斑、丘疹，上覆银白色鳞屑，刮之有滴蜡现象和点状出血现象，无束状发及指甲改变；舌红，苔薄黄，脉滑。

西医诊断：寻常型银屑病。

银屑病

中医诊断：白疕。

辨证：血热蕴毒。

治法：清热凉血，活血解毒。

药物组成：土茯苓 20 g，牡丹皮 15 g，紫草 20 g，麦冬 15 g，生地黄 20 g，大青叶 15 g，白鲜皮 15 g，赤芍 15 g，白花蛇舌草 20 g，白茅根 30 g，槐花 10 g，丹参 15 g，山药 15 g，虎杖 10 g，陈皮 6 g，甘草 6 g。水煎服，每日 2 次；联合清血毒胶囊（每日 3 次，每次 4 粒）同服。

治疗 7 日后复诊，方药调整为：麦冬 10 g，生地黄 20 g，玄参 15 g，丹参 15 g，鸡血藤 10 g，紫草 10 g，天花粉 10 g，当归 10 g，山药 15 g，知母 10 g，陈皮 6 g，甘草 6 g。水煎服，每日 2 次；联合清血毒胶囊（每日 3 次，每次 4 粒）同服。

再用 14 天后四肢红斑颜色减淡，鳞屑减少，但 3 天前感咽喉疼痛不适，无发热，无新发皮疹，故守上方，加板蓝根 20 g，茯苓 10 g，水煎服，每日 2 次；联合清血毒胶囊（每日 3 次，每次 4 粒）同服。

10 日后皮疹基本消退，无新发，咽痛消失。

按语：本例患者属于寻常型银屑病血毒证；患者发病日久，毒邪入营血分致皮肤红斑、鳞屑；治疗上以清热凉血、活血解毒为主。本次治疗在辨证论治基础上加入清血毒胶囊治疗，增强解毒之力。清血毒胶囊为刘教授治疗银屑病的经验方之一，由羚羊角、全蝎、蜈蚣、土茯苓、生地黄等组成，该方中羚羊角清热泻火解毒之力较强，为本方主药；全蝎、蜈蚣、土茯苓等均有较强的解毒功效，并各有侧重，全方合用，功能清热凉血解毒，尤其以解毒功效最为突出。

3. 血燥证

【证候表现】病程迁延日久，皮疹相对稳定，颜色暗红，无新疹发生，皮肤干燥脱屑，口干，便干，舌质暗，苔薄，脉弦细。

【治法】养血润燥，化瘀解毒。

【方剂】经验方。

【药物组成】当归、生地黄、麦冬、玄参、丹参、鸡血藤、紫草、天花粉、山药、陈皮、甘草。

【方解】方中当归、生地黄两者合用，养血和血，滋阴润燥，共为君药；丹参、鸡血藤活血散瘀；紫草凉血活血解毒；麦冬、玄参、天花粉滋阴润燥；山药、陈皮调和脾胃，甘草调和诸药。诸药合用，滋阴养血，活血化瘀，兼顾解毒。

【加减应用】热象明显者，加大青叶；瘙痒明显者，加地肤子、白鲜皮；燥重者，加石斛、天冬；脾虚者，加黄芪、白术、茯苓等；慢性顽固性，皮损肥厚，鳞屑不易脱落，肌肤甲错者，必要时可加桃仁、红花、皂角刺、三棱、莪术等。

（二）特殊类型银屑病治疗

毒邪因素除了存在于寻常型银屑病外，还贯穿特殊类型银屑病发病全过程，因此特殊类型银屑病的治疗仍注重"解毒法"的应用。

1. 关节病型银屑病

【证候表现】除银屑病皮肤损伤外，伴有关节红肿热痛，或晨僵、变形、活动功能障碍，主要侵犯手足小关节，严重者膝、踝、脊柱等大关节亦可受累，皮肤红斑、丘疹、鳞屑。舌质红，苔黄厚腻，脉滑数。

【病因病机】发病初期多因感受风寒湿邪，以风邪为主，致气血瘀滞而成；中期病情活动，多为风湿热邪痹阻关节经络；后期发病日久，累及肝肾，故肝肾不足，关节失养，气滞血瘀。

【治法】初期：祛风散寒除湿，行气活血，解毒通络。中期：祛风燥湿、清热解毒通络。后期：补益肝肾，和营化瘀通络。

【常用方药】初期：消风散合桃红四物汤加减。中期：四妙散加减。后期：独活寄生汤合桂枝汤加减。

【加减应用】营阴耗伤，加当归、丹参养血活血，麦冬、天花粉、山药养阴生津。

2. 脓疱型银屑病

【证候表现】全身泛发或局限的红斑上出现大小不等的无菌性脓疱，自觉瘙痒，可伴有发热、胸闷纳呆，神疲乏力。舌红或暗红，苔黄，脉滑数。

【病因病机】本病为湿热蕴毒、困阻皮肤或脾虚湿盛所致。

【治法】早期以健脾除湿、清热凉血解毒为主，后期以滋阴润燥、育养胃阴、清解余毒为主。

【常用方药】早期：泛发型以萆薢渗湿汤合五味消毒饮加减治疗，局限型或掌跖脓疱病以防己黄芪汤加减治疗。后期以益胃汤合增液汤加减治疗。

银屑病

【加减应用】 皮肤干燥脱屑，乏力、口干等，加熟地黄、太子参、黄芪、天冬等益气养阴抗毒。

3. 红皮病型银屑病

【证候表现】 全身皮肤潮红、肿胀，上有大量麸皮样鳞屑，其间可有正常皮岛，常伴壮热、畏寒、头痛、口干、便干、溲赤。舌红绛，苔黄腻或苔少，脉弦滑。

【病因病机】 发病初期盖因毒热炽盛，热入营血，熏灼肌肤而发；后期毒热之邪耗气伤阴，气阴两伤，则致血虚风燥。

【治法】 早期：凉血解毒，养阴清热。后期：益气滋阴，养血润燥，兼以清热解毒。

【常用方药】 早期：犀角地黄汤加减。后期：四物消风饮合增液汤加减。

【加减应用】 热重者，加羚羊角粉；瘙痒明显者，加地肤子、蒺藜清热止痒；热盛伤阴而口干、口渴者，加天冬、天花粉、玉竹等养阴清热；气虚而乏力者，加黄芪、党参、太子参等补气；肿胀或下肢水肿者，加冬瓜皮、茯苓皮、猪苓、车前子。

【病案举例】

患者，女，65岁。

主诉：全身红斑、鳞屑伴痒5年，加重半个月。

现病史：患者于5年前无明显诱因头皮起红斑，表面附着银白色鳞屑，伴有瘙痒，于当地医院就诊，诊断为"银屑病"，予外用中药治疗，症状好转。但病情反复发作，每因感冒、发热等复发，红斑、丘疹逐渐泛发至全身。2个月前患者无明显诱因全身泛发鳞屑性红斑，入院治疗，予以甲氨蝶呤等抗炎及其他对症支持治疗，治疗3周，好转后出院，半个月前皮损再次加重，并出现皮肤痒痛，再次住院治疗。

刻下症：全身弥漫性红斑，散在丘疹，全身皮肤痒痛明显，皮肤干燥脱屑，发热，心烦，大便干，小便黄，舌红，苔少，脉细数。

查体：头部、躯干、四肢可见弥漫性红斑，其间可见散在粟米至绿豆大小红色丘疹，全身皮肤干燥脱屑，双手指甲及双足趾甲黄厚变形，无脓疱。

西医诊断：红皮病型银屑病。

中医诊断：白疕。

辨证：火毒入血。

治法：凉血解毒，养阴清热。

药物组成：羚羊角粉 0.6 g（冲），牡丹皮 10 g，生地黄 20 g，玄参 15 g，麦冬 10 g，金银花 15 g，白花蛇舌草 20 g，白茅根 30 g，连翘 10 g，淡竹叶 5 g，大青叶 15 g，地肤子 15 g，山药 15 g，甘草 6 g。水煎服，每日 2 次。

配合中药药浴治疗，外用硅油、尿囊素润肤保湿。

上方连服 14 剂后，躯干、四肢红斑颜色变淡，脱屑减少，无新发皮疹、发热，仍诉瘙痒明显，口干口渴，大便干，小便正常，舌红少津，脉细数。原方去白花蛇舌草及白茅根，加玉竹 10 g，防风 10 g，蝉蜕 6 g。

继服 14 剂，全身红斑明显变淡，鳞屑基本消退，已无明显瘙痒，守上方 14 剂，外搽硅油、尿囊素乳膏润肤保湿。随访 1 个月无复发。

按语：本例患者以全身弥漫性红斑、脱屑伴发热为主，为红皮病型银屑病，是因热毒炽盛，热入营血，熏灼肌肤而发，治疗当以凉血解毒、清热养阴为主要治疗原则。本病进展期以热毒炽盛为主，后期热邪伤阴耗气，气阴两亏症状明显，故常加山药、玉竹等养阴生津。

二、灵活使用中药药浴治疗银屑病

银屑病药浴疗法需根据患者皮损特点、病程、病情及体质不同而选取相应的治疗方法和相对应的方药。

（一）皮损表现为颜色鲜红丘疹、斑丘疹或斑块，表面少许鳞屑者

【辨皮疹】疹色鲜红，斑丘疹或斑块，多为血热盛。

【治法】清热凉血，燥湿解毒。

【常用药物】野菊花、金银花、黄柏、苦参、野菊花、蒲公英、栀子、千里光、白鲜皮等。

【施治方式】

（1）中药湿敷：适用于皮疹鲜红，发疹迅速，皮疹较多者；或者颜面部、褶皱部位颜色鲜红皮疹者；也可适用于弥漫性潮红斑者，如红皮病型银屑病早期。

（2）中药浸浴：适用于皮疹鲜红且泛发，发疹速度较缓。

（二）皮损表现为颜色淡红斑，干燥、脱屑者

【辨皮疹】疹色淡红，干燥、鳞屑多，多为肌肤失养。

银屑病

【治法】养血活血，润燥止痒。

【常用药物】生地黄、当归、丹参、鸡血藤、地骨皮、徐长卿、地肤子、蒺藜等。

【施治方式】

（1）中药浸浴：适用于全身弥漫性淡红斑，伴或不伴大片脱皮者，如红皮病型银屑病后期或泛发性脓疱型银屑病后期；也可适用于部分局部红斑伴大片脱皮者，如掌跖脓疱病后期。

（2）中药熏蒸：适用于全身干燥脱屑较多、面积较大者。

（3）中药熏洗：适用于皮损干燥、脱屑，但较为局限者。

（三）皮损表现为肥厚性斑块、鳞屑较多者

【辨皮疹】皮疹肥厚呈斑块状、鳞屑多，多为血瘀。

【治法】活血化瘀，解毒通络。

【常用中药】红花、三棱、莪术、鸡血藤、徐长卿、紫草、槐花、侧柏叶等。

【施治方式】

（1）中药浸浴：适用于皮损肥厚且泛发，鳞屑较多者。

（2）中药熏蒸：适用于皮损肥厚浸润明显，呈大斑块或蛎壳状；皮损泛发者可采用中药汽疗仪进行治疗。

（3）中药熏洗：适用于皮损肥厚浸润明显，但皮损较为局限者，如面部肥厚皮损。

（4）中药湿敷：适用于皮损肥厚浸润但较局限者，如四肢、头皮、面部肥厚皮损；四肢处皮损可采用闭合性热湿敷法。

（5）中药淋洗：适用于头皮处鳞屑较多，有束状发者。

（四）皮疹表现为红斑基础上脓疱、糜烂者

【辨皮疹】皮疹脓疱、糜烂多为湿热毒邪而致。

【治法】清热利湿，解毒通络。

【常用药物】野菊花、生地黄、牡丹皮、徐长卿、地肤子、白鲜皮、紫草、苦参等。

【施治方式】

中药湿敷：适用于全身较多散在脓疱、有脓湖者，或皮损局限在双手足

部，表现为红斑基础上的脓疱者，可采用开放性冷湿敷。

（五）皮疹以红斑为主伴有关节肿胀、疼痛者

【辨皮疹】红斑伴关节疼痛、肿胀者，多由风湿阻络而致。

【治法】祛风除湿通络。

【常用药物】鸡血藤、威灵仙、川芎、秦艽、防风、透骨草、羌活、生大黄、木瓜、独活等。

【施治方式】

常采用中药熏蒸疗法。①局部熏蒸：适用于有皮疹同时伴有四肢部小关节肿胀、疼痛者；②全身熏蒸：适用于有皮疹同时伴有大关节肿胀、疼痛者。

总体而言，中药药浴治疗银屑病疗效确切，但需要根据具体辨证及临床皮疹选择应用；同时临床常根据病情联合应用，往往可取得更好的疗效，如中药药浴联合 NB-UVB 照射、中药药浴联合中药涂搽封包、中药药浴联合走罐疗法等。

三、中西医并举、中西药并用治疗银屑病

（一）中西医联合治疗银屑病

1. 中西医外治联合

【适应证】部分轻度银屑病。

【常用联合方案】中药药浴联合 NB-UVB，中药药浴联合西药涂搽，中药涂搽（黄连膏、普连膏等）联合 NB-UVB 等。

2. 中药内治联合各类外治法

【适应证】轻中度银屑病。

【常用联合方案】中药或中成药内服联合 NB-UVB、外用药物涂搽、中药药浴、走罐疗法、针刺疗法等。

3. 西医内治联合各类外治法或者中西医内外治结合

【适应证】常用于中、重度银屑病。

【常用联合方案】维甲酸类或免疫抑制剂联合中药内服、中药药浴、光疗疗法、走罐疗法、针刺疗法等。

（二）中西医序贯治疗银屑病

根据中医、西医治疗特性，将中西医配合方案用于银屑病序贯治疗。

第一阶段（银屑病进展期）：应用甲氨蝶呤、环孢素、阿维A等强效、作用快的药物控制皮损。

第二阶段（银屑病稳定期）：可联合中药或其他耐受性好、安全的药物，逐渐将强效药减量。

第三阶段（银屑病消退期）：可单独使用中药或中成药维持治疗。

在这期间，外用强、弱效激素类软膏、钙调磷酸酶抑制剂、中药软膏亦可根据病情阶段调整应用；诸多外治方案也能随病情调整。

（三）中西医配合治疗银屑病

1. 针对伴随症状中医治疗

（1）高热：银屑病高热常为邪热深入营血，血热搏结发于肌表而成。故可辅以犀角地黄汤口服，方中重用生石膏，并加用羚羊角粉退热消斑。刺络放血拔罐也常用于高热的治疗，选取大椎、肺俞、灵台、委中穴，三棱针点刺拔罐放血，可起到放血泄热的目的。安宫牛黄丸的改型制剂清开灵静脉滴注，具有清热解毒、化痰通络、醒神开窍的作用，亦可用于银屑病高热。

（2）瘙痒：银屑病瘙痒主要是因热盛或血虚风燥。若因热盛致痒，治疗方药中常加地肤子、蒺藜等清热止痒；若因血虚风燥而痒，治疗方药中常加当归、天冬、麦冬、天花粉等滋阴养血止痒。同时还可配合糠浴、淀粉浴、玉米粉浴、麸皮浴等润肤止痒。

（3）情志不畅：银屑病患者情志问题常与肝气郁结有关，中医治疗时常用柴胡疏肝散、逍遥丸等方药舒肝解郁，宁心安神。

2. 针对西药副作用中医的治疗

维甲酸类、免疫抑制剂是银屑病常用系统治疗药物，但由于个体差异问题，常常在治疗过程中出现不同程度的副作用，故在临床中对每个个体应寻求一个最佳剂量，达到最佳疗效和最小副作用之间的平衡。中医在这些药物应用时可配合治疗，起到增效减毒的功效。

（1）皮肤黏膜症状：在口服阿维A胶囊治疗银屑病时常出现皮肤黏膜干燥、掌跖部变薄脱屑等皮肤黏膜症状。中医认为皮肤黏膜干燥是阴液不足引起的，可辅以沙参麦冬汤育阴润肤，缓解干燥问题。而对于掌跖部变薄脱屑，中医认为其主要由于病久耗伤阴血，血虚生风化燥，肌肤失养而成，可用当归饮子养血润燥缓解症状。

（2）血脂代谢异常：在阿维A胶囊系统治疗银屑病时，患者常出现三酰甘油升高等血脂代谢异常的情况；除应用降脂药物控制外，还可口服中药治疗。中医认为血脂代谢紊乱属中医学"痰证""脂浊"范畴，与痰瘀之邪相关，故可在基础方药加用健脾利湿化痰、活血化瘀等药物治疗。

（3）肝损伤：维甲酸类、免疫抑制剂系统治疗时可致使肝功能异常、肝坏死、肝纤维化等肝损伤。中医认为外来药毒之邪蕴积脏腑，致使脏腑功能失调，故常加用"解毒药"应用，如败酱草、板蓝根、大青叶、金银花等；同时为加强肝脏毒邪代谢，可加用疏肝利胆药物，如柴胡、茵陈、栀子、金钱草、海金沙等。而现代研究也表明这些药物均能减轻肝实质炎症，减少肝细胞炎性渗出物和炎细胞浸润，减少肝细胞坏死病灶，促使肝细胞修复与再生。

（4）骨髓功能抑制、再生障碍性贫血：部分患者口服免疫抑制剂后会出现骨髓功能抑制、再生障碍性贫血等情况；这些均属于中医"血虚""虚劳"的范畴。中医认为此证为"药毒"之邪使脾胃运化受损，致气血生化无源，累及脏腑，脏腑亏虚，日久伤及骨髓精气，导致髓亏、肾虚、精耗，本源受损，血生乏源；故骨髓抑制病位在骨髓，与脾、肾关系最为密切，中医治疗多采用健脾补肾、益气生血、养阴生津等治法，方用四君子汤、八珍汤、十全大补汤、六味地黄汤等补肾益精之方药。

（5）口疮性口炎：口疮性口炎亦是口服免疫抑制剂治疗后常见症状，属中医"口糜"范畴。中医认为其由"药毒"之邪致使脾胃运化失职，湿热内蕴心脾，或毒邪日久，耗伤阴液，阴虚火炽而成；前者可用导赤散清心与小肠经热，后者常用知柏地黄汤滋阴降火治疗。

（刘 巧 龚 坚）

张晓杰治疗银屑病经验

张晓杰　山东中医药大学附属医院教授、博士研究生导师，山东省名中医，师从顾植山教授和李树森老师。系统学习并潜心研究《黄帝内经》五运六气理论、伤寒六经三阴三阳理论及伤寒脉法、长桑君脉法和中医皮肤病非药物疗法，将个人临床经验与五运六气理论、伤寒理论及长桑君脉法、伤寒脉法相结合，以脉诊为抓手，重视调理皮毛腠理，重视从肝论治银屑病，善于运用经方及"三因司天方"，配合中医外治法治疗银屑病，临床取得显著疗效。

一、从肝论治寻常型银屑病

张教授认为银屑病的发生与发展和肝的功能失常密切相关，肝主筋，主疏泻、藏血，与胆互为表里，全身筋膜依赖于肝血的濡养，只有肝血充足，才能"淫气于筋"。银屑病患者多肝郁、气滞，肝气郁结，情绪急躁易激动，气郁日久化火、化毒，毒热内盛入血分，则肝经血热，或胆火旺盛，日久致虚致瘀，而成血虚、阴虚、血燥、血瘀之证。张教授"从肝论治"银屑病的经验方法如下。

（一）肝经湿热，火郁肌肤证

【证候表现】发病较急，皮疹色红，鳞屑黏着较厚，常伴有口苦咽干、胸闷纳呆、心烦易怒、小溲短赤等全身症状，舌质红，舌苔黄厚，脉弦滑或滑数（多见于寻常型银屑病进展期或红皮病型、脓疱型及关节病型银屑病）。

【治法】清利湿热，疏肝利胆。

【方剂】龙胆泻肝汤加味。

【药物组成】龙胆草9 g，柴胡12 g，黄芩9 g，栀子9 g，当归9 g，泽泻9 g，生地黄15 g，牡丹皮15 g，车前子15 g（包），甘草6 g，金银花30 g，土茯苓30 g。

（二）营血不足，热陷入里证

【证候表现】皮疹色红，或薄或厚，伴身热燥渴，睡眠不宁，咽痛，小便短赤，舌红赤，少苔，脉浮数而虚（多见于寻常型银屑病进展期或红皮病型银屑病）。

【治法】滋阴清热，凉血解毒。

【方剂】导赤清营汤。

【药物组成】生地黄15 g，通草9 g，麦冬15 g，玄参15 g，车前子15 g（包），淡竹叶9 g，水牛角15 g（先煎），丹参12 g，黄连6 g，金银花15 g，连翘9 g（连心用），滑石9 g，黄柏6 g，茯苓12 g，栀子12 g，甘草9 g。

（三）肝郁气滞，枢机不利证

本证候多见于少阳枢机不利，胆腑郁热过甚，阳郁不升、阴浊不降之证。

【证候表现】皮疹色红，鳞屑较厚，常伴胸胁苦满，不欲饮食，心烦喜呕，或胸中烦而不呕，或心下悸，小便不利，身有微热，或口苦，咽干，目眩，可见小溲短赤、大便秘结等，舌质红或淡红，舌苔薄黄或黄厚腻，脉弦滑或弦细。

【治法】调理枢机，和解少阳。

【方剂】大、小柴胡汤合五苓散。

【药物组成】柴胡12 g，黄芩9 g，党参6 g，清半夏6 g，白芍9 g，枳实9 g，大黄6 g，猪苓12 g，茯苓15 g，白术15 g，泽泻15 g，桂枝6 g，生姜9 g，大枣4 枚，炙甘草6 g。

（四）气滞血瘀，瘀热互结证

【证候表现】皮疹反复不愈，斑块肥厚，有明显浸润感，色不红、略暗，鳞屑较厚，常伴心情烦躁、夜间加重，舌质暗红，舌下有瘀络，舌苔黄，脉弦涩（多见于银屑病静止期）。

【治法】疏肝解郁，凉血活血。

【方剂】郁金消银汤。

【药物组成】柴胡15 g，郁金15 g，生地黄21 g，当归12 g，牡丹皮15 g，玄参15 g，土茯苓30 g，金银花15 g，连翘30 g，白鲜皮30 g，乌梢蛇 15 g，甘草 9 g。

（五）肝阴不足，肌肤失养证

【证候表现】病程日久，颜色淡暗，皮损肥厚，经久不退。舌质淡暗或见瘀点或瘀斑，脉涩或细缓（多见于银屑病静止期或消退期）。

【治法】养血柔肝，滋阴润燥。

【方剂】润燥消银汤。

【药物组成】熟地黄 12 g，当归 12 g，白芍 15 g，川芎 19 g，桃仁 9 g，红花 9 g，柴胡 9 g，郁金 9 g，麦冬 15 g，玄参 15 g，土茯苓 30 g，连翘 15 g，甘草 9 g。

【加减应用】热重者，多配伍白花蛇舌草、板蓝根、蒲公英等；湿重者，多配伍龙胆草、薏苡仁、萆薢等；气滞重者，多配伍香附、厚朴、陈皮等；瘀重者，配伍丹参、莪术等；燥重者，多配伍天冬、麦冬、白芍等。

二、五运六气理论指导银屑病治疗

《素问》"六节藏象论"说"不知年之所加，气之盛衰，虚实之所起，不可以为工矣"，强调了运气思想在临床的重要性。

五运六气学说是古人基于天人相应的"六气六律"和"五气更立"的周期变化理论，探讨自然变化周期性规律及其对人体健康和疾病影响的一门学问，是《黄帝内经》中医学理论的核心，是"天人相应"思想在医学应用方面的最高体现。张教授师从顾植山老师学习运气学说，将辨天（即五运六气）、辨人（即体质，包括运气体质）、辨病证三方面结合，在临床治疗银屑病的过程中，获得很好的疗效。

应用的基本要点是根据患者的出生时间，疾病的初发时间、加重时间、就诊时间，结合脉症，选方用药，所选方剂以岁运与司天十六方为主，也常使用符合患者运气特点的其他方剂。

三因司天方由宋代陈无择创制，陈氏以五运六气理论为指导，天干配五运，地支配六气，制五运时气民病证治方十方，六气时行民病证治方六方，计十六方。五运时气民病证治方，五运论天干十个方：六甲附子山茱萸汤（岁土太过），六乙紫菀汤（岁金不及），六丙黄连茯苓汤（岁水太过），六丁苁蓉牛膝汤（岁木不及），六戊麦门冬汤（岁火太过），六己白术厚朴汤

（岁土不及），六庚牛膝木瓜汤（岁金太过），六辛五味子汤（岁水不及），六壬苓术汤（岁木太过），六癸黄芪茯神汤（岁火不及）。六气时行民病证治方，六气论地支六个方：子午正阳汤（少阴君火司天，阳明燥金在泉），丑未备化汤（太阴湿土司天，太阳寒水在泉），寅申升明汤（少阳相火司天，厥阴风木在泉），卯酉审平汤（阳明燥金司天，少阴君火在泉），辰戌静顺汤（太阳寒水司天，太阴湿土在泉），巳亥敷和汤（厥阴风木司天，少阳相火在泉）。

【病案举例】

患者，男，48 岁。2017 年 7 月 19 日就诊。

主诉：周身红斑、鳞屑 2 周。

刻下症：躯干、四肢皮肤泛发大小不一的红斑、丘疹，部分融合成片，皮疹色淡、肥厚、干燥，上覆较厚鳞屑，部分皲裂，伴有痒痛，以两肘伸侧较重。饮食正常，二便尚可，夜眠欠安。舌质淡，苔薄白略乏津，脉沉细而寸脉略短。

西医诊断：寻常型银屑病。

中医辨证：血燥。

治法：养血滋阴润燥。

方剂：苁蓉牛膝汤加减。

药物组成：肉苁蓉 10 g，牛膝 20 g，木瓜 15 g，白芍 15 g，熟地黄 30 g，当归 15 g，甘草 15 g，大枣 2 枚，乌梅 30 g，丹参 15 g，车前子 10 g（包），土茯苓 30 g，蜂房 15 g，7 剂，水煎服，每日 1 剂，早晚温服。

2017 年 7 月 26 日二诊：服药后未有新皮疹出现，瘙痒、疼痛明显减轻，原有皮损部分变淡，上方加酸枣仁 20 g，14 剂，煎服方法同前。

2017 年 10 月 10 日三诊：瘙痒、疼痛较前减轻，原有皮损部分变淡、消失，继服 14 剂。后皮疹完全消退，未再复发。

按语： 2017 年的运气规律为木运不及，阳明燥金司天，少阴君火在泉。2017 年的客运，三之气为阳明燥金，四之气为太阳寒水，五之气为厥阴风木，终之气为少阴君火，初之气为太阴湿土，二之气为少阳相火。根据 2017 年的运气，运气方可选六丁年木运不及方苁蓉牛膝汤、卯酉之岁审平汤。苁蓉牛膝汤以治燥为主，审平汤以治热为主。该患燥证较显，故方选苁蓉牛膝汤。在五运六气理论运用的过程中，张晓杰教授主张抓"天 - 岁运"和"人 - 体质"为关键点，当岁气与人体自身不协调之时则容易发病，运气方虽未直接针对疾病，但是从"天人相应"的更高层次进行干预，帮助人体自身恢复阴阳平秘的状态，从而达到治疗的目的。

三、内经、伤寒理论与脉法在银屑病治疗中的应用

近几年来，张教授拜师李树森老师，潜心学习长桑君脉法、伤寒脉法和《黄帝内经》《难经》《伤寒论》理论，临证以脉诊为抓手，立足六经病机，先别阴阳，从肝论治，重视调理皮毛腠理。张教授认为皮肤病虽有形于外，必本诸于内，治须临证察机，治法、方药多遵经方意。

（一）先别阴阳，判断少气、脉与平人

疾病看似复杂，但不外乎阴阳两字，"阴阳失衡之谓病"，银屑病也不例外。"万物负阴抱阳，冲气以为和"，持一守中非常重要，人体也是如此，疾病正是"守中"出现问题，才会导致中线偏移，或偏向左，或偏向右，也就是出现阴阳的偏盛偏衰。如何识别人体阴阳偏颇的问题，"脉息"就是一个金标准，一个简单易行的客观指标。脉息术为李树森老师研究《黄帝内经》《难经》，从中挖掘并进一步阐明、应用于临床的大道至简的理论。李树森老师言：将脉息术作为临床第一辨证指标，严格区分平人、少气、脉躁，进而指导治疗和推断预后，就是抓住了中医理法方药运用的"纲纪"，掌握标准"模式"才能"纲举目张"，这个"模式"来源于《黄帝内经》，也来源于《道德经》，其本质为《易经》的"天纲地纪"哲理在实践中的运用。随着脉息术的普及必将带来中医界的一次大变革，也是中医药发展数千年历史的一次跨越。

脉息是呼吸与脉动的动态关系，即一分钟之内的脉动数除以呼吸数。人一呼一吸脉息在4~5次为平人，大于5为脉躁，少于4为少气。

少气：需建中补之以甘，可用小建中汤及类方。基本方：小建中汤（女性用当归建中汤，男性用黄芪建中汤）。

脉躁：脉躁为阳在外，阴不为之守，则阳动无常。脉躁首选大柴胡汤，大柴胡善治二阳合病，故为首选；次选白虎汤以解阳明之急。

平人：小建中汤和大柴胡汤方药。

（二）立足六经，先辨欲解时

天有六气，人以三阴三阳而上奉之。三阴三阳既是对自然界阴阳离合的

六个时空段的划分，也是对人体气化六种状态的表述。三阴三阳在天为风木、君火、相火、湿土、燥金、寒水六气，在人则各一脏腑经络。正是有了三阴三阳辨证，故伤寒学家强调伤寒之法可以推而治杂病。皮肤病病位大都位于皮毛腠理与筋膜，其发病与治疗不出六经辨证的范畴。

张仲景《伤寒论》中辨三阴三阳的重要特色之一就是辨"六经欲解时"。辨"六经欲解时"是厘定分辨"六经"的时间节点，也是六经在一昼夜中或一年中的"当旺之时"，这对于判定证候六经归属有特殊意义。龙砂学派顾植山老师提出"欲解时"即"相关时"，疾病可以在某个特殊时间"欲解"而"解"，也可能在该时间点出现症状的发生或加重。

张教授在临床辨证施治过程中，应用"六经欲解时"理论取效卓著。张教授认为，银屑病的发病或加重多在春季、秋季和冬季，春季为厥阴一阴交尽少阳生发之时，此时复发或加重的银屑病患者当从厥阴和少阳论治，可用乌梅丸、酸枣仁汤、吴茱萸汤、当归四逆汤、白虎汤、大柴胡加新加汤、大柴胡汤、小柴胡汤、四逆散、血府逐瘀汤、柴桂干姜汤等方；秋季则是太阴开阳明阖之时，此时复发或加重的银屑病患者当从太阴阳明论治，可用白虎汤、三承气汤、玉女煎、猪苓汤、麻子仁丸、麻黄连翘赤小豆汤、桂枝汤、四逆汤、理中汤、桂枝加大黄汤、桂枝加芍药汤、五积散、实脾饮、当归芍药散等方；冬季是少阴藏太阳开之时，此时复发或加重的银屑病患者可从少阴和太阳论治，可用黄连阿胶汤、麻黄附子细辛汤、麻黄附子甘草汤、附子汤、大黄附子泻心汤及大、小柴胡汤合苓桂术甘汤、麻黄汤、桂枝汤、麻黄桂枝各半汤、桂枝加附子汤、五苓散、真武汤等诸方。

【病案举例】

患者，男，38岁。2019年9月28日就诊。

现病史：周身鳞屑性红斑3年余，诊为银屑病，每年入冬后即发病。

刻下症：周身大面积红斑表面覆较厚白色鳞屑，无汗，热时及运动汗亦较少，常于上午9—10点开始出现瘙痒加重，至下午七八点钟时瘙痒加重，自觉烦躁。大便黏腻，小便正常，睡眠可。舌淡红，苔薄黄，右脉浮紧数，左脉浮而弦。

方药：麻桂各半汤合小柴胡汤加减。

药物组成：麻黄9 g，桂枝12 g，杏仁12 g，柴胡9 g，白芍15 g，清半夏9 g，生姜3片，炙甘草9 g，大枣5枚，白鲜皮15 g。

嘱患者于上午配合适当运动，以微微发汗为宜。服药两周瘙痒明显减轻,皮损变薄,汗出好转。

按语:"太阳病欲解时,从巳至未上。"尤在泾言:"太阳经为诸阳之长,巳午未时为阳中之阳,太阳病解,必从巳至未,所谓阳受病者,必阳气充而邪乃解也,与发于阳者七日愈同意。"巳至未上是一天之中阳气最盛的时候,人体阳气应此时天阳之助,祛邪有力,故将愈的患者多在此时正胜邪却,精神惠爽。太阳之为病的患者多有"脉浮、头项强痛而恶寒",若伴有汗出、恶风、脉浮缓等症可用桂枝汤类方,若无汗、恶寒、脉浮紧则选用麻黄汤类方。该患者瘙痒时间有一定的规律性,常以太阳经欲解时时段加重,可见该时段人体得太阳表气相助,祛邪外出,邪正相争,故症状加重。张教授结合其他症状,考虑表邪郁闭,少阳枢机不利,给予麻桂各半汤合小柴胡汤加减,直中病机。在上午配合运动,功在协助振奋一身之阳,并助药力使邪随汗出而解。

(三)据脉用药,不离浮沉迟数

张教授在临床中发现,银屑病患者中数脉患者占多数,在其所观察的数百例银屑病患者中,出现数脉及数脉兼脉的患者占大多数。数脉乃阴不足阳往之,临床常以导赤清营汤(导赤散合清营汤)为基础方;若兼滑脉者,多夹痰热之证,合小陷胸汤等;兼弦脉者合柴胡汤剂;兼沉弦脉多为水饮为患,合用苓桂剂;兼浮脉者合用五苓散;兼沉细脉合用四逆汤类等。

四、银屑病特色外治法

(一)火针

火针疗法,古称"焠刺""烧针"等,是将针在火上烧红后,快速刺入人体的一种针法,常应用于顽固的斑块型银屑病,具有温经通络、活血化瘀、软坚散结的功效。

张教授强调火针要掌握好火候。《针灸大成》"火针"中说:"刺针切忌太深,恐伤经络,太浅不能去病,惟消息取中耳。"火针针刺的深度要根据病情、体质、年龄和针刺部位的肌肉厚薄、血管深浅而定,躯干、四肢部皮损针刺稍深,面部等皮肤薄嫩部位针刺宜浅。

（二）拔罐

拔罐疗法通过机械刺激、温热作用使局部组织高度充血，促进局部血液循环，改善缺血状态，加速新陈代谢，改善局部组织的营养状态，增强血管壁通透性，疏通局部气血。周身广泛分布的大面积斑块型银屑病，常选用背部走罐疗法，隔日1次，临床收效明显。

（三）放血疗法

放血疗法主要是选取大椎、耳尖、血海等相应穴位针刺放血，引邪外出，主要起疏风清热、凉血解毒的功效。放血疗法常配合拔罐疗法应用。

（四）自血疗法

自血疗法是一种将患者自身静脉血抽出并注入到自身相应穴位以达到治疗目的的疗法，是一种非特异性刺激。在选穴方面，常规选取曲池、血海、足三里三个穴位，并根据患者不同表现辨证取穴。三穴合用共奏通经活络，调节气血，祛风止痒之功。

五、银屑病患者日常建议

根据张晓杰教授临床研究观察发现，根据五运六气理论，银屑病患者发病期主客加临不相得时，更易发病、复发或加重。因此在主客加临不相得的年份，可以提醒患者在日常生活中做好对外界气候变化的应对措施，日常饮食作息规律，减少自然界对人体的影响。亦可以根据运气特点，提早进行中医中药疗法的干预，降低银屑病的发生概率或减轻发病症状。

张晓杰教授常规建议患者每日慢跑20~30分钟，以周身微微汗出为度，提高自身正气，并促使部分邪气从汗而解。

（张晓杰　于小平）

曹毅"血分论治，饮食调治，审因论治，内外合治"治疗银屑病

曹毅　浙江省中医院博士研究生导师、博士后合作导师，国家临床重点专科负责人，第七批浙江省名中医。现任中华中医药学会中医美容分会主任委员、皮肤科分会常务委员，中国民族医药学会皮肤科分会副会长、世界中医药学会联合会伦理审查委员会及标准化委员会常务理事、浙江省中医药学会副会长、浙江省医学会皮肤病学分会及浙江省医师协会皮肤科医师分会副主任委员、浙江省性学会性传播疾病分会主任委员、浙江省新世纪"151"人才工程学术和技术带头人。主持国家自然科学基金项目2项、主编出版的学术著作5部。曹毅教授从血分论治银屑病，并根据疾病发展的不同阶段分别论治，同时关注患者生活调摄、健康教育、情志疏导等。

一、血分论治，分期施治

银屑病的发生主要是遗传和环境因素相互协同作用的结果，银屑病的病因主要是由于患者素体阳盛，复又感受风热之邪；或因饮食不节，脾胃运化失司，湿从内生。各种内外之邪郁而化热化火，燔灼营血，血热阳浮，蕴于肌肤而发病。热邪若长时间滞留体内，日久阴液不足，血脉失于濡润，久之成瘀。瘀阻脉络，留止腠理则发为皮疹；血热生风化燥，肌肤失于濡养，而见鳞屑、瘙痒。因而在银屑病的急性发作期，患者血热表现明显；久病之后，患者体质多偏虚、偏瘀。银屑病的基本病机为血热、血虚、血瘀。曹教授认为，在银屑病的治疗过程中，要将皮疹与疾病热、瘀、虚的特点相结合，根据患者所处的不同阶段分期论治（进行期、静止期、消退期）。

1. 进行期：清热凉血

银屑病进行期，血热明显，皮损斑色鲜红，鳞屑色白，较厚，舌红，苔薄白或微黄，脉弦滑。治以清热凉血为主，拟犀角地黄汤化裁。水牛角为君药，清心肝而解毒，直入血分凉血而散血；生地黄清热凉血，养阴生津，一助犀角清热凉血止血，一恢复已失之阴血。赤芍、牡丹皮清热凉血、活血散瘀，故为佐药，炙甘草调和缓急为使药。全方共奏清热凉血、养血化瘀之效。若患者咽干咽痛，酌加连翘、马勃、牛蒡子等清喉利咽；若患者情志抑

郁、焦虑，合用越鞠丸或逍遥散，使气血调和，阴阳平衡；若患者平时运动、出汗较少，或者有明显冬重夏轻特点，加用麻黄、桂枝等药物，使邪热从腠理而出，邪去正安，皮疹消退。

2. 静止期：养血润肤，活血散风

银屑病静止期，属偏血瘀者居多，斑块肥厚，色暗红，鳞屑变薄，舌质淡，舌苔薄白，脉沉缓或沉细，治宜养血润肤，活血散风。治疗方中多用当归、鸡血藤养血活血润肤，生地黄、山药养阴清热，土茯苓、蜂房清解深入营血之毒热。若兼脾虚内湿者，加白术、扁豆补脾益气，茯苓、生薏苡仁、猪苓健脾渗湿；阴虚血热者，加知母、黄柏滋阴清热；痒感明显者，加白鲜皮、地肤子清热止痒。

3. 消退期：养血润燥，益气祛风

银屑病消退期，偏血虚者居多，斑色淡红，皮肤干燥，鳞屑较薄，伴体弱肢乏，面色无华、头晕、纳呆，舌质淡红，脉弦细或沉细。治则为养血润燥，益气祛风，方选当归饮子加减。当归、川芎补血活血，生地黄能清热凉血；制何首乌补肝肾并益精血；生黄芪补气行血，配合当归补气生血；荆芥、防风、蝉蜕祛风止痒；鸡血藤养血活血润肤；全方共奏补血活血、祛风止痒之效。

4. 特殊类型银屑病论治

曹教授认为，红皮病型银屑病患者全身潮红脱屑，肌肤燥竭，火毒征象明显，治宜清营解毒，凉血护阴；脓疱型银屑病患处浅表脓疱，表面糜烂，脱屑，湿毒征象明显，治宜清热凉血，解毒除湿；关节病型银屑病患者可见关节肿、痛、变形，多因风湿毒邪痹阻经络，治宜散风祛湿，解毒通络。

【病案举例】

患者，男，26岁。

主诉：头皮皮疹伴瘙痒2个月。

现病史：2个月前无明显诱因下出现头皮皮疹伴瘙痒，脱屑，皮疹沿发际线分布，随后皮疹范围逐渐增大，瘙痒加剧。夜寐一般，入睡较晚，胃纳佳，平素大便难解，质干，小便短黄。

检查：头皮可见红色斑块，上覆银白色鳞屑，咽稍红，舌红，苔薄腻，脉濡滑。

西医诊断：银屑病（进展期）。

中医诊断：白疕。

银屑病

辨证：血热型。

治法：清热凉血。

方药：清热凉血方加减。

药物组成：水牛角 15 g（先煎），生槐花 10 g，金银花 15 g，白茅根 10 g，牡丹皮 12 g，紫草 10 g，炒白术 15 g，茯苓 15 g，石菖蒲 12 g，大青叶 10 g，炙甘草 6 g，萆薢 10 g。7 剂，水煎服，每日 1 剂，早晚分服。

另嘱清淡饮食，合理作息，定期随访。

二诊：患者皮损较前消退，皮损颜色转淡，鳞屑较前减少，瘙痒感缓解。治疗原则不变，生活调摄注意事项同前，并嘱患者定期随访。

按语：此例患者病程 2 个月，皮疹较为鲜红，皮损处较多鳞屑，入睡较晚，平素大便难解，质干，小便短黄。舌红，苔薄腻，脉濡滑。四诊合参，本例患者当属白疕血热型，治疗当以清热凉血，治疗过程中酌情加用炒白术、茯苓等顾护脾胃。治疗中应坚持顾护脾胃功能，标本兼顾。

二、病体结合，饮食调治

银屑病的病因有遗传因素、感染因素、神经精神因素、生活习惯（食牛羊肉、吸烟、饮酒）、环境因素等。银屑病初次经过治疗后，尽管皮损消退，但在一定的诱因下仍可导致复发。银屑病病位在皮肤，但其发病与内在脏腑，尤其是脾胃功能失调密切相关，脾胃损伤，加之患者体质偏颇，从阳化热，热壅血络，拂郁肌肤。在此过程中，脾胃损伤扮演了重要的角色，正所谓"百病皆由脾胃衰而生也"。中医学历来重视饮食与健康的关系，《素问》"痹症"曰："饮食自倍，肠胃乃伤。"《素问》"生气通天论"又云："是故味过于酸，肝气以津，脾气乃绝；味过于咸，大骨气劳，短肌，心气抑；味过于甘，心气喘满，色黑，肾气不衡；味过于苦，脾气不濡，胃气乃厚；味过于辛，筋脉沮弛，精神乃央。"提出了饮食偏嗜，饥饱失常，可导致脏腑功能失调，易于变生他病。

银屑病患者的饮食管理规范有着重要的临床指导意义，曹教授在银屑病的临床诊疗过程中发现，"发物"是银屑病重要的诱发因素，患者应在日常饮食中减少"发物"的摄入。"发物"一词理论渊源可追溯到《黄帝内经·素问》"热论篇"："病热少愈，食肉则复，多食则遗，此其禁也。"凡是食用后会导致平人得病或使患者旧疾复发或加重当下病情属性的食物都可称为"发物"。饮食失节，过食腥发动风之品，脾胃失和，气机不畅，郁久化热，是银屑病的重要发病原因。患者在摄入牛肉、羊肉等腥发动风之品及烟酒等"发物"后，导致病情加重。银屑病患者常同时伴有糖代谢、脂质代谢紊乱等，针对此类患者，曹教授临床上嘱咐患者戒糖戒脂后，患者的皮损往往能得到改善。此外，中国古代即有"酒助湿热""湿家"不宜多饮酒的理论；吸烟类似于外邪中的火毒，易伤肺阴，故吸烟者容易出现夹毒证，同时吸烟和饮酒的患者更易出现血瘀证，因此应当积极引导患者戒烟、戒酒。但是，"发物"并非完全禁忌，忌口也并不完全等同于禁食"发物"，应当结合季节、患者皮损状态等因素综合考虑；"发物"的界定也当因人而异，忌发物应根据自身的实际情况而定，如发现食入某食物有明显不适，并使原病情加重，应视为"发物"加以禁忌。

【病案举例】

患者，男，38 岁。

主诉：反复双下肢皮疹伴瘙痒 2 年。

现病史：2 年前无明显诱因下出现双下肢皮疹伴瘙痒、脱屑，随后皮疹范围逐渐增大，瘙痒加剧。2 年来皮疹反复发作，每于食用牛羊肉、饮酒等辛辣刺激食物后加剧，皮疹呈"冬重夏轻"特点，患者平素胃纳佳，大便干，小便无殊。

检查：双下肢可见暗红色斑块，上覆银白色鳞屑，舌红，苔薄，脉弦细。

西医诊断：银屑病（静止期）。

中医诊断：白疕。

辨证：血瘀型。

治法：养血润肤。

药物组成：当归 12 g，鸡血藤 15 g，生地黄 10 g，山药 15 g，土茯苓 10 g，蜂房 10 g，红花 10 g，桃仁 10 g，土茯苓 10 g，牛膝 10 g，苍术 10 g，薏苡仁 20 g，煅磁石 30 g（先煎），炙甘草 6 g，7 剂，水煎服，每日 1 剂，早晚分服。

另嘱清淡饮食，合理作息，定期随访。

二诊：患者皮损淡红，鳞屑较前减少，瘙痒感缓解。治疗原则不变，生活调摄注意事项同前，并嘱患者定期随访。

按语：此例患者病程 2 年，双下肢可见暗红色斑块，上覆银白色鳞屑，舌红，苔薄，脉弦细。患者皮疹食用牛肉、羊肉、饮酒等辛辣刺激食物后加剧，治疗过程中当着重强调饮食调治。此外，本例患者皮疹分布于双下肢，故加入了四妙丸引血下行，兼顾清热。

三、因时因地，审因论治

我国国土辽阔，气候特点各不相同，不同地域居民饮食、生活习惯有很大差别。曹教授认为治疗过程中，还应根据患者所处的地域、发病的季节等因素，辨别患者的不同体质，施以不同的治疗。例如我国西北部气候干燥，肠道津枯，大肠传导失职，湿浊自内而生，加之居民喜食肥甘则易致脾胃受损，水湿不运，积湿生热，痰浊内生。因而西北银屑病多以脾虚为本，治疗上侧重于助脾运化；东北地区虽气候寒冷，但现代随着空调暖气的普及，加之气候干燥，燥久伤阴，阴虚久而化热，热久亦耗伤营血，致阴血亏虚，生风化燥而成血燥，故可见血热证、血燥证较多，治疗上侧重于凉血润肤；江南一带，多湿多雨，湿为阴邪，其性黏腻，重浊趋下，日久而化热，湿从脾生，外泛肌肤而见患处赤热红肿，湿邪胶着，病程长，病久致脾虚湿蕴，治疗上侧重于健脾化湿。

【病案举例】

患者，男，45岁，居住于江南一带。

主诉：反复全身皮疹伴瘙痒3年。

现病史：3年前无明显诱因下出现躯干、四肢皮疹伴瘙痒，脱屑，随后皮疹范围逐渐增大，瘙痒加剧。3年来皮疹反复发作，每于饮酒量大后加剧，夜寐一般，纳呆，大便黏腻，小便无殊。饮酒史20年，每日1~2两白酒；吸烟23年，每日1包。

检查：躯干、四肢可见暗红色斑块，上覆银白色鳞屑，咽红，舌红，有齿痕，苔白腻，脉濡滑。

西医诊断：银屑病（静止期）。

中医诊断：白疕。

辨证：血瘀型。

治法：养血润肤。

药物组成：当归12 g，鸡血藤15 g，生地黄10 g，山药15 g，土茯苓10 g，蜂房10 g，红花10 g，桃仁10 g，炒白术10 g，鸡内金10 g，炒山楂10 g，马勃10 g，连翘10 g，牛蒡子10 g，甘草6 g。7剂，水煎服，每日1剂，早晚分服。

另嘱患者加强皮肤保湿护理，烟酒逐步减量至戒烟戒酒，清淡饮食，合理作息，定期随访。

二诊：患者皮损淡红，鳞屑较前减少，瘙痒感缓解。治疗原则不变，生活调摄注意事项同前，并嘱患者定期随访。

按语：此例患者病程 3 年，有吸烟、饮酒史，躯干、四肢等可见暗红色斑块，上覆银白色鳞屑，咽红，舌红，有齿痕，苔白腻，脉濡滑。治疗过程中当着重强调生活调摄，吸烟、饮酒者劝其戒烟戒酒，并结合患者长期居住的江南一带的气候特色，配合对应的药物治疗，以助皮疹消退。

四、内外合治，快速起效

曹教授认为，要充分发挥中医外治法的优势，将药物或物理方法直接作用于银屑病皮损，使药性或物理作用直达腠理。例如通过汽疗疗法，将汽疗方中苦参清热燥湿，紫草凉血透疹，白鲜皮清热止痒，水牛角凉血散血，牡丹皮清热凉血、活血散瘀，鸡血藤养血活血润肤的功效直达腠理，起到清热凉血、养血润肤之效。又例如对银屑病患者行刺络拔罐治疗，利用三棱针或梅花针点刺某些穴位或病变所在位置，适量放出血液，在此基础上行拔罐治疗，使有形之邪由此而出，祛除病灶周围之瘀，操作简便且疗效迅速。

【病案举例】

患者，女，43 岁。

主诉：反复全身皮疹伴瘙痒 8 年余。

现病史：8 年前无明显诱因下出现双下肢皮疹伴瘙痒，就诊当地医院，诊为"银屑病"，期间不规律接受治疗，随后皮疹范围逐渐增大，瘙痒加剧。皮疹每于冬季加重，夏季减轻，平素月经规律，量少，色暗，血块（+），痛经（+）。夜寐一般，胃纳佳，大便每日一行，质可，小便无殊。

检查：头皮、躯干、四肢可见暗红色肥厚性斑块，上覆银白色鳞屑，薄膜现象（+），血露现象（+），手指、足趾甲板呈顶针样改变，舌暗红，苔薄，脉细。

西医诊断：寻常型银屑病（静止期）。

中医诊断：白疕。

辨证：血瘀型。

治法：养血润肤，活血散风。

药物组成：当归 12 g，鸡血藤 15 g，生地黄 10 g，山药 15 g，土茯苓

10 g，蜂房 10 g，知母 10 g，黄柏 10 g，桃仁 10 g，红花 10 g，炙甘草 6 g。7 剂，水煎服，每日 1 剂，早晚分服。

另予患者行患处中药汽疗仪治疗，嘱患者治疗后加强皮肤保湿护理，清淡饮食，合理作息，定期随访。

二诊：患者皮损较前消退，斑块变薄，皮损颜色转淡，鳞屑较前减少，瘙痒感缓解。治疗原则不变，皮肤护理及生活调摄注意事项同前，并嘱患者定期随访，患者表示疗效满意。

按语：此例患者病程 8 年，斑块肥厚，色暗红，皮损处较多鳞屑，平素月经量少色暗，舌暗红，苔薄，脉细。四诊合参，本例患者当属白疕血瘀型，白疕以血热贯穿始终，热邪易动血伤络，兼之湿邪黏滞、阻滞气机，容易导致瘀阻络脉，缠绵难治。治疗当以清热凉血为主，兼顾活血化瘀，酌情加用桃仁、红花、鸡血藤等活血药物。配合中药汽疗疗法，清热凉血、养血润肤，皮疹改善明显，治疗中应坚持清热不留瘀，祛瘀不伤正，通补并用，标本兼顾。

（傅宏阳　赵竞宣）

李斌"血分论治"银屑病

李斌　上海市皮肤病医院教授、主任医师、博士研究生导师，上海市医学领军人才，第十届"中国医师奖"获得者，世界中医药联合会皮肤科分会副会长，中国中西医结合学会皮肤性病专业委员会候任主任委员，上海市中医药学会皮肤病分会主任委员。李斌教授从"血分"出发，形成了"血分论治"银屑病的诊疗特色，并结合夏氏外科临证特色及自身临床经验，创立"凉血潜阳法"辨治寻常型银屑病的特色诊疗体系。

一、分期辨治寻常型银屑病

李斌教授在长期的临床过程中，总结出银屑病的辨证当从"血分论治"，根据"阳在外，阴之使也；阴在内，阳之守也"的中医理论，提出银屑病"血热为病之本，阳浮为病之标"的"血热阳浮"说，认为其为疾病的基本病机，结合夏氏外科临证特色及长期临证经验，治疗上善用清热、凉血、潜镇的"凉血潜阳法"治疗银屑病。李教授认为疾病早期的病理因素为血热，中期为血瘀，后期则血虚为患，根据寻常型银屑病的颜色、鳞屑的多少，以及伴随症状，将其分为血热证（进行期）、血瘀证（静止期）和血虚证（消退期）3 种证型。

（一）血热证

李教授认为血热证多为疾病的初发或复发进行期阶段，多由突然精神刺激诱发，并对自身鲜红皮损心理抗拒，表现为心烦、急躁易怒、失眠等。银屑病初发或复发进展期皮损通常表现为皮疹多呈点滴状或片状红斑，斑色鲜红，发展迅速，且鳞屑色白，搔抓后点状出血，可伴瘙痒。大便干燥，小便黄赤，舌质红，苔薄黄，脉弦滑或数。治以凉血，重镇清心安神，以芩珠凉血方为主方，根据患者症状，加减化裁。重用生地黄、水牛角，取犀角地黄汤之意，增强清热凉血之功，此型重用清热解毒药物。

【病案举例】

患者，女，18 岁。2013 年 4 月 10 日初诊。

主诉：周身红斑、鳞屑伴瘙痒 1 年余，加重 2 个月。

现病史：患者于 1 年前无明显诱因双下肢出现绿豆大小红斑，上覆银白色鳞屑，自觉轻微瘙痒，曾至多家医院诊治，诊断为"银屑病"，予"复方青黛胶囊""复方氨肽素片"等药物治疗，病情未见明显好转，近 2 个月来，因精神压力较大，皮疹泛至全身及颜面部，口干，纳差，小便黄，大便干结。

检查：面部、躯干、四肢伸侧可见鲜红色斑丘疹，大小不等，局部融合成片，上覆较厚银白色鳞屑，刮之有薄膜现象及点状出血；口腔黏膜无损伤，指甲无增厚、混浊等，无束状发；舌红，苔薄黄，脉滑数。

西医诊断：寻常型银屑病。

中医诊断：白疕。

辨证：血热证。

治法：凉血活血，重镇潜阳。

方剂：芩珠凉血方加减。

药物组成：水牛角 30 g（先煎），磁石 30 g（先煎），生牡蛎 30 g（先煎），珍珠母 30 g（先煎），生地黄 30 g，赤芍 15 g，苦参 15 g，龙葵 15 g，夏枯草 15 g，牡丹皮 15 g，合欢皮 12 g，郁金 12 g，黄芩 9 g，柴胡 9 g，紫草 9 g，生薏苡仁 10 g，生甘草 6 g。每日 1 剂，煎汤分 2 次内服。

药渣煎水沐浴，每日 1 次。嘱患者每日外用润肤剂。

二诊（2013 年 4 月 24 日）：无新发皮损，原有皮损颜色转淡，鳞屑略有减少；舌尖红，苔薄黄，脉细滑。原方去苦参，加青蒿 15 g，浮萍 9 g，麻黄 9 g，桂枝 9 g，余治疗不变。

三诊（2013 年 5 月 7 日）：周身皮损变为暗红，无明显鳞屑，皮肤干燥；舌暗红，苔薄，脉细。上方去水牛角，加鸡血藤 30 g，莪术 15 g，当归 9 g，余治疗不变。

四诊（2013 年 5 月 30 日）：皮损进一步好转，随访半年，皮损再无新发。

按语：本例为典型寻常型进行期银屑病。因为本例患者病长期处于压抑状态，加之父母情绪极其紧张，且其皮疹散发、色鲜红，伴口干、纳差、小便黄、大便干结，舌红、苔薄黄，脉滑数，证属血热。故临床主张肝经引经药与清热凉血法相结合。首诊以凉血清热为主，兼重镇、疏肝，方中水牛角、生地黄、牡丹皮、紫草、赤芍均为凉血活血之药味，郁金、柴胡不仅作为肝经引经药，更以疏肝理气，畅达气机见长。二诊时，原有皮损颜色由鲜红变淡，血热证缓，处方加用青蒿清虚热，麻黄、桂枝开通玄府、发散热毒。三诊周身皮损暗红，无明显鳞屑，皮肤干燥，以当归、鸡血藤养血活血，莪术破血。并嘱患者舒畅心情，皮疹方能渐退。

（二）血瘀证

李教授认为血瘀证常为银屑病静止期，即疾病进入稳定期，病程日久，皮损经多种治疗后仍消退缓慢，患者长期承受身心负担，情绪低沉抑郁。皮损表现为反复不愈，皮疹多呈斑块状，肥厚，颜色暗红，鳞屑纷落，干燥枯涩，患者常伴口干或黏腻感，舌质紫黯，有瘀点、瘀斑，脉涩或细缓。治疗上以活血化瘀与凉血潜阳并举，散已成之瘀血，消成瘀之病因，主张凉血活血与行气化瘀并用，改善皮损厚度，促进红斑和鳞屑的消退。此型重用活血通络散结之品。

【病案举例】

患者，女，34 岁。2018 年 3 月 11 日初诊。

主诉：周身红斑、鳞屑 10 余年，加重 2 周。

现病史：患者于10年前无明显诱因躯干、四肢发疹，至外院诊断为"寻常型银屑病"，予治疗（具体不详）后症状改善不明显，10年来曾在多家医院就诊，曾口服阿维A胶囊、中药，外用卡泊三醇软膏及窄谱紫外光照射治疗，皮疹反复，迁延不愈，冬重夏轻。2周前因出差劳累，病情加重。

刻下症：肌肤甲错，口干，大便干，平素忧思多虑，胃纳可，夜寐欠佳。

检查：头面、躯干、四肢大小不等暗红色斑块，上覆大量白色鳞屑，刮之有薄膜现象及点状出血，皮损肥厚，以头皮和四肢伸侧为甚；舌偏暗，脉细。

辅助检查：总胆固醇6.72 mmol/L，三酰甘油1.82 mmol/L。

西医诊断：寻常型银屑病。

中医诊断：白疕。

辨证：血瘀。

治法：凉血活血，化瘀通络。

方剂：夏氏活血方加减。

药物组成：黄芪15 g，川牛膝15 g，当归15 g，生地黄15 g，夏枯草15 g，川芎10 g，桃仁10 g，炙甘草10 g，丹参30 g，莪术30 g，菝葜15 g，鸡血藤15 g，大血藤30 g，忍冬藤30 g，麻黄9 g，桂枝12 g，郁金12 g，合欢皮12 g，乌梢蛇12 g，蜈蚣3条，蝉蜕6 g，全蝎3 g，虎杖根15 g，生山楂15 g。每日1剂，煎汤分2次内服。

药渣煎水沐浴，每日1次。面部外用卡泊三醇软膏，余皮疹外用三草油。

二诊（2018年3月25日）：患者皮损变薄，颜色转淡，瘙痒减轻，夜寐渐安；舌暗红，脉细。效不更方，再拟前法，续服14剂。

三诊（2018年4月8日）：患者皮损大部分消退，仍留有少量红斑、鳞屑，皮肤干燥，夜寐可；舌红，苔薄白，脉细。前方加乌梅、五味子各12 g以养血滋阴润燥。14剂，煎服法同前。嘱其避免劳累，身心放松，加强锻炼。

按语：本例为典型静止期寻常型银屑病。患者久病毒热之邪煎熬阴血，加之平素忧思多虑，肝气郁结，气滞则血不行，劳累气虚，血行无力，均可导致血瘀，进而皮损迁延不愈，冬季皮肤致密，腠理闭塞，故汗不出，玄府不通，邪无出路，则入冬加重。其皮损肥厚、暗红，鳞屑厚积，口干，肌肤甲错，舌暗红，脉细，证属血瘀，首诊以活血化瘀为主，兼凉血、疏肝，以夏氏活血方合通络药为基础方。同时结合现代医学指标，考虑血瘀证合并代谢紊乱，加用虎杖、生山楂；加蜈蚣、乌梢蛇、全蝎搜剔络脉，松透病根；郁金、合欢皮疏肝解郁，调和气机；麻黄、桂枝开通玄府，发散毒邪。三诊皮肤干燥，大部分消退，证属血瘀兼血燥，投五味子、乌梅养血滋阴润燥。李教授认为血瘀贯穿银屑病静止期始终，是病理转化（发病、转归和预后）的主轴，治疗上以活血化瘀与凉血潜阳并举，并辅以通络散结，使络通则血行，临床上选用夏氏活血方为基础方，重视银屑病血瘀证的发生与代谢紊乱的相关性及活血通络之品的运用。

（三）血虚证

李教授认为血虚证为疾病的消退期，皮损呈退行状态，表现为皮损渐退，斑色淡红，皮肤干燥，鳞屑较薄。但患者反复经受进展期急性发作和稳定期日久病程，身心俱疲，情绪低落，不思饮食。李教授常在芩珠凉血方的基础上，重用黄芪、当归益气养血；沙苑子、蒺藜补肾养血祛风，起到滋养肌肤，促进红斑鳞屑的消退，此型重用补益药物。

【病案举例】

患者，女，26岁。初诊日期：2018年10月17日。

主诉：周身散发红斑、鳞屑4年余，加重2周。

现病史：患者于4年前无明显诱因躯干、四肢发疹，于外院诊断为"银屑病"，予治疗（具体不详）后症状缓解不明显，曾外用卡泊三醇及口服中药治疗，反复发疹，冬重夏轻，瘙痒不甚。2周前，患者病情加重，皮肤干燥，瘙痒明显。胃纳可，二便调，夜寐一般。

检查：躯干、四肢大小不等的淡红斑，上覆少许白色鳞屑，刮之有薄膜现象及点状出血，未及束状发和指甲顶针样改变；舌淡，苔薄白，脉细弱。

西医诊断：寻常型银屑病。

中医诊断：白疕。

辨证：血虚。

治法：清热凉血，养血润燥。

药物组成：磁石30 g（先煎），生牡蛎30 g（先煎），珍珠母30 g（先煎），生地黄30 g，赤芍15 g，苦参15 g，丹参15 g，夏枯草15 g，牡丹皮

15 g，赤芍 12 g，合欢皮 12 g，郁金 12 g，黄芩 9 g，黄芪 30 g，当归 12 g，紫草 9 g，玄参 15 g，生甘草 6 g。每日 1 剂，煎汤分 2 次内服。

用药渣煎水沐浴，每日 1 次。嘱患者每日外用润肤剂。

二诊（2018 年 10 月 31 日）：皮损鳞屑略有减少；舌淡，苔薄白，脉细弱。原方加沙苑子 12 g，蒺藜 12 g，天冬 12 g，麦冬 12 g，余治疗不变。

三诊（2018 年 11 月 14 日）：周身皮损变薄，无明显鳞屑，皮肤干燥缓解；舌淡，苔薄白，脉细弱。上方加鸡血藤 30 g，余治疗不变。

四诊（2018 年 5 月 30 日）：皮损进一步好转，随访半年，皮损再无新发。

按语：本例为典型消退期寻常型银屑病。本病初发以"血热"为主，久则"血虚"，基于"津血同源"理论，血虚可致血燥，血燥则皮肤瘙痒、鳞屑生。李教授从"津血同源"理论出发，以养血润燥解毒为基本治则，针对患者血虚血燥证，多用养血滋阴润燥之品。方中磁石、生牡蛎、珍珠母重镇潜阳、安神止痒；黄芩、生地黄、牡丹皮、紫草清热凉血解毒；赤芍养血；苦参、夏枯草清热解毒；郁金、合欢皮疏肝解郁安神；黄芪补气健脾；当归养血活血；生甘草调和诸药。二诊时，鳞屑症状略有缓解，加用沙苑子、蒺藜养血祛风，天冬、麦冬养阴润燥。三诊时加用鸡血藤养血润燥巩固药效。此例为李斌教授以"津血同源"立法论治银屑病有力佐证。

二、特殊类型银屑病的辨病论治

（一）脓疱型银屑病

对于脓疱型银屑病，李教授主张中西医结合，认为其病机主要是由于血热内生，郁久化火，炼液成脓，脓毒蕴蒸，外壅肌肤。皮损表现为红斑、细小脓疱，脓湖，甚至糜烂、脓痂，治疗采用清热凉血、解毒除湿的原则，在芩珠凉血经验方基础上加蒲公英、紫花地丁等取五味消毒饮之意以气血同清，加黄柏、栀子等取黄连解毒汤之意泻火解毒、三焦同治，配合生石膏、知母等取白虎汤之意以清气分热、凉血消斑，火消热去，气血调和，皮损消退。

【病案举例】

患者，女，41 岁。初诊日期：2016 年 6 月 14 日。

主诉：周身皮疹、鳞屑伴瘙痒半年。

银屑病

现病史：患者于半年前劳累、外感后，前臂处出现红斑、丘疹，未予重视及治疗，皮疹迅速散发周身，色鲜红，上覆银白色鳞屑，其间见较为密集、粟粒大小的脓疱，搔抓破溃后结痂。曾于外院就诊，诊为"银屑病"，予卡泊三醇软膏外用，症状改善不明显，皮疹仍有新发，瘙痒剧烈。自述情绪紧张，易失眠，口干，小便黄，大便可。

检查：颈部、躯干、四肢可见较为密集、大小不等的鲜红斑丘疹，部分融合成片，上覆银白色鳞屑，剥离后可见薄膜现象、点状出血，躯干、颈前部分红斑基础上见密集、针尖至粟粒大小的黄色脓疱伴结痂，皮温高；未见束状发；双手指甲增厚混浊；口腔黏膜无损伤；舌红绛，苔黄腻，脉滑数。脓疱细菌培养（－）。

西医诊断：脓疱型银屑病。

中医诊断：白疕。

辨证：湿热蕴阻。

治法：清利湿热，凉血潜阳，泻火解毒。

药物组成：珍珠母 30 g（先煎），生牡蛎 30 g（先煎），磁石 30 g（先煎），代赭石 30 g（先煎），大青叶 15 g，紫草 15 g，当归 15 g，赤芍 12 g，牡丹皮 12 g，丹参 12 g，莪术 15 g，薏苡仁 30 g，野菊花 10 g，生地黄 15 g，苦参 15 g，菝葜 30 g，大血藤 15 g，忍冬藤 30 g，徐长卿 10 g，桂枝 12 g，黄芩 10 g，郁金 12 g，合欢皮 12 g，茵陈 30 g。每日 1 剂，煎汤分 2 次服用。

阿维 A 胶囊 20 mg/次，每日 1 次，随餐口服。

二诊（7 月 1 日）：周身皮疹颜色减淡，鳞屑减少，躯干、颈前脓疱均已破溃、干燥结痂，瘙痒亦减轻；夜寐尚可，小便黄赤，大便正常；舌红，苔黄腻，脉弦滑数。上方加六月雪 30 g，淡竹叶 15 g，滑石 30 g，大腹皮 15 g。阿维 A 胶囊 20 mg/d 续治。

按语：本例为典型脓疱型银屑病。患者躯干、颈部、四肢见较为密集、大小不等的鲜红斑、丘疹，部分融合成片，上覆盖银白色鳞屑，剥离后可见薄膜显现、点状出血，躯干、颈前部分红斑基础上见密集、针尖至粟粒大小的黄色脓疱伴结痂。方中黄芩、大青叶、野菊花苦寒凉血，泻上焦火毒；生地黄、牡丹皮、紫草、赤芍、当归、丹参、莪术合用助泻火解毒之功，且凉血不留瘀；珍珠母、牡蛎、代赭石、磁石重镇咸寒，益阴潜阳，固守药力；红藤、忍冬藤清热解毒，调节免疫；郁金、合欢皮疏肝解郁安神；茵陈、薏苡仁、苦参清热解毒祛湿；徐长卿祛风止痒；菝葜清热解毒利小便，为白疕经验用药；桂枝平和方剂寒凉之性，同时兼助阳气，行水湿之邪；诸药合用，共奏清利湿热、凉血潜阳、泻火解毒之效。二诊时症状改善，小便黄赤，舌红，苔黄腻，脉弦滑数，加淡竹叶、滑石、大腹皮清心除烦利尿，六月雪清热解毒利湿。

（二）红皮病型银屑病

对于红皮病型银屑病，李教授同样主张中西医结合治疗，认为其病机是由于血热郁久，燔灼营血，热入血分，毒热炽盛，化燥生风，泛溢肌肤。皮损表现为周身皮肤潮红，脱屑，治疗以清营解毒、凉血活血为原则，在芩珠凉血经验方基础之上加水牛角、玄参取清营汤之意清营解毒、透热养阴，蒲公英、板蓝根、黄芩等清热解毒，牡丹皮、丹参凉血散瘀，羚羊角粉平肝息风，使毒去热退风止，皮损消退。

【病案举例】

患者，男，24 岁。初诊日期：2011 年 1 月 8 日。

主诉：全身红斑、鳞屑 1 年，弥漫性潮红 2 个月。

现病史：患者于 1 年前左上肢出现红斑，上覆鳞屑，渐累及头皮颈项、胸背及四肢，瘙痒剧烈，外院诊断"银屑病"，经治疗后未见好转（具体不详），病情迁延，冬重夏轻。2 个月前自服网购药物（具体不详）后好转，停药 1 周后全身皮肤突发弥漫潮红，伴大量脱屑，皮肤干痛，影响患者正常生活及工作，近 1 周出现低热，体温最高为 37.8 ℃，胃纳差，精神萎靡，口干，小便黄，大便干。

检查：体温 37.2 ℃，全身弥漫性潮红，皮疹间可见散在性正常皮岛，上覆糠状鳞屑，部分抓破、糜烂，少量渗出，触之灼热，以头皮、面、胸背及下肢为重。口腔黏膜未见皮疹，指甲未见增厚混浊，可见束状发；舌质红绛，苔光，脉细、滑、数。

辅助检查：皮肤病理显示符合银屑病。

西医诊断：红皮病型银屑病。

中医诊断：白疕。

辨证：血热。

治法：清热凉血活血。

药物组成：水牛角 30 g（先煎），生地黄 30 g，白芍 15 g，牡丹皮 15 g，黄芩12 g，苦参15 g，菝葜30 g，土茯苓30 g，白花蛇舌草30 g，徐长卿10 g，秦艽12 g，知母12 g，郁金10 g，紫草15 g，珍珠母30 g（先煎），生牡蛎30 g（先煎），生甘草6 g。每日1剂，煎汤分2次内服。

嘱患者用润肤剂全身外涂。阿维A胶囊20 mg/次，每日1次，随餐口服。

二诊（2011年2月1日）：皮肤潮红减轻，仍感瘙痒，头皮及躯干见细小鳞屑；舌质红，苔黄腻，脉滑数。上方加地肤子10 g，生薏苡仁30 g。每日1剂，煎汤分2次口服。阿维A胶囊20 mg/d续治。

三诊（2011年2月15日）：全身皮肤潮红明显减轻，脱屑大量，瘙痒仍较明显，夜间睡眠较差，难以入睡，口干明显。上方加野菊花15 g，首乌藤30 g，麦冬15 g，天冬15 g。继续服用。阿维A胶囊减量至10 mg/d续治。

四诊（2011年3月1日）：全身皮肤稍显潮红，头皮散在脱屑，大便偏干；舌尖红，脉细滑。继续服用上方加火麻仁10 g。阿维A胶囊10 mg/d续治。

五诊（2011年3月15日）：全身皮肤瘙痒减轻，呈暗红斑，头皮暗红斑；舌尖红，脉细滑。上方续治，停用阿维A胶囊。随访患者病情持续好转。

按语：本例患者初患银屑病，服用网购药物后出现全身皮肤弥漫性潮红、浸润肿胀并伴有大量糠状鳞屑及低热，为典型红皮病型银屑病；患者口干，小便黄，大便干，舌质红绛、苔光，脉象细滑数，证属血热，治以清热凉血活血。李教授以"清热凉血，重镇潜阳"为原则，方中水牛角、生地黄、牡丹皮清热凉血，苦参、土茯苓、白花蛇舌草、黄芩、紫草、菝葜清热解毒，珍珠母、生牡蛎重镇安神，知母清热泻火；秦艽通络止痛、清湿热，郁金、徐长卿活血，白芍养血，生甘草调和诸药。二诊时瘙痒症状仍明显，加用地肤子清热利湿、止痒，舌苔黄腻加用生薏苡仁利水渗湿、清热。三诊时诉夜间睡眠较差，难以入睡，口干明显，加野菊花清热解毒，首乌藤养血安神，麦冬、天冬滋阴润燥。四诊时大便干燥加火麻仁润肠通便。考虑患者为红皮病型银屑病，予加用西药阿维A胶囊快速控制病情，待病情控制后，逐渐减量；另需注重皮肤护理，全身涂用润肤剂，增强皮肤屏障。

（三）关节病型银屑病

对于关节病型银屑病，李教授认为其病机主要是由于血热阳盛之体，复感风、寒、湿之邪，流注于筋骨关节，经脉痹阻，不通则痛。因此以清热凉血、利湿通络为治疗原则。在芩珠凉血方的基础上，加鸡血藤、大血藤、秦艽、忍冬藤、海风藤等祛风除湿，活血通络。

【病案举例】

患者，男，50岁。初诊日期：2009年6月7日。

主诉：全身红斑鳞屑1个月，伴右膝关节肿胀、活动受限1周。

现病史：患者于1个月前无明显诱因出现四肢散在红斑，少量鳞屑。初期皮疹无痒痛，未予重视，后皮疹逐步发展至胸背、头皮，搔抓后大量鳞屑脱落，基底部有少量出血点，自行外用糠酸莫米松乳膏皮损改善不明显。1周前患者晨起自觉右膝关节肿胀，无法正常行走，活动后好转。患者平素好肥甘厚味，大量饮酒，口干，小便黄，大便可。

检查：四肢躯干弥漫分布大小不等红斑，覆盖银白色片状鳞屑及大量痂皮，部分融合成斑片，鳞屑剥脱后见潮红基底，刮之见点状出血。右膝关节轻度红肿，肤温略高，压痛（+/-），活动受限。指甲增厚混浊，可见顶针样改变，可见束状发；舌红，苔黄，脉细滑数。

西医诊断：关节病型银屑病。

中医诊断：白疕。

辨证：血热夹湿，关节不利。

治法：清热凉血，解毒利湿，通利关节。

药物组成：水牛角30 g（先煎），生地黄30 g，赤芍15 g，牡丹皮15 g，黄芩12 g，珍珠母30 g（先煎），紫草9 g，菝葜30 g，土茯苓30 g，白花蛇舌草30 g，秦艽12 g，知母15 g，郁金9 g，白术9 g，茯苓12 g，生甘草6 g。14剂，每日1剂，煎汤分2次内服。

药渣煎水沐浴，每日1次。嘱患者润肤剂全身外涂。

二诊（2009年6月21日）：药后无新发皮损且躯干皮疹减少，皮肤略痒。右膝关节症状加重：肿胀、疼痛、肤温略高，压痛（+），活动受限；右足大趾远端趾间关节亦红肿，呈腊肠样，活动受限；舌红，苔黄腻，脉滑数。上方加地肤子15 g，白鲜皮15 g，薏苡仁30 g，继服14剂。并加用甲氨蝶呤（2.5 mg/片）一次3片，每周1次服用。

三诊（2009 年 7 月 5 日）：躯干皮疹、鳞屑、瘙痒明显改善，关节肿痛稍缓解；诉夜间睡眠较差，且近 1 周有恶心不适感；舌红，苔薄腻，脉滑数。行肝肾功能检查，均属正常范围。上方加首乌藤 30 g，继服 14 剂；继服甲氨蝶呤（7.5 mg/w），加叶酸口服拮抗甲氨蝶呤副作用。

四诊（2009 年 7 月 19 日）：躯干及上肢皮疹基本消退，关节肿痛明显改善，活动受限亦好转；舌尖红，苔薄腻，脉细滑。恶心不适好转。维持原治。

按语：本例为关节病型银屑病，表现除典型银屑病皮肤损伤外还伴有关节病变，除四肢关节外，部分可累及脊柱，受累关节出现疼痛、压痛、肿胀、晨僵和功能障碍。患者平素好肥甘厚味之品，饮酒过量，致湿热之邪内聚，表现为四肢躯干弥漫分布大小不等红斑，覆银白色片状鳞屑及大量痂皮，部分融合成斑片，鳞屑剥脱后见潮红基底，刮之见点状出血；口干，小便黄，舌红、苔黄，脉细滑数，证属血热夹湿，关节不利，治以清热凉血、解毒利湿、通利关节。方中水牛角、生地黄、牡丹皮清热凉血，土茯苓、白花蛇舌草、黄芩、紫草、菝葜清热解毒，珍珠母重镇安神，知母清热泻火，秦艽清湿热通络止痛，郁金活血，赤芍凉血止痛，白术、茯苓健脾除湿，生甘草调和诸药。二诊时皮疹瘙痒，右膝关节症状加重伴右足大趾远端趾间关节腊肠样改变，舌红，苔黄腻，脉滑数，故加用地肤子、白鲜皮利湿、止痒，薏苡仁清热利水渗湿。三诊诉夜间睡眠较差，难以入睡，加首乌藤养血安神，皮疹、鳞屑伴瘙痒明显改善，关节肿痛稍缓解。四诊后患者病情基本得到控制，皮损消退，患者关节症状明显好转，疗效满意。

三、银屑病外用经验方

【方剂】三草油。

【药物组成】生甘草 50 g，茜草 50 g，夏枯草 50 g。

【方解】方中重用生甘草为君药，解毒和药，又兼类激素的作用；茜草凉血行血、祛瘀活血；夏枯草清热解毒。三药合用共奏清热解毒、凉血润燥之功。

【制备方法】将药物放在 500 mL 麻油中浸泡 24 小时后，小火煎熬至生甘草变焦黄色，滤渣备用。

【用法】三草油薄涂于患处，每日 2 次。

（李 欣 李 斌）

谭城系统辨治银屑病

谭城　江苏省中医院主任医师，师从欧阳恒教授及朱文元教授，主张中西医合治，强调用药轻灵，首次将易学中的"呼形喝象法"和"时间医学诊疗法"等精华部分应用于银屑病中，并推演出"火炎土焦"病机，自创坎离方，治以泻火滋阴、甘寒调候，使燥土得润，五行得通，病则自愈，进一步拓展了银屑病临床诊疗思路。谭城教授认为银屑病多以"火炎土焦"为核心病机，注重两个方面的调理：一为情志；二为睡眠。分三个法则治疗：调候、流通、化泄。

一、一核心——"火炎土焦证"

【证候表现】皮损表现为红斑或斑块，或局部见脓疱，其上有大量银白色鳞屑，头部皮损较重；多食而不易饱，多饮而难止渴，大便干结，胸胁疼痛、体型肥胖；性格急躁，语声洪亮，语速较快、喜多言；女子经期短，经量少、质稠；可伴心血管疾病、脂溢性皮炎病史；出生月令多为巳、午、未月。舌红，苔薄少津，脉弦细。

【治法】泻火滋阴，甘寒调候。

【方剂】坎离方加减。

【药物组成】知母 10 g，生地黄 10 g，北沙参 10 g，麦冬 10 g，栀子 10 g，百合 10 g，淡竹叶 10 g，黄柏 10 g，山茱萸 10 g，夏枯草 10 g，酸枣仁 10 g。

【方解】知母、生地黄为君药，性寒质润，泻火滋阴。北沙参、麦冬、栀子甘寒或苦寒，入肺胃经，三者共为臣药，泻火生津，肺金得润，强土得金，方泻其壅。佐以百合、淡竹叶、黄柏、山茱萸、夏枯草、酸枣仁各入五脏，行清热、养阴、生津之用。诸药合用，共奏泻火滋阴、甘寒调候之功。

【加减应用】病久皮疹肥厚者，加三棱、莪术、皂角刺等；瘙痒明显者，加防风、蝉蜕、苦参、地肤子、白鲜皮等；伴血瘀者，可加桃仁、红花等；伴气虚者，加党参、黄芪等。

银屑病

【病案举例】

患者，男，45岁。2017年8月7日初诊。

现病史：3年前患者无明显诱因头皮出现散在鳞屑性斑块，瘙痒不甚，至当地医院诊治，考虑"银屑病"，间断外用卡泊三醇乳膏及糠酸莫米松乳膏治疗，皮疹冬重夏轻，终未痊愈。1个月前患者因食辛辣之品皮疹加重，面积扩大，泛发周身，瘙痒较剧。口服维A酸及外用卡泊三醇软膏、糠酸莫米松乳膏治疗，皮疹未见明显好转，遂来诊治。自发病以来无关节疼痛、变形，无指甲改变，无恶寒发热，近期体重未见明显变化。患者性格急躁，体形偏胖，自觉食后易饥，口干口渴，多饮不止渴，夜寐难安，大便干结，小便调。

检查：躯干及四肢可见散在黄豆大小的红色丘疹，其上可见白色鳞屑，刮除鳞屑可见筛状出血点及薄膜现象，头皮可见类似皮疹，部分融合成片，前额发际线处为甚，部分头发呈束状。舌边尖红，苔薄黄，脉弦数。

西医诊断：银屑病。

中医诊断：白疕。

辨证：火炎土焦。

治法：泻火滋阴，甘寒调候。

药物组成：知母10 g，生地黄10 g，北沙参10 g，麦冬10 g，栀子10 g，百合10 g，淡竹叶10 g，黄柏10 g，山茱萸10 g，夏枯草10 g，酸枣仁10 g，蝉蜕6 g。14剂，水煎服，每日1剂。

外用维生素E乳膏润肤，每日2~3次，嘱清淡饮食，忌辛辣刺激之品。

二诊：8月21日，皮疹明显减轻，瘙痒缓解，夜寐能安，仍有口干口渴。加玄参10 g，继服14剂。

三诊：9月4日，皮疹尽退，瘙痒止，诸证皆消。

半年后随访皮疹未复发。

按语： 皮肤疾患有别于内科，其病在表，近代中医皮科大家构建了皮损中医辨证基本框架，譬如观鳞屑，其急者多责之风热，慢者多因血虚风燥，临证中循此法施治仍有诸多无效者。谭城教授经将哲学之精与医学之理融会贯通，创造性地以理法之象推演出银屑病多属"火炎土焦"病机。

局部辨证：银屑病皮损肥厚者犹如西北高原燥土。离卦一阴爻居中、二阳爻居外，其数三。离为火、色红，为日、为电；其于人也，为大腹，为干燥。银屑病病理上见融合性角化过度，角质层内仍有未完全角化细胞核，符合离卦"离中虚"特点；棘层增生肥厚，表皮突向下延展，深入真皮。真皮乳头顶呈杵状，向表皮内上伸，接近角质层，把增生表皮分割成大小类似的"方形"，符合传统"天圆地方""中属土"之说。该病理棘层内特征性表现为以三核中性粒细胞聚集成的 Munro 微脓疡，细胞核数三为离，脓色黄属土，质稠如旱田水分蒸发过程中浓缩成泥浆之象，提示"火炎土焦"之象。

整体辨证：脾为湿土，土中有水。命门者，水中之火也。火藏水中，水火既济，自无亢焚之祸。患者生于农历六月，时值夏月，火气上炎，燔灼脾胃，而成焦土，焦土无生养之功，"胃火愈旺，脾阴愈伤"，故出现食后易饥，口干口渴，多饮不止渴，大便干结。肺主皮毛，焦土不能生金，遇燥火相逼，而成脆金，故皮肤表现为红斑、银白色鳞屑。火盛反侮水，燥土克水最无情。肾水死则精必枯，肝木无以养，火旺又招自焚之患，故肝失条达、疏泄不畅，出现性格急躁、控制能力差。心火炎，肾水竭，水火不济，出现夜寐难安。此外，患者体形肥胖，大腹便便者，符合离中空的特点。治以"坎离方"以流通、化泄、调候之理治以泻火滋阴、甘寒调候，则燥土得润，化泄生金，五行流通，皮损尽除。患者早期瘙痒较剧，择蝉蜕加强祛风止痒之效。后期，患者皮疹好转，但口渴仍剧，酌加玄参，与方中麦冬、生地黄组成增液汤，取滋阴生津之功。

二、两兼顾——情志和睡眠

《三因极一病证方论》云"七情，人之常性，动之则先自脏腑郁发，外形于肢体"，表明情志失常引起的脏腑受邪为皮肤病产生的必要条件。刘完素认为"五志过极均可化火"，情志过极，易生热化火，火热酷烈，燃及肝脏，阴血煎熬，肝失柔润，疏泄不畅，故性情急躁，喜怒显露于外。调查统计分析发现 42 例"火炎土焦证"银屑病患者中存在性情急躁者 35 人（83%），42 例非"火炎土焦证"银屑病患者中存在性情急躁者 19 人（42%），提示性情急躁可能为银屑病发病的重要因素，对于火炎土焦证患者而言更是如此。谭教授常加用龙胆草、黄芩、栀子清泻肝火，往往能获得满意效果。银屑病日久，皮疹迁延难愈，增加患者的精神负担，情绪极易低沉抑郁，郁怒伤肝。肝性喜条达，主疏泄，调情志，畅气机，通气血。若肝失疏泄，则气机郁结，气不行血，久则成瘀。此时谭城教授常选柴胡、郁金、丹参等疏肝理气活血。此外，谭教授也十分重视情志疏导，常对患者做耐心细致的解释工作，使患者对自身疾病有正确的认识，解除焦躁、紧张等不良情绪，同时鼓励患者进行文娱活动，使患者的焦躁情绪得以放松，从而加快疾病的康复。银屑病患者常伴有瘙痒症状，反复的搔抓动作严重影响患者的睡眠质量。从现代医学角度，人们工作生活压力及其他因素都可导致应激反应的发生，应激直接引起神经内分泌反应，许多应激还可引起明显的体液、细胞，乃至基因水平的反应，导致人体神经－内分泌－免疫网络的失衡。这些应激相关因素都是银屑病诱发和复发的重要原因。临床上，一方面表现为焦躁、紧张、抑郁等情绪；另一方面则表现为失眠症状。对于此类患者，谭教授常入酸枣仁、百合、首乌藤、远志以宁心安神。综上，情志和睡眠在银屑病发病过程中起着重要作用，医者需四诊合参，明确病因，合理选用药物，同时还需关注情志疏导和指导患者作息，从而提高银屑病的临床疗效。

三、三法则——调候、流通、化泄

1. 调候法

人与天地相参，与日月相应。自然界，木燥无水不生，寒而木湿难生。火燥而成烈易焚灭，寒无火不长。土逢燥而成旱田，难育万物，寒而成冻土，万物不生。金逢燥而易损裂，逢寒而水冻难成淘洗。水逢旱而成干涸，逢寒而成冰凌。过寒过暖均不能舒展升发，天地寒暖适中、万物交泰乃兴。四季有春、夏、秋、冬之分，候有寒、暖、湿、燥之别，万物均不能与"候"过分抗争。人处于这个自然空间和时间里，无时无刻受此"候"的影响而形成自身内在的气候，并发生五行盛衰的变化。人道气候调候，得中和之气，必滋润升发。调候者，调整气候也，即调控自身小的环境以适应自然界的万千气象。根据自然界气候特点，结合人体五行特点，综合疾病表现，调理人之内在气候，使得人体五行平衡，病乃悉除。调候总法为"寒用暖治，暖用寒治，湿者燥之，燥者润之"，达到水火相济、燥湿平衡。如生于炎夏、火旺水竭者以水调候，使燥土得灌、万物生长；自拟坎离方，以泻火滋阴、甘寒调候则燥土得润，化泄生金，五行流通，皮损尽除。生于寒冬、水土冻结者治以温热，但不可辛温燥烈，用药温煦应如春日暖阳，冻土渐融则万物复苏，自拟麻黄升降汤，方中麻黄、桂枝各 6 g，取轻提阳气之性，以达暖化冻土之功，屡获良效。

2. 流通法

五行之意："五"即木、火、土、金、水五种物质，"行"有流通、运行之意。五行之间通过生克制化作用保持着动态平衡，是自然万物生生不息的前提，亦为人体生命健康的必要条件。五行相生是指五行之间具有的生发、帮扶的作用，五行相克是指五行之间具有抑制、约束的作用。五行的生克制化共同维持整个能量系统的循环和平衡。五行流通，即木、火、土、金、水五种物质的运行、流通，五行之间生克制约循环，如"轮轴"运转，周而复始，推动生命之流前行，维持着动态平衡。一行之气偏旺则生"克、泄、耗"之疾，一行之气不足则所主脏腑行运不佳，均可影响五行轴运，累及多系统，病情复杂、病机难寻，辨证时需综合考虑五行间的生克联系。五行生克规律可用以说明人体的生理、病理变化并指导疾病的诊治。生理上，先贤运用五行理论构建了天、地、人一体的藏象系统模型，用生克制化的原理说明五脏的生理功能及其内在联系。病理上，五行运转失衡则出现"相乘""相侮"等疾病状态。用"五行流通"的思想指导临床辨证，一定程度上打破了辨证思维的僵化，避免以偏概全，实现多环节施治。

3. 化泄法

木、火、土、金、水五行之间存在着"生、克、乘、侮"等生理病理关系。传统治法多遵循抑强扶弱的法则，追求"以平为期"，如"抑木扶土法"即削弱肝木、扶助脾土；"佐金平木"治疗即损金之余气，护肝之弱气；"抑强扶弱"在乘侮关系失衡中发挥着重要作用，病急用之无疑，但病久缠绵、正虚不受，一味"以克平旺"恐耗费五行能量之患。若能"相生相化"以解除强旺克耗，使物尽其用，则更为良方。如水库水满，又遇暴雨不休，山洪暴发，除了使用泥石沙袋加固挡水治水外，还必须开放泄水洪孔，让库中的蓄水顺势而流。若只是一味地加高加固堤坝，堵制决口，待到洪水崩发，不但阻挡不住凶猛的山洪，反而击堤成灾，造成库毁人亡严重后果。女子因生育而伤其元气，五行"母"生"子"亦是耗泄，所谓"强金得水，方挫其锋；强水得木，方泄其势；强木得火，方泄其英"。"化泄"即通过相生关系抑强削其旺象，使过剩之力被消耗，以免过剩之力产生克耗之弊，即为"相生相化"。如木旺克土时，火即转克为生的枢纽：设法使木生火则火进气、木泄力，可解除旺木对脾土的克耗，亦增强火之生力，使脾土生而有源。此时过剩之木气得以循环利用，未损耗任意一方而五行制化得复。在此思想指导下，谭城教授尝试用"化泄"的方法治疗"乘""侮"

银屑病

冲克，屡获佳效。

【病案举例】

患者，女，35岁。2016年5月27日初诊。

现病史：4个月前患者无明显诱因躯干出现散在数枚红色丘疹，上覆少量鳞屑，伴轻度瘙痒，未予重视，自行外用曲安奈德益康唑乳膏治疗，皮疹时轻时重，近来皮疹扩至四肢，瘙痒较甚，遂来诊治。自发病以来无关节疼痛、变形，无指甲改变，无恶寒发热，近期体重未见明显变化。患者沉默寡言，体型矮小，言行迟缓，畏寒乏力，四肢不温，偏喜热饮，夜寐欠安，月经量少，色暗红，常夹血块，大便稀，小便调。

检查：躯干及四肢可见散在绿豆至黄豆大小的红色丘疹，其上可见白色鳞屑，刮除鳞屑可见薄膜现象和筛状出血点，后腰部皮疹融合成片。头皮未见类似皮疹。舌淡，苔薄白，脉细缓。

西医诊断：银屑病。

中医诊断：白疕。

辨证：阳虚寒凝。

治法：振奋心阳，散寒暖土。

药物组成：麻黄6g，桂枝6g，苦杏仁10g，炙甘草10g，干姜6g，当归10g，枳壳10g，升麻10g，泽泻10g，僵蚕10g。14剂，水煎服，每日1剂。

嘱清淡饮食，忌辛辣刺激之品。

二诊：6月10日，无新发皮疹，皮疹颜色转暗，瘙痒止，夜寐能安，诉服药期适逢经期，伴腰酸明显，月经量少。前方加牛膝10g，继服14剂。

三诊：6月24日，皮疹退尽，诸证尽除。

3个月后随访皮疹未复发。

按语：患者体型矮小，行动迟缓，沉默寡言，属土型之人，患者生于农历十一月，时值冬月，易成寒凝冻土，冻土无以克水而出现腰膝酸软；冻土不化，反被木克，无以生发，而出现大便稀、月经量少。冻土寒凝，无力温煦而出现畏寒肢冷；舌淡，苔薄白，脉细缓更是佐其阳虚寒凝证。冬月之土，外寒内温，火盛方生。五行之中，心火居于上焦，为阳中之阳，土赖火生，火若无根则似蝇头灯烛，不可祛三冬之寒，故心火还需木柴方能成焰；然木旺克土，不可为过。综上，治冻土宜从振奋心阳入手，亦需扶木助燃之品。谭教授自拟麻黄升降汤以调候、流通之理治冻土之疾，方中麻黄、桂枝、炙甘草为君药，振奋心阳、暖土祛寒；臣以干姜温中散寒暖土；佐以苦杏仁、枳壳、升麻，升降相宜、恢复脾土气机；泽泻为反佐，防麻桂辛温燥烈，亦阻枳壳、升麻升散过及；又配当归入肝经，补血活血、濡养皮毛，亦可荣木以助火生。瘙痒较甚，予僵蚕取其祛风止痒之效。二诊腰酸明显，伴月经量少，加牛膝，补益肝肾，引血下行。方中各药均未逾 10 g，取药轻灵之义，收获良效。

（刘　霞）

华中地区

欧阳恒分期论治银屑病

欧阳恒　湖南中医药大学第二附属医院皮肤科主任医师，全国老中医药专家学术经验继承工作指导老师，博士研究生导师，享受国务院政府特殊津贴，著名中医皮肤性病专家。从事临床、教学、科研近50年，积累了丰富的临床和教学经验，形成了自己独特的学术思想和临证诊疗特色。

一、论治思想

欧阳恒教授认为银屑病的发病是由先天禀赋不足，腠理疏松，毒邪入侵，导致气血失衡，毒邪内蕴发于肌表；阳气闭郁，蕴而化热，热盛生风，化燥化毒，阻于肌表而生；病久则气血被耗伤，血虚生风，肌肤失养；营卫失和，气滞血瘀，以致瘀毒流连肌表而迁延反复。临床主要抓住"热、毒、瘀"三种致病因素，分期论治。欧老认为，本病与"毒"密切相关，在治疗中不但注意"解毒"而且还需给"毒"邪以出路。初期（进展期）以清热解毒为主，中期（缓解期）以清热解毒，活血散瘀为主，后期（恢复期）养血滋阴润燥。待病情恢复后，治宜滋补肝肾，温补脾肾，顾护先后天之本，为巩固疗效，预防复发。

二、审"热、毒、瘀"三因分期论治寻常型银屑病

1. 血热耗阴证

【证候表现】进展期：皮肤上出现点状丘疹，色鲜红，不断有新发皮疹出现，后逐渐扩大成斑块，鳞屑较多，干燥脱屑，瘙痒剧烈，抓之出血。伴口干喜冷饮，烦躁不安，咽喉肿痛，便秘、溲赤等；舌质红或绛，舌苔白或黄，脉弦滑或数。

【治法】清热解毒，益气养阴。

【方剂】竹黄汤。

【药物组成】黄连3 g，黄芩10 g，栀子10 g，黄柏6 g，淡竹叶10 g，石膏30 g（先煎），水牛角30 g（先煎），党参10 g，麦冬10 g，山药15 g，三七3 g，漏芦10 g。

【方解】选用该方由黄连解毒汤合竹叶石膏汤加减化裁而成。方中黄连、淡竹叶、石膏清热解毒，清火除烦，直折气分之热为君药；党参、麦冬、山药益气养阴生津为臣药；黄芩、栀子、黄柏清理三焦余热，水牛角清解血分毒热为佐药；三七、漏芦活血解毒、通经脉为使药。

【病案举例】

患者，男，37岁。1989年10月11日初诊。

主诉：身上发疹伴瘙痒、脱屑6月余。

现病史：6个多月前患者夜餐后，自觉身上微微作痒，当时未在意，次日发现胸腹部起红色皮疹，搔之有白屑，日渐增多，四肢、背部泛发暗红色斑疹。曾就诊于多家医院，经治可好转，反复发作，间断外用氟轻松类软膏，用药后可缓解，冬季加重。无家族病史。

检查：体温37 ℃，脉搏90次/分，血压110/90 mmHg，躯干、四肢泛发暗红色斑丘疹，呈点滴状或钱币状，大小不一，上覆厚层鳞屑或灰褐色痂，干燥，刮屑试验（+）。舌质红，舌苔薄黄，脉弦数。

西医诊断：寻常型银屑病。

中医诊断：白疕。

辨证：血热耗阴。

治法：清热解毒，益气养阴。

方药：竹黄汤加减。

药物组成：淡竹叶15 g，石膏15 g（先煎），淮山药15 g，麦冬15 g，西洋参10 g，黄连3 g，黄芩10 g，栀子10 g，黄柏15 g，漏芦10 g，三七3 g，凌霄花15 g，槐花10 g。7剂。

10月20日二诊：皮损转淡，鳞屑减少，守上方3月余，来电诉皮损消退2个月，未复发，一般情况可。

按语：本案辨证为热毒耗阴证，治以清热解毒，益气养阴，主用竹黄汤。方中黄连、黄芩、栀子、黄柏、漏芦清热解毒，淡竹叶、石膏清热除烦，麦冬、西洋参、淮山药益气养阴，凌霄花、槐花质轻入血分通经络，守方而愈。

2. 热毒瘀滞证

【证候表现】缓解期：原发皮疹呈暗红色斑丘疹或浸润性斑块，上覆盖多层银白色鳞屑，边界清楚，无新发皮疹，瘙痒甚或微痒，抓之出血。伴口干、不欲饮，夜寐欠安；舌质暗红，或可见瘀斑，脉弦涩或脉缓。

【治法】清热解毒，活血散瘀。

【方剂】仙方解毒汤。

【药物组成】金银花10 g，漏芦10 g，乳香6 g，没药6 g，当归尾15 g，赤芍10 g，天花粉15 g，浙贝母10 g，穿山甲6 g（先煎），皂角刺10 g，防风10 g，白芷10 g，陈皮6 g，甘草6 g。

【方解】方中金银花、漏芦清热解毒，共为君药；乳香、没药、当归尾、赤芍活血散瘀为臣药；天花粉、浙贝母清热散结，穿山甲、皂角刺通行经络，甘草化毒和中，共为之佐药；防风、白芷、陈皮疏散外邪、行气走表，引药直达病所为之使药。诸药共奏清热解毒、消块散结、活血通络之功。

【病案举例】

患者，男，47岁。1993年5月8日初诊。

主诉：头皮现红疹5年，伴脱屑。

现病史：5年前患者饮酒后自觉头皮瘙痒，继而出现鲜红色斑丘疹，瘙痒加重，搔之有大块皮屑脱落。随后又见耳舟、额发际缘被红斑所环绕，其上被覆大块厚层皮屑。至多家医院治疗，反复性大，尚未看过中医。

检查：温度37 ℃，脉搏80次/分，血压120/80 mmHg，前额发际缘银白色鳞屑性斑块，并延伸到发丛中，斑块肥厚浸润，颜色暗红，深浅不一，鳞屑堆积，呈蛎壳状，刮去鳞屑可见筛状出血面，累及双耳舟边。舌质老红，舌边有瘀斑，苔少，脉细涩。

西医诊断：寻常型银屑病。

中医诊断：白疕。

辨证：热毒瘀滞。

治法：清热活血，解毒散瘀。

方剂：仙方解毒汤加减。

药物组成：穿山甲10 g（先煎），皂角刺10 g，当归尾10 g，金银花15 g，赤芍10 g，乳没各10 g，花粉15 g，防风10 g，浙贝母10 g，白芷

10 g，陈皮 5 g，漏芦 10 g，凌霄花 15 g，槐花 10 g，水牛角 50 g（先煎），牡丹皮 10 g。7 剂。

5 月 16 日二诊：前额发际处皮疹变薄，颜色转淡，耳舟皮损基本消退，仍处原方 7 剂，并附处方交药剂科碾粉水泛丸如梧桐子大，每次 10 g，每日 2 次，服丸药 2 个月。

8 月 1 日三诊：头皮皮损基本消退，转施益气养阴为主，予以竹黄颗粒剂调理。

按语：本案辨证为瘀毒蕴结证，治以清热活血，解毒散瘀，用仙方解毒汤。经治后病情得到控制，改用清热解毒，益气养阴之竹黄汤收功。

3. 血虚风燥证

【证候表现】恢复期：原发皮疹逐渐消退、变薄，皮肤上散见淡红色或肤色斑片，鳞屑减少，皮肤干燥、粗糙、微痒。往往在睡前、睡醒、脱衣时突然发痒，严重者可引起失眠、烦躁、精神不振。舌质淡，少苔，脉细或细数。

【治法】养血祛风，滋阴润燥。

【方剂】四物消风饮。

【药物组成】生地黄 30 g，当归 30 g，荆芥 10 g，防风 10 g，赤芍 10 g，川芎 10 g，白鲜皮 15 g，蝉蜕 6 g，薄荷 6 g，独活 10 g，柴胡 10 g，玄参 15 g，丹参 15 g，火麻仁 10 g，红枣 6 枚。

【方解】方中用生地清热凉血滋阴，当归、赤芍、川芎、大枣养血活血并和营，荆芥、防风、独活祛风胜湿于表，白鲜皮、蝉蜕、薄荷疏风透疹而止痒，柴胡和解清热、解郁散风，玄参、丹参、火麻仁活血滋阴润燥。

三、分期论治泛发性脓疱型银屑病

欧阳恒教授认为泛发性脓疱型银屑病的论治应抓住"发热"这一主线，热退则病消。"毒"是病程中的主要矛盾，治疗此病，应以清热解毒为第一要务，常用水牛角、黄连、黄芩、黄柏、银花、连翘等组方治之，水牛角一味，常重用 60～100 g。分期论治本病，高热危笃期治以泻火解毒，缓解期治以凉血解毒，康复期治以养血解毒，"解毒"贯穿治疗全程。

1. 热入营血证（高热危笃期）

【证候表现】患者体温多在 40～42 ℃，全身泛发红斑，密集针状或粟粒状脓疱，脓疱破溃、糜烂、渗出、结痂，呈现蛎壳样改变，烦躁不安，口渴引饮，口苦，便秘，尿赤。舌红绛，舌苔黄厚或起芒刺，脉弦滑数。

【治法】清热泻火，凉血解毒。

【方剂】犀角地黄汤合银翘败毒散加减。

【药物组成】水牛角（先煎）、牡丹皮、知母、生地黄、赤芍、柴胡、羌活、桔梗、金银花、连翘、防风、荆芥、薄荷、川芎、独活、甘草。

【方解】方中苦、咸、寒之水牛角，凉血清心解毒；甘、苦、寒之生地黄，凉血滋阴生津，助水牛角清热凉血；赤芍、知母、牡丹皮清热凉血、活血散瘀；金银花、连翘清热解毒消肿，对于温热所致之疮肿初起，疗效佳；荆芥、防风、羌活、独活、薄荷发汗解表，开泄皮毛，使风寒之邪随汗而解；柴胡、桔梗调畅气机；川芎行血和营；甘草调和药性。

若有神昏、抽搐者，及时投服安宫牛黄丸、紫雪丹之类，以清营豁痰、息风镇痉。

【病案举例】

患者，男，6岁。2009年6月13日初诊。

主诉：全身泛发脓疱红斑鳞屑6年，复发加重7天。

现病史：患儿父母代诉自出生后17天开始躯干、四肢起红斑丘疹，数月未愈，时好时坏，2003年10月至某医院诊治，诊断为"湿疹"，予静脉滴注地塞米松、外用复方康纳乐霜、醋酸铅治疗后好转，11月6日再发住院，经病理切片诊断为"脓疱型银屑病"，经治病情缓解出院，后多次住院治疗，时有反复。2009年6月7日始病情复发，全身起脓疱，糜烂，有渗出，于当地人民医院门诊治疗，查血常规：白细胞17×10^9/L，中性粒细胞20.8%，淋巴细胞3.9×10^9/L，测体温39.5℃，予静脉滴注博清、清开灵、博西多地、阿奇霉素等治疗，病情未见好转，为求进一步治疗来诊。

检查：全身皮肤暗红，泛发脓疱，部分皮疹上覆鳞屑。

西医诊断：脓疱型银屑病。

中医诊断：白疕。

辨证：血热伤阴。

治法：清热凉血，益气养阴。

方剂：犀角地黄汤加减。

药物组成：生地黄15 g，牡丹皮10 g，赤芍10 g，水牛角30 g（先煎），板蓝根15 g，大青叶15 g，土茯苓15 g，薏苡仁15 g，玄参10 g，麦冬10 g，黄芪20 g，甘草5 g。7剂。

生理盐水 100 mL 加炎琥宁 160 mg 静脉滴注，每日 1 次，5% 葡萄糖注射液 100 mL 加复方甘草酸苷 40 mL，静脉滴注，每日 1 次。

6 月 20 日二诊：患儿背部数个新发脓疱，查体见全身皮肤干燥、潮红，伴脱屑。舌苔薄黄，脉滑。前方减赤芍、薏苡仁，加白花蛇舌草 10 g，车前草 10 g，知母 10 g，鳖甲 15 g，5 剂。外搽湿润烧伤膏，青黛麻油散。

6 月 25 日三诊：服药后热退，脓疱减少，但患儿病情时有反复，发热波动在 38～39 ℃。柴胡注射未能退热，曾予氯化钠 + 去痛片 + 双嘧达莫 + 地塞米松退热灌肠，后又予口服中药直肠滴入治疗解毒退热，中药改为清热解毒凉血之凉血五根汤加减，5 剂。

7 月 1 日四诊：患儿全身皮肤暗红，心中烦躁，纳食可，口干喜饮，大便干。查：体温 39.2 ℃，精神差，全身皮肤暗红脱屑，颜面四肢泛发大量脓疱，融合成片。一般退热前无明显效果，必要时予复方阿司匹林口服降温，特申请针灸科教授会诊，考虑针灸退热。王不留行籽贴耳穴，取肾上腺、肝、脾、肾、肺、神门、交感、内分泌等穴位。大椎点刺，血海（双）平补平泻，不留针，相应中药醋调敷贴后加局部艾条灸。处方：党参 12 g，麦冬 15 g，五味子 10 g，沙参 15 g，生地黄 15 g，川黄连 3 g，黄柏 10 g，栀子 10 g，浮小麦 30 g，甘草 10 g，大枣 10 g。10 剂。

7 月 11 日五诊：患者烧退，皮疹颜色变淡，少量脓疱，大量脱屑，纳差、乏力，大便偏稀，小便黄。考虑患者处于恢复阶段，治以益气养胃，清除余热，香砂六君子汤合六味地黄汤加味：砂仁 5 g，木香 3 g，太子参 10 g，炒白术 10 g，茯苓 10 g，炙甘草 6 g，生地黄 10 g，山药 10 g，山茱萸 10 g，牡丹皮 6 g，泽泻 6 g。15 剂。外用甘草油、青黛膏，交替使用以保湿解毒止痒。

按语：本例患者病情急、重，表现为全身起脓疱，糜烂伴高热，且病情容易反复，治疗抓住发热为主线，初期清热解毒、凉血消斑，待热毒退去，注意顾护胃气。高热不退，可以结合西药、针灸、中药直肠滴入等综合治疗，后期养胃、补肾扶正。

2. 热盛伤阴证（发热缓解期）

【证候表现】患者体温在 39 ℃ 以下，红斑、脓疱停止发展，并见少许脱屑，精神疲惫，不欲食，或五心烦热，自汗、盗汗，口干但不喜饮。舌红，少苔，脉细数。

【治法】清解余毒，益气养阴。

银屑病

【方剂】竹叶石膏汤合黄连解毒汤加味。

【药物组成】淡竹叶、石膏、麦冬、半夏、党参、炙甘草、粳米、黄连、黄柏、黄芩、栀子、生地黄、麦冬、玄参。

【方解】方中淡竹叶、石膏清透气分余热，除烦止渴；党参配麦冬、生地黄、玄参补气养阴生津；黄芩、黄连、黄柏清泻三焦火毒；栀子、淡竹叶引邪从小便而出；半夏和胃降逆止呕；甘草、粳米和脾养胃。

【病案举例】

患者，女，27 岁。2009 年 9 月 1 日初诊。

主诉：全身泛发鳞屑性红斑、脓疱，伴发热反复 16 年，再发 10 天。

现病史：患者诉 11 岁感冒、发热后，皮肤出现小脓疱，在地方医院未确诊，后转至某医院诊治，确诊为"脓疱型银屑病"，治疗疗效不佳，高热不退，遂介绍至欧阳恒教授处诊治，通过中医药治疗，病情痊愈，几年未发。5 年前因怀孕，病情再发，曾在我院住院治疗，顺利生下一女儿，但每年有局限性发作，每次发病均至欧阳教授门诊行口服中药治疗，病情控制可。此次于 10 天前再发，自认为有蔓延趋势，遂入院。

刻下症：皮肤起红斑、脓疱，伴痒痛，发热，口苦，口干，纳差，神疲，夜寐尚安，二便调。

检查：体温 38.8 ℃，头皮、腹部、四肢伸侧散在密集成片的红斑、丘疹、鳞屑、脓湖，部分脓疱破溃后形成肉红面，薄膜现象（＋），指趾甲可见顶针样损害。舌质红，苔黄，脉弦细。

西医诊断：脓疱型银屑病。

中医诊断：白疕。

辨证：热毒伤阴。

治法：清热解毒，养阴生津。

方剂：竹黄汤加减。

药物组成：淡竹叶 15 g，石膏 30 g（先煎），麦冬 15 g，玉竹 20 g，淮山药 15 g，甘草 10 g，生地黄 15 g，桑白皮 15 g，地骨皮 15 g，莲子 15 g，女贞子 30 g，五味子 10 g。7 剂，水煎服，每日 1 剂。

9 月 8 日二诊：服上方 7 剂，患者热退，测体温 37 ℃，部分脓湖、脓痂消退，仍神疲、乏力，纳差，夜寐不安，余可。治疗原则不变，在原方基础上减玉竹、莲子、女贞子，石膏减量为 15 g，加西洋参 10 g，首乌藤 15 g，黄芩 10 g，白术 10 g，甘草 6 g，7 剂，水煎服，每日 1 剂。

9月16日三诊：服上方7剂，患者病情明显缓解，皮疹大部分消退，纳食正常，精神好转，偶有新发小脓点，原方加黄连解毒汤加减：西洋参10 g，竹叶15 g，石膏30 g（先煎），麦冬15 g，淮山药15 g，川黄连3 g，栀子10 g，黄芩10 g，黄柏10 g，女贞子15 g，五味子6 g。7剂，水煎服，每日1剂。

9月22日四诊：经过治疗，患者皮疹基本消退，无发热、精神好，纳食正常，二便调。改用知柏地黄汤善后调理。处方：西洋参10 g，麦冬15 g，石膏15 g（先煎），竹叶15 g，川黄连3 g，栀子10 g，黄芩10 g，黄柏15 g，知母12 g，丹皮6 g，泽泻10 g，茯苓10 g，淮山药15 g，枣皮10 g，熟地黄15 g。7剂，水煎服，每日1剂。

按语： 本例患者皮疹局限，低热，用药以清热解毒、养阴生津为主，同时兼顾补肾健脾，方用竹黄汤，加山药、白术健脾，加五味子、女贞子补肾，补而不滞。善用玉竹、西洋参益气养阴生津。治疗过程中抓住"发热"主线，高热重用水牛角，低热重用石膏，并根据病情的转向调节剂量。清热解毒贯穿始终，治疗后期加重补肾，最终以补肾健脾收工。

3. 胃阴耗伤（稳定康复期）

【证候表现】 患者体温降至正常，皮肤红斑脓疱渐次消失，大量脱屑后，皮肤呈现柔润细嫩外观，患者精神极度疲惫，纳少，口干唇燥。舌光剥而红，少苔或无苔，脉细数、无力。

【治法】 益气养阴。

【方剂】 益胃汤。

【药物组成】 沙参、麦冬、生地黄、玉竹、冰糖、玄参、西洋参。

【方解】 重用生地、麦冬，味甘性寒，功擅养阴清热，生津润燥，为甘凉益胃之上品；北沙参、玉竹、玄参、西洋参益气养阴生津，加强生地、麦冬益胃养阴之力；冰糖为使药，濡养肺胃，调和诸药。

【病案举例】

患者，女，44岁。2010年6月2日初诊。

主诉：全身泛发性红斑、脓疱伴瘙痒反复发作20余年，再发加重20天。

刻下症：全身泛发性红斑，伴脓点、脓疱，发热，头晕，乏力，动则气促，纳食差，夜寐欠安，小便色黄，大便色黑。

检查：胸腹、四肢可见广泛密集分布针尖、粟粒大小的浅表性脓疱，部分融合成脓湖，基底潮红，大量浅黄色鳞屑，部分脓疱，头皮紧覆白色鳞屑，皮温高，体温 38.2 ℃。舌质红脉细数苔黄。

西医诊断：脓疱型银屑病。

中医诊断：白疕。

辨证：血虚风燥。

治法：清热解毒，滋阴补血。

方剂：青蒿鳖甲汤合当归补血汤加减。

药物组成：青蒿 10 g，鳖甲 15 g（先煎），知母 12 g，生地黄 15 g，牡丹皮 10 g，银柴胡 10 g，胡黄连 5 g，秦艽 12 g，白芍 15 g，川芎 6 g，当归 15 g，黄芪 30 g。7 剂，水煎服每日 1 剂。

配合 5% 葡萄糖 250 mL 加清开灵 40 mL 静脉滴注每日 1 次，清热解毒；竹黄颗粒剂 6 g，口服，每日 3 次，清热解毒，益气养阴。湿润烧伤膏外涂。

6 月 9 日二诊：服上方患者高烧不退，测体温 39.4 ℃，余症同前。舌淡，苔少，脉细数。辨证为阴虚血热证，治以滋阴清热，凉血解毒，方仍选青蒿鳖甲汤，加黄芪 30 g 甘温除大热，重用水牛角 50 g 以清热凉血，7 剂，水煎服，每日 1 剂。

6 月 14 日三诊：患者体温稍降。舌淡红，苔薄白，脉细。辨证为热病伤阴证，治以清热解毒，益气养阴，方用经验方竹黄汤加减：淡竹叶 15 g，生石膏 50 g（先煎），西洋参 10 g，麦冬 15 g，川黄连 12 g，栀子 10 g，黄芩 12 g，牡丹皮 10 g，赤芍 12 g，淮山药 15 g，地骨皮 15 g，桑白皮 15 g，生黄芪 15 g，五味子 10 g。7 剂，水煎服，每日 1 剂。

6 月 21 日四诊：患者体温正常，全身红斑变暗，脓点消退，大量脱屑。舌淡红，苔薄白，脉细。病情明显好转，热象已不明显，以气阴两虚为主，在前方基础上加生地 15 g，减地骨皮、桑白皮。

按语：在本病的发生、发展过程中，往往是发热在先，皮疹出现在后。热退则疹减，皮损随之好转，反之体温增高，其皮损相应加重甚而泛发。治疗本病首当重视"发热"。本病从高热期、缓解期到康复期，是其发生、发展的一般规律，但由于病证的复杂多变，可因各种因素，发热持久不退或退后旋而复发。复发高热可再现于本病的各个阶段，临证不可拘泥于分期，当宜权衡论治。对发热的处理，首先得要多分析原因，是病情本身的因素，还是因于停药、感冒或继发感染。针对病因，采取措施，使其得到及时控制。合理应用西药：①患者血常规高，应配合抗炎药物治疗。一般不主张应用糖皮质类激素，但若在他院已经应用糖皮质类激素者，则不可断然停药，应根据病情逐步递减再停药。②患者高热，全身呈虚弱状态者，短期输液，补充能量，维持水、电解质及酸碱平衡。

本病除了辨证内服药外，需要配合外用药物，内外合治，以竟其功。根据不同皮损选择外用药物，皮肤泛发红斑如红皮病样宜外涂京万红烫伤膏；皮肤干燥、大量脱屑宜外用青黛膏、甘草油；皮损糜烂、渗液则外扑六一散；病情控制，转为寻常型后又当配合中药药浴等。总体注重辨证施治，治疗以清热解毒凉血、益气养阴为常法，后期治以健脾益胃补肾，内外合治，疗效显著。

由于本病病程较长，反复的发热、红斑、脓疱、脱屑必定造成阴血耗伤，所以无论静止期和退行期都要固护阴液，"留得一分阴液，便多一分生机"。以清热解毒、益气养阴之法贯彻治疗的全过程，一切伤阴耗液的药物，都必须慎用或忌用。

（李小莎）

徐宜厚"内外合症"辨证论治银屑病

徐宜厚　武汉市中医医院主任医师、教授，是"汉上"中医皮肤科学术流派的集大成者，是东南亚知名的中医皮肤病专家。享受国务院政府特殊津贴，为湖北省中医大师。徐宜厚教授根据银屑病不同的病情及不同类型辨证施治侧重有别，注重内外合症辨证论治银屑病。

徐教授认为，银屑病初发病者正气旺盛，病邪郁于肌腠，以皮疹辨证为主，从血分论治，分别采用凉血解毒、养阴润燥，养血祛风、化瘀解毒的治则。对久病缠绵不愈者，病邪从腠理入脏腑经络，注重整体辨证，分别采用开腠理、补肝肾的治则。另外，由于本病的进展和上呼吸道感染密切相关，针对有咽炎、鼻炎、扁桃体炎的患者予"咽病用咽药、喉病用喉药"的加减用药，起到了标本兼治的功效。

一、注重诱因的治疗

感染因素是引发银屑病的主要诱因，感冒居首，其次是扁桃体炎和咽炎。徐教授主张针对扁桃体炎和咽炎分别选用有针对性的药物，即咽病用咽药，喉病用喉药。扁桃体炎是一种很常见的咽部感染性疾病，属中医"乳蛾"范畴。《喉证指南》"卷三·乳蛾"曰："乳蛾……由肺经积热，受风邪凝结，感时而发，生咽喉之旁，状如蚕蛾，其候咽喉红肿，难以吞咽。"对于急性扁桃体炎，徐教授喜用牛蒡子、板蓝根、川贝母、枇杷叶；若有化脓，加皂角刺、炮穿山甲、浙贝母。慢性扁桃体炎用金莲花、北豆根、马勃、浙贝母、锦灯笼、墨旱莲、赤芍。咽炎属于中医"喉痹"范畴，临床上以咽喉干燥，痒痛不适，咽内异物感或干咳少痰为特征。急性咽炎用金莲花、锦灯笼、金果榄、鸭跖草、七叶一枝花、全瓜蒌、莱菔子；慢性咽炎用金莲花、玄参、腊梅花、金银花叶、桔梗、浙贝母、薄荷、知母、鱼腥草。外用药：消肿类有冰片、牛黄、麝香，止痛药有秋海棠梗、琥珀，祛腐防腐及清洁痰垢药有硼砂、西瓜霜、黄柏、马尾连、青果核炭、青鱼胆，收敛及生肌药有青黛、儿茶、珍珠、鸡内金。

【病案举例】

患者，男，29岁。2004年12月3日初诊。

现病史：原患银屑病多年，常是冬重夏轻。2004年11月下旬，由于气候骤然变冷，不慎外感风寒，致使体温升高，剧烈咳嗽，喉痛，请西医予以对症治疗。一周后体温及咳嗽略有缓解，但在原皮损上相继出现针帽大小的脓疱，在其边缘呈密集分布。

检查：体温39℃，咽弓充血明显，双侧扁桃体Ⅱ度红肿，在四肢屈侧可见针帽大小的浅在性脓疱，特别是在边缘区域更为密集，部分脓疱搽破有少量渗出与糜烂，舌红，少苔，脉细数。

辨证：湿火互结，扑于肤腠。

治法：清宣肺热，化湿解毒。

方剂：验方土茯苓饮加锦灯笼、金莲花各6 g，百部、杏仁、浙贝母、鱼腥草各10 g。

二诊：服方5剂后体温正常，咳嗽渐愈，但脓疱变化不大，拟用土茯苓饮，每日1剂另加服犀黄丸，每日2次，每次3 g，药汁送下。

10天后，脓疱明显减少，渗出、糜烂也渐向痊愈。嘱其再进原方治疗，犀黄丸减为每日1次。

又经过3周治疗，损害基本控制，银屑病得到显著改善。

按语：本病有三大特征，一是高热；二是咽喉肿痛；三是皮损以脓疱居多。因而首诊用土茯苓饮加百部、杏仁、浙贝母、锦灯笼、金莲花、鱼腥草，旨在清宣肺热，治其标。特别是锦灯笼、金莲花是清咽消肿的要药，百部、杏仁、浙贝母堪为清肺止嗽的佳品。方中用山药、白术、黄芪、薏苡仁等益气健脾、扶正固本。茯苓皮、赤石脂、蚕沙，其中赤石脂入血分，既助茯苓皮收湿固下，又能排脓长肉，以帮野菊花、龙葵、白花蛇舌草解毒之力；蚕沙渗湿祛风，具有良好的化湿止痒的作用。土茯苓：一名仙遗粮，古名山牛，入胃、肝、肾经，是一味解毒除湿，治疗疮疡恶毒的要药。对于脓疱型银屑病，若使用传统的苦寒解毒类药物，很难奏效。在扶脾化湿固本的基础上加用犀黄丸治疗，常常在 7～10 天内可以收到良好的效果。

二、从寒郁肌腠论治

多个调查研究表明，银屑病复发加重因素受季节影响，占 56.6%～62.3%，且以冬春季最为明显，多数是冬重夏轻，徐教授认为冬季寒邪束表，皮毛闭塞，精气不能外达腠理，鳞屑易生易脱，故导致银屑病复发加重。治疗宜开腠理、引药外达，通畅精气，用变通麻黄汤加减治疗：麻黄 6～9 g，桂枝 6 g，杏仁、桃仁、丹参、牡丹皮、甘草、炒白术、炒白芍各 10 g，山药、制何首乌、生地黄各 12 g。方释：一是用麻黄汤散寒逐邪；二是白术、甘草、山药甘温扶脾；三是丹参、牡丹皮、桃仁、白芍活血凉血；四是生地黄、制何首乌滋养肝肾，使之寒邪去而正不伤。此外，桃仁、杏仁同用，桃仁走血，杏仁走气，一气一血，既顺气调血，又通络散瘀；丹参、牡丹皮相配，丹参祛瘀生新，牡丹皮善行血滞，滞去则郁热自解，一静一动，一补一泻，使之血热得清，血瘀得化。若在南方或者炎热夏季，可将麻黄改用木贼草。若内郁热明显，去何首乌、白术、山药，加用水牛角、大青叶等。

【病案举例】

患者，男，42 岁。2014 年 2 月 12 日入院。

主诉：全身反复红斑、鳞屑 10 年，加重 6 个月。

现病史：皮疹冬重夏轻，近 2 年服银屑胶囊及三黄胶囊，皮疹逐渐加重，2013 年 8 月皮疹泛发全身，行 NB-UVB 等治疗未减轻，2013 年 9 月行曲安奈德注射液肌内注射 7 次，未减轻，以"寻常型银屑病"收入院。

既往史：丙肝病史 4 年，未正规治疗。平素脾气暴躁，熬夜多，喜抽烟，喜食动物内脏。

辅助检查：抗 HCV 抗体 14.9 S/CO（正常值 <1）、HCV-RNA 1×10^7、

肝功能正常。其他系统检查基本正常。

2月17日刻下症：时恶寒发热不适，皮疹处干燥不适。面部、躯干及双大腿弥漫性水肿性暗红斑、浸润肥厚，伴大量细小糠秕状脱屑。眼、口、外阴黏膜红肿无糜烂。舌红、苔黄、脉滑。时恶寒发热不适、皮疹干燥当属风寒外束，津液不能外宣，皮疹根据"疹从肺治、斑从胃治"的治则，辨为血热，证属寒邪外束，郁而化热，治宜解表散寒、引药达腠理、凉血消斑。用麻黄四物汤合化斑汤化裁治疗，方药为：蜜麻黄3 g，桂枝3 g，苦杏仁10 g，甘草6 g，石膏12 g（先煎），紫草6 g，大青叶10 g，生地黄炭10 g，金银花炭10 g，牡丹皮10 g，地骨皮10 g，赤芍10 g，水牛角12 g（先煎），紫苏叶6 g，金莲花10 g，玄参10 g，炒牛蒡子10 g。煎服，每日1剂，分两次服用。

二诊：2014年2月25日，面部、躯干及双大腿大部分皮疹明显变暗，鳞屑减少，眠欠安。效不更方，继上方加牡蛎15 g（先煎），珍珠母15 g（先煎），4剂，水煎服，每日两次。4剂以后，皮疹消退大半，患者出院继续上方巩固治疗。

按语：红皮病银屑病常从热入营血论治，该患者虽表现为弥漫性暗红斑伴脱屑，但伴恶寒、发热不适，当属外有风寒之邪郁闭，内有郁热不得散发；风寒外束，津液不得外达，故干燥脱屑、皮疹处无汗。治疗当外散风寒，内清营血之热，方用麻黄、桂枝、杏仁、炙甘草宣郁解表，以生地黄炭、金银花炭清热凉血退斑，水牛角、牡丹皮、赤芍、紫草、地骨皮清血分之热，生石膏、大青叶、玄参清气分之热，以金莲花、牛蒡子利咽，患者平素喜食动物内脏，故以紫苏叶解毒。该病例启示有三：①对银屑病，尤其是长期不愈的难治性患者，不可见红斑即用凉血解毒之剂，应注意全身症状，辨识有无风寒之邪外郁之症候，患者仅服药4剂，皮疹即明显缓解，展示了外解风寒、内清里热对该类患者的良好疗效。②当识病机之不同采用合适的麻黄、桂枝剂量，本例患者仅用麻黄、桂枝各3 g即奏效，说明非大量不可也。同时采用蜜炙麻黄可减少其宣散之性，达到开腠理、调和营卫、引药达表的作用。③对红皮病型银屑病出现的干燥脱屑，不可见干燥脱屑即辨为阴伤、津伤之症，还当辨识有无风寒之邪郁闭、津液不能外达之病因病机。

三、从血分论治兼顾解毒

"白疕之形如疹疥，色白而痒多不快，固由风邪客皮肤，亦由血燥难荣外。"徐宜厚教授对本病发生的原因归纳如下：六淫之中，或风，或寒，或湿，或热，或燥，均可外客肌肤，影响肺胃之气的宣畅，进而阻塞经络，瘀于肤腠，不能荣养肌肤所致。七情不畅，郁久化火，火热之毒，扰于营血，外扑于肤表，毛窍闭塞不通，气滞血瘀，发为本病。偏过食入辛辣、鱼腥、海鲜、鸡鹅等腥发动风之类食物，使之脾胃不和，气滞不畅，湿热互结，外透皮肤而发。病初主要表现在血分变化，包括血热、血燥、血瘀等。通常是按照皮损色泽来分辨血热、血瘀、血虚、血燥四大类论治。血热者常热盛化毒，毒邪流于血分，治宜凉血解毒。方用银花虎杖汤。组成：金银花、虎杖、丹参、鸡血藤各 15 g；生地黄、当归尾、赤芍、槐花各 12 g；大青叶、牡丹皮、紫草、北豆根、沙参各 10 g。方解：方用生地黄、赤芍、牡丹皮、紫草、槐花、沙参清热凉血；金银花、大青叶、北豆根、虎杖清热解毒；鸡血藤、虎杖、丹参、当归尾化瘀通络；解毒护阴。

四、久病者从肺脾肾不足论治

冲任隶属于肝肾，若因月事或生育等因素导致冲任失调，势必进而影响肝肾阴阳的偏亢或不及，表现为阴虚内热，或者阳虚外寒之类的综合征，病程迁延日久则会出现阴阳两虚或者真寒假热，或者真热假寒之类的错综复杂的证候。病久则反映在脏腑功能上的盛衰，其中以肝、脾、肾三脏最为突出，肝肾阴虚者宜滋补阴液，润燥解毒，对阳虚虚火者宜引火归原。《医宗必读》曰："心动于欲，肾伤于色。"房事不节，纵欲过度，不知持满，肾精亏损，可导致银屑病加重。对脾、肾俱不足者，徐教授主张用"还少丹"温肾补脾治疗。该方用肉从蓉、巴戟天温补肾阳，熟地黄、枸杞子滋补肾阴，小茴香、褚实子助肉苁蓉、巴戟天散寒补火，杜仲、牛膝补肾强腰膝，山药、茯苓、大枣益气健脾，山茱萸、五味子固肾涩精，石菖蒲、远志交通心肾以安神。由此可见，本方不但照顾肾、脾、心，而且使之水火平衡，脾肾双补。汪昂在《医方集解》一书中说："肾为先天之根本，脾为后天之根本，两本有伤……故未老而先衰，两本即固，则老可还少矣。"对脾肾阳虚，虚火上炎者，治宜温潜虚阳，采用金匮肾气丸加减治疗。

【病案举例】

患者，男，50 岁，农民。

现病史：患银屑病 20 年，1989 年 7 月因母亲去世，过度操劳，周身出现密集红斑，大部分融合成片，1 个月后门诊以"红皮病型银屑病"收入院。

银屑病

刻下症：周身红斑伴脱屑，烦躁不安，大便稀溏，小便清长。

检查：面部潮红肿胀，周身可见大片红斑，状如地图，尤以躯干、上肢呈弥漫性红斑外观，大量银白色鳞屑，头发干燥成束，指甲无华。舌淡红，苔薄白，脉弦而无力。

综合分析内外证，系由里虚外实、虚阳外越所致，治用引火归原法。

药物组成：制附片8 g，上肉桂6 g，淮山药、山萸莱各15 g，泽泻、牡丹皮、茯苓、赤小豆各30 g，黄芪12 g，防风、连翘各10 g。

4剂后，烦躁不安消失，大便成形，每日一行，面部红斑显著消退，躯干、四肢弥漫性红斑色泽减淡，但痒感仍较重，此为虚热游窜于肌腠，上方去赤小豆、连翘，加地骨皮15 g，桑白皮12 g，用药12剂，住院30天痊愈出院。

按语：红皮病型银屑病是病情较重、治疗较困难的一种类型。从该患者内外证结合分析，红斑发生主要由龙雷之火不能寓藏于肝、肾，浮游旺亢于肤表，故见弥漫性红斑，兼小便清长、大便稀溏的虚寒之兆，治以温补肾阳，金匮肾气丸加减而获愈。

五、从肺脾论治脓疱型银屑病

肺、脾二脏与皮肤的密切关系，在中医文献中曾有过详细记载。对脓疱型银屑病，徐教授认为立法的重点是肺、脾，宜用扶脾化湿，宣肺解毒，用验方土茯苓饮化裁。土茯苓30～50 g，山药、黄芪、茯苓、白花蛇舌草各15 g，白术、太子参各10 g，野菊花、赤石脂、蚕沙、龙葵各12 g，薏苡仁30 g。方解：重用土茯苓，清热利湿；山药、茯苓、赤石脂、蚕沙、薏苡仁、白术化湿，利湿，燥湿，除湿，治在脾；太子参、黄芪益气扶脾，脾健则湿浊之邪可化；野菊花、白花蛇舌草、龙葵清热解毒，湿与毒俱除，则脓疱等损害消矣。

六、从脾肾论治掌跖脓疱病

病变有三个特点：一是病变部位在掌跖；二是皮损脓疱、干涸、脱皮循环出现；三是病程恶化与缓解交替，旷久难愈。针对这些特点，辨证的重点放在脾与肾。肾阳不足必致脾阳不足，反之脾阳不足也会影响肾阳不足。在治疗时除用补脾阳药以外，还要兼顾肾阳，疗效就会有所提高。治宜扶脾化湿，温阳通络。方选徐氏九黄汤化裁。黄芪、生地黄、熟地黄各10 g，黄柏、黄芩、姜黄、川牛膝各6 g，黄连、生大黄、熟大黄各3 g，生薏苡仁、山药各 30 g，路路通 10 g。方用三黄清热解毒直折三焦实火，黄芪、山药、生地黄、熟地黄益气助阳，滋阴益髓，治在脾肾。生薏苡仁清化湿热，牛膝、姜黄各走上下两肢引药直达病所，路路通通络化瘀，治在络脉。

（曾宪玉　徐宜厚）

杨志波 "三大论治思路" 治疗银屑病

杨志波　湖南中医药大学第二附属医院皮肤病研究中心主任，国家卫生计划生育委员会中医临床重点专科学术带头人，国家中医药管理局重点专科、重点学科、湖南省教育厅重点学科带头人。在学术团体中兼任中华中医药学会皮肤科分会主任委员、世界中医药学会联合会皮肤病分会副会长等职务。基于消风散及类方的运用与化裁经验，系统总结出银屑病总由外邪内侵，内外相应而致病，提出外因 "热、瘀、虚" 发病，"从肺论治银屑病" "治未病" 等中医辨治银屑病学术思想。

一、论治思想

杨志波教授认为本病病因为风、湿、热、火毒之邪侵袭肌肤，致营卫不和，气血不调，郁于肌肤而发者；或饮食不节，脾胃失和，酿生湿热，内外合邪，内不得利导，外不得宣泄，湿毒阻于肌肤而发者；或因七情内伤，气机壅滞，郁久化火，火毒蕴伏于营血，窜流肌肤而成者；或因正气亏虚，复感受风寒湿邪，日久入络成瘀，阻于筋骨肌肤而成者；或素体不足或病久暗耗，致气血亏虚，化燥生风，肌肤失养而成者；或病程日久，气血运行不畅，经络阻隔，气滞成血瘀，肌肤失养而发者。总由外邪内侵，内外相应，致 "热、瘀、虚" 而发病。

二、六型辨治寻常型银屑病

（一）血热证

【证候表现】发病急骤，大量新发点状丘疹，后逐渐扩大成红斑，色鲜红，鳞屑较多，鳞屑不能覆盖红斑，易于剥离，可见点状出血，瘙痒剧烈；常伴心烦易怒，口干舌燥，咽喉肿痛，便秘溲赤等；舌质红或绛，舌苔白或黄，脉弦滑或数。

【治法】清热解毒，凉血活血。

【药物组成】水牛角 30 g（先煎），土茯苓 30 g，生地黄 15 g，牡丹皮 10 g，赤芍 10 g，鸡冠花 6 g，白芍 10 g，淮山药 15 g，甘草 6 g。

【方解】方中水牛角、生地黄、土茯苓清热凉血，牡丹皮、赤芍凉血活血，鸡冠花养血活血，白芍养血，共奏清热凉血、活血养血之功。恐此类药物寒凉败胃，故予以淮山药健脾护胃，甘草调和诸药。

【加减应用】瘙痒剧烈者，酌加荆芥 10 g，白鲜皮 15 g，蒺藜 10 g，地肤子 10 g 等；皮温高者，酌加茜草 10 g，凌霄花 6 g 等；鳞屑多者，酌加白鲜皮 15 g，地骨皮 10 g，麦冬 12 g 等；点滴状皮疹者，酌加金银花 20 g，牛蒡子 10 g，薄荷 3 g 等；头皮部位甚者，酌加桑白皮 10 g，黄芩 10 g，桑叶 6 g 等；下肢甚者，酌加川牛膝、大血藤、桃仁、黄柏等。

（二）血瘀证

【证候表现】可见蚕豆大丘疹，部分融合成片，色暗红，边界清楚，上覆有银白色鳞屑，瘙痒剧烈；夜寐欠安；舌质暗红，或可见瘀斑，脉弦涩或脉缓。

【治法】活血理气，化瘀解毒。

【药物组成】桃仁 8 g，红花 3 g，鸡血藤 15 g，当归 10 g，柴胡 6 g，川芎 10 g，丹参 10 g，鬼箭羽 15 g，白花蛇舌草 15 g。

【方解】方中以强劲的破血之品桃仁、红花为主，力主活血化瘀；以甘、温之当归滋阴补肝、养血调经；川芎活血行气、调畅气血，以助活血之功；柴胡疏肝理气，增加川芎调畅气机作用；丹参活血化瘀；鬼箭羽苦、辛、寒，行气散瘀；鸡血藤活血化瘀，增加桃仁、红花化瘀之功；白花蛇舌草清热解毒；全方配伍得当，使瘀血祛、新血生、气机畅，化瘀生新是该方的显著特点。

【加减应用】厚斑块型，酌加三棱、莪术、炮穿山甲；鳞屑厚者，酌加生地黄、麦冬、七叶一枝花；瘙痒剧烈者，酌加白鲜皮、苦参、蒺藜等；皮肤干燥甚者，酌加麦冬、天花粉；下肢甚者，酌加川牛膝、大血藤等。

【病案举例】

患者，女，52 岁。

主诉：全身红斑、鳞屑伴瘙痒反复发作 10 年余。

现病史：患者自诉 10 年前无明显诱因腹部出现红色斑丘疹，上覆鳞屑，当时未予重视，后红斑、丘疹日益增多，发展至全身，瘙痒明显，于当地医院诊断为"寻常型银屑病"，给予卡泊三醇等外涂药，症状时轻时重。

刻下症：瘙痒较重，伴有烦躁易怒，口苦心烦，精神紧张，大便稍硬，小便黄，纳一般，寐欠佳。

检查：患者头皮、躯干、四肢可见散在暗红色浸润性斑块，以双下肢为甚，大部分融合成片，边界清楚，斑块上可见厚层银白色鳞屑，伴有明显抓痕，皮损肥厚浸润呈皮革状，肌肤甲错，头皮部可见束状发，红斑、斑块上鳞屑刮除后可见薄膜现象及点状出血，指（趾）甲缘红肿，指甲表面不平，部分甲板增厚变形。舌质紫黯，有瘀点，舌苔黄，脉弦。

西医诊断：寻常型银屑病。

中医诊断：白疕。

辨证：血瘀。

治法：活血理气，化瘀解毒。

药物组成：桃仁 8 g，红花 3 g，鸡血藤 15 g，当归 10 g，柴胡 6 g，川芎 10 g，丹参 10 g，鬼箭羽 15 g，白花蛇舌草 15 g。7 剂，每日 1 剂，饭后分两次温服。

服药 7 剂后复诊：皮损转淡，鳞屑减少，嘱服上方 3 月余，来电告知皮损消失，半年随访未复发。

按语： 患者为绝经期女性，时常精神紧张与焦虑，以致气机阻滞，气为血之帅，气行则血行，气滞则血瘀，气机运行不畅，甚或逆乱，从而出现气机郁滞。气机郁滞便可以引起血瘀。皮损的加重与减轻也和患者情绪关系密切，故脉弦；血分毒热蕴蒸于肌肤，热迫血妄行则可见红斑、丘疹，离经之血不散蓄久成瘀，瘀血使肌肤失养日久而发病，瘀阻经络，影响气血运行，则可使原有的血瘀进一步加重，故皮损日渐肥厚；毒热熏蒸，津液耗伤，且瘀血阻滞，新血不生，不能濡养、润泽肌肤，则鳞屑层出；患者患银屑病日久，长期处于一种因瘀而热、因热而瘀的不良循环之中，致使该病反复发作或加重。活血化瘀可改善全身及局部的血液循环，使瘀血去、新血生、脉络通畅，且对消除因热而瘀、因瘀而热的不良循环具有重要意义。因此，方中

银屑病

以强劲的破血之品桃仁、红花为主，力主活血化瘀；以甘温之当归滋阴补肝、养血调经；川芎活血行气、调畅气血，以助活血之功；柴胡疏肝理气，增加川芎调畅气机作用；丹参活血化瘀；鬼箭羽苦、辛、寒行气散瘀。鸡血藤活血化瘀，增加桃仁、红花化瘀之功；白花蛇舌草清热解毒。诸药合用，彻底清除血瘀证之病源，治病求本，方证相应，用药精准。

（三）血燥证

【证候表现】病程较久，既无皮疹扩大，又无新疹发生，皮疹多呈斑片状，颜色淡红，鳞屑减少，干燥皲裂，自觉瘙痒。伴口干咽燥。舌淡，苔薄白，脉缓或沉细。

【治法】养血解毒，滋阴润燥。

【药物组成】当归 15 g，生地黄 15 g，熟地黄 15 g，赤芍 10 g，白芍 10 g，麦冬 15 g，玄参 15 g，土茯苓 30 g，川芎 10 g，丹参 10 g，鸡血藤 15 g。

【方解】当归、熟地黄、白芍、川芎滋阴养血润燥，生地黄、赤芍、丹参、鸡血藤清热活血，麦冬、玄参滋阴，土茯苓清热解毒。全方以养血解毒为主，滋阴润燥为辅。

【加减应用】瘙痒剧烈者，酌加白鲜皮、蒺藜、皂角刺等；皮肤干燥甚者，酌加麦冬、天花粉、铁皮石斛等；鳞屑多者，加白鲜皮、地骨皮、麦冬等；咽喉干燥、肿痛者，加玄参、夏枯草、牛蒡子等；皮疹暗红者，加牡丹皮、红花等；睡眠欠佳者，加酸枣仁、远志等；心烦躁扰者，加灯心草、淡竹叶等；肝郁者，加柴胡、栀子等；脾虚者，加山药、薏苡仁、白扁豆、白术等。

（四）脓毒蕴蒸证

【证候表现】多见于泛发性脓疱型银屑病。因毒热炽盛，兼感湿邪，肉腐为脓。在水肿、灼热的潮红斑片上可见密集的粟粒大小脓疱，伴寒战、高热、烦躁、大便秘结、小便短赤。舌红，苔黄腻或有沟纹，脉弦滑数。

【治法】清热凉血，解毒除湿。

【药物组成】水牛角 30 g（先煎），板蓝根 15 g，金银花 15 g，生地黄 20 g，白茅根 10 g，牡丹皮 8 g，赤芍 10 g，茵陈 10 g，土茯苓 30 g，甘草 6 g。

【方解】方中苦、咸、寒之水牛角，凉血解毒；甘、苦、寒之生地黄，凉血滋阴生津，一助水牛角清热凉血止血，一恢复已失之阴血；板蓝根、金银花清热解毒；白茅根清热凉血；牡丹皮、赤芍凉血活血，增加全方凉血之功；茵陈清热除湿，土茯苓清热解毒除湿；甘草调和诸药。

【加减应用】 高热者，酌加羚羊角粉 3 g（冲），生石膏 30 g（先煎），知母 15 g，玄参 10 g；后期脱屑较多者，酌加北沙参、天花粉、玄参等。

【病案举例】

患者，男，45 岁。

主诉：全身起红斑、脱屑伴瘙痒 7 年，加重起脓疱 1 周。

现病史：患者于 7 年前无明显诱因双下肢开始出现红斑、脱屑，伴瘙痒，于当地医院诊为"寻常型银屑病"，间断口服复方甘草酸苷胶囊、外用复方氟轻松酊等治疗（其他药物不详），皮疹时轻时重。半个月前饮酒后皮疹泛发，1 周前皮疹加重增多，起脓疱伴低热，最高 37.6 ℃。

刻下症：全身泛发鳞屑性红斑，双腿尤甚，部分伴有粟粒至绿豆大小脓疱，瘙痒剧烈，无关节疼痛，精神尚可，夜寐欠安，大便干结，小便赤。

检查：躯干、四肢密集分布豆粒至手掌大小红斑，上覆银白色厚层鳞屑，刮屑试验（＋），部分皮疹融合成大片，躯干、四肢红斑基础上密集或散在分布粟粒至绿豆大小脓疱。舌质红，苔黄腻，脉弦数。

西医诊断：脓疱型银屑病。

中医诊断：白疕。

辨证：脓毒蕴蒸。

治法：清热凉血，解毒除湿。

药物组成：水牛角 50 g（先煎），板蓝根 15 g，金银花 15 g，生地黄 20 g，白茅根 10 g，牡丹皮 8 g，赤芍 10 g，茵陈 10 g，土茯苓 30 g，甘草 6 g。5 剂，每日 1 剂，饭后分两次温服。

外治以自制青黛膏薄涂于脓疱处，每日 2~3 次。

服药 7 剂后复诊：红斑颜色变淡，脱屑减轻，脓疱干燥结痂，无新发皮疹。服药 15 剂后患者全身无脓疱，偶有瘙痒，躯干、四肢皮疹颜色暗红，可见少量糠秕样细屑。嘱服上方 3 月余，来电告知皮损消失，随访半年未复发。

按语： 本病多以湿热之毒为患，其毒从内而发。患者恣食膏粱厚味、醇酒辛辣炙煿之品，损伤脾胃，湿浊内生，蕴久化热，外感风热之邪，风湿热蕴结肌肤而发病。热邪与正气相搏，故发热，热邪耗伤阴津，则大便干结，小便赤，舌质红，苔黄腻，脉弦数。其病位在肌肤，病性属实，可与掌跖脓疱病、急性全身发疹性脓疱病等进行鉴别。

（五）火毒炽盛证

【证候表现】全身皮肤大块潮红斑，肿胀、灼热、痒痛、边界清楚，伴有大块的鳞状皮屑脱落，基底皮肤增厚、粗糙，或见密集的小脓疱。可伴有咽喉肿痛、高热、恶寒、头痛、口渴、心烦易怒，严重者或出现昏迷、谵妄、大便干燥、小便黄赤。舌红绛，苔黄腻，脉弦滑数。

【治法】清热泻火，凉血解毒。

【药物组成】水牛角 30 g（先煎），生地黄 15 g，牡丹皮 10 g，赤芍 10 g，土茯苓 30 g，黄连 3 g，栀子 10 g，紫草 10 g，甘草 6 g 等。

【方解】方中水牛角、生地黄、土茯苓凉血解毒，养阴增液；牡丹皮、赤芍、紫草清热凉血，活血化瘀；黄连清中焦心胃之火，泻火解毒，同时清热燥湿；栀子泻火除烦，配合黄连清热燥湿，泻中、上焦之火，配合牡丹皮、赤芍凉血解毒，泻下焦之火；甘草调和诸药，补脾益气，防止寒凉太过伤中，使攻邪不伤正。诸药合用，共奏清热泻火、凉血解毒之功。

【加减应用】皮疹红肿明显，加冬瓜皮 15 g，茯苓皮 15 g；便秘者，加火麻仁 10 g；小便不利者，加白茅根 3 g，车前子 15 g（包）；瘙痒甚者，加白鲜皮 15 g，地肤子 15 g；后期阴虚口干者，加麦冬 10 g，石斛 10 g，天花粉 10 g。

（六）风湿寒痹证

【证候表现】表现为银屑病皮损合并关节病变，以四肢小关节受损为主，关节肿胀疼痛、活动受限，甚至僵硬畸形、不能伸直。关节和周围软组织疼痛、红肿、压痛、僵硬和运动障碍，部分患者可有骶髂关节炎或脊柱关节炎，病程迁延、易复发，晚期可能导致关节强直、畸形。舌淡，苔白腻，脉弦紧。

【治法】散寒除痹，通络止痛。

【药物组成】桂枝 10 g，白芍 10 g，独活 10 g，羌活 10 g，秦艽 12 g，姜黄 10 g，桑枝 6 g，元胡 15 g，白芷 10 g，附子 6 g（久煎）。

【方解】桂枝解肌发表，散外感风寒，又用白芍益阴敛营，桂、芍相合，一治卫强，一治营弱，合则调和营卫，是相须为用；独活、羌活辛、苦、微温，祛风胜湿，散寒止痛，用于风寒湿痹；秦艽辛、苦、微寒，主寒热邪气，寒湿风痹，肢节痛；姜黄行气止痛；桑枝祛风湿，利关节，行水气；元胡能行血中气滞，气中血滞，故专治一身上下诸痛；白芷取其祛风湿之功。附子，《本草汇言》云："附子，回阳气，散阴寒"，其具有回阳救逆、补火助阳、逐风寒湿邪之功效。

【加减应用】发热口渴者，加生石膏、知母；关节红肿明显者，加忍冬藤、豨莶草、络石藤；关节红肿不甚、肿胀明显者，加苍术、海风藤；如有关节畸形、功能障碍者，可加桑寄生、桑枝、威灵仙、乌梢蛇、地龙以祛除风湿，活络通经。下肢重者，加木瓜、怀牛膝；肝肾不足者，加熟地黄、山茱萸。

【病案举例】

患者，男，50岁。

主诉：全身起疹、脱屑1年，伴四肢肘、膝关节红肿、疼痛半年余。

现病史：1年前全身起疹、脱屑伴瘙痒，半年前出现双膝关节微微红肿、疼痛，隐隐作痛，疼痛可忍，未予重视，几日后疼痛累及双肘关节。曾于医院皮肤科诊治，诊断为"关节病型银屑病"，外用药物（具体药名不详）治疗后，皮疹症状缓解，后时有复发，时好时坏，搽用激素类软膏，皮疹瘙痒症状可缓解，四肢关节疼痛无明显缓解，雨天、寒冷时疼痛加剧。无家族病史。

刻下症：躯干、四肢皮损处自觉瘙痒，四肢关节红肿疼痛，压痛明显，大便干，小便频，夜寐欠安。

检查：躯干、四肢可见点滴状丘疹，上覆银白色厚层鳞屑，刮屑试验（+）。四肢关节肿胀、色红，压痛（+）。舌淡，苔白腻，脉弦紧。

西医诊断：关节病型银屑病。

中医诊断：白疕。

辨证：风寒湿痹。

治法：散寒除痹，通络止痛。

药物组成：桂枝10g，白芍10g，独活10g，羌活10g，秦艽12g，姜黄10g，桑枝6g，元胡15g，白芷10g，附子6g（久煎），忍冬藤10g，络石藤10g。5剂，每日1剂，饭后分两次温服。

外治以自制甘草油涂布患处，每日2~3次。

复诊：皮损转淡，鳞屑减少，关节红肿消退，疼痛减轻，嘱服上方4月余，门诊复诊未见皮疹、脱屑，关节正常无红肿，自诉无明显瘙痒、疼痛，半年随访未复发。

按语： 杨教授认为本方适用于风湿寒痹之关节病型银屑病，功在散寒除痹、通络止痛。本证多为寒邪流窜关节，闭阻经络所致。

三、"从肺论治"银屑病

杨教授基于"肺主皮毛，肺应皮毛"理论，从肺辨治银屑病，在多年的经验基础上形成银屑病"从肺论治"的基础方剂——清金润燥方，其组成为：金银花 15 g，黄芩 10 g，桑白皮 12 g，麦冬 15 g，芦根 10 g，沙参 10 g，浙贝母 10 g，黄芪 20 g，党参 10 g，桔梗 10 g，前胡 10 g，蝉蜕 6 g。其中，金银花、黄芩、桑白皮清肺热；麦冬、芦根、沙参、浙贝母润肺燥；黄芪、党参补肺气；桔梗、前胡宣降肺气；蝉蜕祛风透表归肺经。全方以清肺润肺为主，补肺宣肺为辅，兼以引经透表，共奏清肺润燥、益气祛风之功。

四、银屑病特色疗法

1. 中药雾化治疗

马齿苋 20 g，野菊花 10 g，夏枯草 15 g，牛蒡子 15 g，玄参 10 g，薄荷 3 g，甘草 3 g，煎汤过滤，每次取 10 mL 放入超声雾化器内，患者取头高脚低体位后接通电源，预热吸入，吸气时将口和嘴都放入，并闭合唇部。每次 10 分钟，2 次/日，7 天为 1 个疗程，治疗 2 个疗程。适于各种银屑病伴有咽喉不适的患者。

2. 食疗方

血热型银屑病治以清热解毒凉血活血，予以清热凉血粥：槐花 9 g，生地黄 15 g，赤芍 10 g，土茯苓 30 g，甘草 10 g，粳米 100 g。泡水 2 小时后，大火煮沸，小火慢炖 1 小时，每日 2 次。

（罗美俊子）

刘爱民"新思路、新体系"辨治寻常型银屑病

刘爱民　河南省中医院教授、主任医师，全国老中医药专家学术经验继承工作指导老师，河南省名中医，博士研究生导师，师从国医大师禤国维教

授。从事中医临床工作 40 余年，临证坚持"天—地—人"的整体观和辨证论治思想，诊治银屑病不拘泥于常规思维，有继承，更有创新。

一、《黄帝内经》"天人相应"指导下的辨证新思路

寻常型银屑病，中医称为"白疕"，大多数患者表现为"冬重夏轻"的规律，表明银屑病与自然界存在着密切的关系，也就说自然界的冷热变化对银屑病的发生发展产生了重要的影响。

1. 银屑病"冬重夏轻"的解释及新证候的发现

《素问·宝命全形论》云："人以天地之气生，四时之法成。"人与天地是密不可分的关系。如果我们把患者置于自然界中去考量，银屑病皮损冬重夏轻的问题就迎刃而解。我们试着把人体简单地分为"热性体质"和"虚寒体质"两种来看，暑去冬来，对于"热性体质"患者而言，风寒导致毛窍闭合，内热无以外散，久之内热益甚，最终以出红斑、鳞屑的方式散热，银屑病复发或加重。这就是"外寒内热（寒包火）证"。对于"虚寒体质"的患者而言，其素体虚寒，但也夹有肌表的血热或瘀热，属于病态共存，冬季来临则毛窍闭阻，外寒致本已虚衰的阳气更加受损，同时又导致肌表的血热或瘀热难以外散，皮损发作。此类患者更深层的问题是内在的阳虚与肌表的瘀热或血热共存，即阳虚则血热或瘀热难除，正虚不能祛邪，不温阳则邪热难驱。这就是"阳虚外寒，肌肤瘀热证"。

2. 肝经郁热是银屑病的发病机制之一

《黄帝内经》认为医者应"上知天文，下知地理，中知人事"，又说"百病生于气也"，气有余，便是火。情志不畅，肝气郁结，日久化火，火热入血，则血热而出现红斑、脱屑，银屑病发作或加重。例如，有些患者做生意或投资股票失意，长期抑郁而致肝经郁热，引发银屑病。其特点是情志不遂则疾病发作，此即为刘教授提出的银屑病"肝经郁热证"。采用丹栀逍遥散和犀角地黄汤治疗，每收良效。

二、追求病因，拓展创新

刘教授认为，"血热""血燥""血瘀"各有其成因，追求成因，治病求本，对因治疗，常取得更好的疗效，减少复发率。比如"血热证"，其"热"从何来呢？通过十余年的临床研究，刘教授认为"风热蕴毒入血""肝经郁热入血""积热入血""湿热入血"是血热的几个成因，"血燥"

"血瘀"也分别有其成因。这就拓展、深化了"血热""血燥""血瘀"的辨证体系，使其辨证更加深入，显著提高了证候的客观性与治疗的对因性，进一步提高了临床疗效。

基于上述辨证的新思路和长期的临床研究，刘教授提出了寻常型银屑辨证治疗的新体系。

三、寻常型银屑病辨治新体系

（一）血热证

发病迅速，皮损不断增多，多为鳞屑性红色丘疹或点滴状皮疹。

1. 风热蕴毒证

【证候表现】多为青少年患者，发病前常有乳蛾或咽喉肿痛，皮损均为黄豆大小的鳞屑性红色丘疹或点滴状红斑，伴脱屑，轻痒。舌红，苔薄黄，脉数。

【治法】清热解毒，凉血活血。

【方剂】翘根犀角地黄汤（犀角地黄汤加连翘、山豆根）。

【方解】方中连翘、山豆根清热解毒，利咽消肿，以解除血热之源；犀角（水牛角代）、生地黄、赤芍、牡丹皮清热凉血、活血散瘀，清解已热之血。标本兼治。

2. 积热入血证

【证候表现】嗜食辛辣，鳞屑性丘疹、红斑，口干喜饮，大便干结。舌红，苔黄厚，脉滑数。

【治法】清热凉血。

【方剂】栀黄犀角地黄汤（犀角地黄汤加栀子、大黄、焦三仙）。

【方解】方中栀子、大黄、焦三仙（焦山楂、焦麦芽、焦神曲）清热消导通腹，清除血热之源；犀角（水牛角代）、生地黄、赤芍、牡丹皮清热凉血、活血散瘀。

3. 肝经郁热证

【证候表现】发病前有心理压力增大或紧张史，鳞屑性丘疹、红斑逐渐增多，多分布于躯干两侧和四肢外侧，常伴有不同程度的瘙痒，心烦易怒，口苦，少寐。舌尖边红，苔薄白或薄黄，脉弦。

【治法】疏肝解郁，清热凉血。

【方剂】丹栀逍遥散合犀角地黄汤加减。

【药物组成】牡丹皮、栀子、柴胡、薄荷、水牛角、生地黄、赤芍、白芍、当归、茯苓、炒白术、甘草。

【方解】方中柴胡、白芍疏肝柔肝，使肝郁条达；当归养血和血，助白芍柔肝，见肝之病，知肝传脾；以茯苓、白术、甘草健脾益气；牡丹皮和栀子清内热；犀角地黄汤清热凉血解毒；薄荷疏肝散邪。全方疏肝解郁，以除热源，大队凉血清热之品，清解已热之血。

4. 湿热入血证

【证候表现】嗜食肥甘厚味，口苦口黏。舌红，苔黄厚腻，脉滑数。

【治法】除湿清热，凉血活血。

【方剂】栀苓犀角地黄汤。

【药物组成】栀子、土茯苓、水牛角、赤芍、生地黄、牡丹皮。

【方解】此证为素体湿热过盛入血，或湿热、血热相兼。方中栀子、土茯苓清热除湿解毒，犀角地黄汤清热凉血。

（二）血燥证

病程日久，红斑色淡，鳞屑较少。舌淡红，苔薄白或薄少，脉细或细弱。

1. 热耗阴血证

【证候表现】素体康健，患病后口干不欲饮，皮损相对稳定，红斑暗淡，鳞屑较少。舌淡红或稍红，苔薄白少津，脉细或细数。此证常由血热证演变而来。

【治法】清热凉血，养阴润燥。

【方剂】清营汤加减。

【药物组成】水牛角、生地黄、玄参、竹叶心、麦冬、金银花、连翘、黄连、栀子等。

【方解】方中水牛角清热凉血解毒。生地黄清热凉血滋阴，玄参滋阴降火解毒，麦冬清热养阴生津，三药共用，既清热养阴，又助清营凉血解毒。竹叶心、金银花、连翘等清热解毒，使营分之邪外达，即有"透热转气"之功。栀子、黄连等清心解毒。全方共奏清热凉血、养阴润燥之功。

2. 血虚燥热证

【证候表现】素体血虚，面色黄白不华，头晕乏力，少寐多梦，皮损淡

银屑病

红散在，鳞屑薄少。舌质淡红或淡白，苔薄白，脉细或细弱。

【治法】养血清热。

【方剂】当归饮子加减。

【药物组成】当归、白芍、生地黄、栀子、牡丹皮、鸡血藤、凌霄花等。

【方解】当归、鸡血藤补血活血，白芍、生地黄补虚滋阴养血，栀子、牡丹皮清热凉血解毒，凌霄花凉血祛风止痒。

3. 气血两虚，瘀热留滞证

【证候表现】女性多见。面黄不华，头晕乏力，少寐多梦，月经量少，皮损暗红或红。舌淡或淡红，苔薄白，脉细弱。

【治法】益气养血，凉血清热。

【方剂】栀紫圣愈汤加减。

【药物组成】栀子、紫草、党参、黄芪、当归、生地黄、白芍、鸡血藤等。

【方解】栀子、紫草清热凉血，党参、黄芪补气健脾，当归、白芍、鸡血藤补血活血，生地黄清热凉血养阴。诸药合用，既补气养血，又凉血清热，颇合病机。

（三）血瘀证

皮损暗红肥厚，多为大小不等的鳞屑性斑块，舌质黯或有瘀斑，苔薄白，脉沉或涩。

1. 血热血瘀证

【证候表现】病程已久，皮损暗红肥厚，多为斑块。舌暗红或有瘀斑，脉沉或涩。此证常由血热证演变而来。

【治法】凉血活血，化瘀通络。

【方剂】蜈藤凉血五根汤加减。

【药物组成】板蓝根、茜草、紫草、白茅根、鸡血藤、蜈蚣、全蝎等。

【方解】方中紫草、茜草、白茅根凉血活血，板蓝根清热解毒凉血，鸡血藤凉血活血，蜈蚣、全蝎解毒通络散结。

2. 阴血亏虚，瘀热留滞证

【证候表现】形体瘦弱，口干目涩，腰膝酸软，心烦少寐，皮损暗红。舌暗红或有瘀斑，苔薄少，脉细或细数。

【治法】滋阴养血，清热化瘀。

【方剂】自拟滋阴化瘀汤。

【药物组成】生地黄、墨旱莲、侧柏叶、玄参、牡丹皮、赤芍、栀子、蜈蚣、甘草等。

【方解】牡丹皮、赤芍、侧柏叶清热凉血散瘀，栀子泻火凉血解毒，生地黄、玄参、墨旱莲凉血滋阴，蜈蚣解毒散结，甘草调和诸药。

（四）外寒内热（寒包火）证

【证候表现】鳞屑性红斑，皮损秋冬发作、加重，夏季减轻或消退，热水浴后皮损减轻，皮损多分布于躯干、四肢伸侧。舌红，苔黄或白，脉紧或脉无虚象。

【治法】辛温解表，清热凉血。

【方剂】麻防犀角地黄汤（犀角地黄汤加麻黄、防风）。

【方解】本证为外有风寒束表，内有血热，既往用犀角地黄汤单纯清热凉血，作用单一，起效较慢。麻防犀角地黄汤则用麻黄、防风辛温之品发散束于肌表的风寒，开通腠理毛窍，使热从表出；犀角地黄汤则清热凉血、热从内解，内外二条途径，血热很快消散。

（五）阳虚外寒，肌肤瘀热证

【证候表现】畏寒怕冷，手足不温，皮损暗红或淡红，冬重夏轻，服用寒凉药则腹痛、便溏。舌淡白，苔薄白，脉沉弱。

【治法】温阳解表，凉血清热。

【方剂】麻黄附子细辛汤加味。

【药物组成】生麻黄、制附子、细辛、栀子、紫草、牡丹皮。

【方解】本证为素体虚寒，冬季又被风寒束表，肌肤瘀热加重而发病。方中麻黄、附子、细辛温阳解表散寒，栀子、紫草、牡丹皮清热凉血，以解肌肤瘀热。全方寒温并用，虚实同调，表里同治，恢复机体的阴阳平衡。

以上各证候，临床常见有相互兼夹者，宜精细辨证，灵活辨证用药。

四、病案举例

病例1：患者，女，42岁。2017年2月5日初诊。

主诉：全身出红斑、鳞屑7年。

银屑病

现病史：7年来全身出现鳞屑性红斑，瘙痒。曾于当地多家医院治疗，疗效不佳。

刻下症：全身见密集性红斑，脱屑，偶痒，皮损以四肢为多，冬重夏轻，平素畏寒，手足不温，纳眠可，二便调。舌淡、有瘀斑，苔白润，脉左弦、右弱。

西医诊断：寻常型银屑病。

中医诊断：白疕。

辨证：阳虚外寒，肝气不调。

治法：温阳散寒，疏肝和胃。

方剂：麻黄附子细辛汤加味。

药物组成：生麻黄9 g，制附子15 g（先煎），细辛6 g，当归15 g，茯苓20 g，鸡血藤20 g，陈皮9 g，柴胡10 g，蜈蚣2条，黄芪20 g，甘草6 g。15剂，水煎服，每日1剂。

二诊：药后皮损基本消退，近几日又有少量新出皮疹，轻痒，纳可。舌淡、有瘀斑，苔白，脉弱。中药原方去柴胡、甘草，黄芪加至30 g，加黄芩12 g。20剂，水煎服，每日1剂。

三诊：皮损全部消退。舌淡，苔薄白，脉沉弱。加少量凉血清热之品，生黄芪30 g，生麻黄6 g，制附子5 g（先煎），细辛6 g，栀子12 g，蜈蚣2条，鸡血藤30 g，大枣5枚，甘草6 g。30剂，水煎服，每日1剂。

药后皮损完全消退，原方再服15剂以巩固疗效，随访半年未复发。

按语：刘教授以"天人相应"理论为依据，采用整体辨证结合局部辨证，认为季节因素尤其是寒冷是银屑病发病或加重的重要因素，本例患者平素畏寒，手足不温，且皮损冬季加重，脉左弦，右沉弱，证属阳虚外寒，肝气不调，治以温阳散寒，疏肝和胃，皮损很快消退。可见临床上不要一见红斑就误认为是纯热象，要认清发病的根本原因，对证用药。

病例2：患者，女，37岁。2018年3月16日初诊。

主诉：全身出现鳞屑性红斑伴瘙痒2月余。

现病史：2月余前双上肢出现鳞屑性红斑丘疹，后逐渐扩大、增多，在当地医院治疗1个月无效。

刻下症：皮损以四肢居多，均为淡红色鳞屑性红斑，瘙痒有抓痕，心理压力大，纳可，失眠多梦。舌淡红，苔薄黄，脉弦。

西医诊断：寻常型银屑病。

中医诊断：白疕。

辨证：肝气郁结，血热内蕴。

治法：养血疏肝，凉血清热。

方剂：丹栀逍遥散加减。

药物组成：牡丹皮15 g，栀子15 g，柴胡10 g，白芍18 g，当归15 g，紫草20 g，凌霄花15 g，蒺藜15 g，鸡血藤30 g，雷公藤20 g（先煎），板蓝根20 g，炒酸枣仁18 g。15剂，每日1剂，水煎服。

外用复方氯倍他索乳膏。

二诊：皮损上肢基本消退，下肢亦显著减轻，少寐多梦。舌红，苔薄白，脉稍弦。初诊方加砂仁9 g（后下），20剂，水煎服，每日1剂。

药后皮损完全消退，随访二年未复发。

按语：此类患者皮损多红，情绪紧张、精神压力大或精神刺激后可加重，舌边尖红，苔薄白或薄黄，局部皮损表现为血热，整体表现为肝郁，如果只顾局部而一味地清热，则只能治标，郁热源源不断，病情反复缠绵。治疗时，刘教授运用疏肝解郁清热的丹栀逍遥散加减，清除血热使皮损消退，疏肝解郁使血热无来源，标本同治，皮损很快消退。

病例3：患者，男，35岁。2018年12月28日初诊。

主诉：全身出鳞屑性红斑伴瘙痒5年。

现病史：自2013年冬季双下肢出现鳞屑性红斑，伴瘙痒，后扩大增多，延及全身。曾在当地诊所口服中药4个月，效不佳。

刻下症：全身见点滴状或大片状红斑脱屑，瘙痒，皮损冬重夏轻，纳眠可，大便干。舌稍红，苔薄黄，脉平。

西医诊断：寻常型银屑病。

中医诊断：白疕。

辨证：风寒外束，血热湿热内蕴（寒包火证）。

治法：外散风寒，内清蕴热。

药物组成：炙麻黄9 g，防风12 g，水牛角30 g（先煎），栀子15 g，紫草30 g，土茯苓18 g，牡丹皮15 g，赤芍15 g，生地黄20 g，蜈蚣2条。15剂，水煎服。

二诊：皮损明显减轻，瘙痒亦减。舌暗红，苔转薄白，脉右稍弱，左平。中药原方20剂，每日1剂。

三诊：皮损大部分消退，无新皮损出现，右脉弱，原方加黄精20 g。

服 15 剂，皮损消退。随访半年未复发。

按语： 患者冬季发病，且病情冬重夏轻，说明发病与外界风寒有关，皮损呈点滴状或大片状红斑、脱屑，舌稍红，苔薄黄，说明体内有郁热，形成寒包火之证。本例寒包火之火，是湿热之火，刘教授拟麻防犀角地黄汤加减，祛风散寒，清热凉血除湿，辛散与苦寒并用，皮损很快消退而愈。

病例 4： 患者，男，7 岁。

主诉： 头面、躯干、四肢散在点滴状鳞屑性红斑伴瘙痒 3 月余。

现病史： 患者于 3 个月前扁桃体炎症后发生头面、躯干、四肢部散在鳞屑性红斑，逐渐加重，在郑州某西医三甲医院皮肤科诊断为"银屑病"，住院给予银屑胶囊、复方甘草酸苷、糖皮质激素、头孢类抗生素等药物治疗，皮损不断加重，发展为躯干部大面积密集的点滴状鳞屑性红斑，部分融合成片，主管医师建议出院，他院就诊。出院后求诊于刘教授。

刻下症： 头面、四肢散在点滴状鳞屑性红斑，躯干部密集的点滴状鳞屑性红斑，可见抓痕，咽红，扁桃体Ⅱ度肿大。面色萎黄，纳眠可，大便稀溏。舌红，苔薄白，脉细弱。

西医诊断： 点滴状银屑病。

中医辨证： 风热蕴毒，毒热入血，兼有脾虚。

治法： 解毒利咽，清热凉血健脾。

方剂： 翘根犀角地黄汤加减。

药物组成： 连翘 10 g，板蓝根 15 g，水牛角 20 g（先煎），生地黄 12 g，荆芥 9 g，茯苓 15 g，炒白术 10 g，陈皮 9 g，栀子 12 g，紫草 18 g，太子参 15 g，甘草 3 g。15 剂，每日 1 剂，水煎 300 mL，分 2 次服用。

复诊： 家属自诉上方服用疗效佳，3 天皮损基本消退，坚持服药至此次复诊。查体：仅在四肢见散在皮损，躯干部皮损基本消退。面黄，纳差，寐安，大便质干，2 日一行，小便正常，舌尖红，苔薄白，脉细弱。皮损大部分消退，原方化裁：连翘 10 g，板蓝根 15 g，荆芥 9 g，茯苓 15 g，炒白术 10 g，赤芍 12 g，栀子 12 g，紫草 18 g，生黄芪 15 g，甘草 3 g。11 剂，每日 1 剂，水煎 300 mL，分 2 次服用。药后皮损全部消退。

按语： 翘根犀角地黄汤是刘爱民教授依据风热蕴毒入血证的发病机制拟定的方剂，解毒治本，凉血祛标。该患者在西医院甚至用了糖皮质激素等药物，疗效仍不佳。该患者初诊时不仅风热蕴毒，毒热入血，还兼有脾虚证候，以翘根犀角地黄汤加茯苓、白术、太子参等健脾，见效迅速。复诊发现纳差，考虑凉血药伤脾胃，去水牛角，脉弱加用黄芪，继续服用，巩固疗效。

（徐胜东　刘爱民）

华南地区

禤国维 "从毒论治" 银屑病

禤国维　广州中医药大学第二附属医院教授，国医大师。创新发展了岭南皮肤病学流派，为该流派的代表性传承人物。其主要学术思想及临床思维：阴阳之要，古今脉承，平调阴阳，治病之宗；继承发展传统医学，遵古而不泥于古。禤老在长期临床实践的基础上，创新性地提出从毒论治银屑病，自创"皮肤解毒汤"治疗银屑病，临床疗效显著。

一、从毒辨治银屑病

禤教授从长期临床实践中观察到，银屑病患者多有秋冬加重、春夏减轻的特点，且皮损多有银白色厚鳞屑、红斑、丘疹等，认为本病发病多由内外合邪所致，血燥为本，瘀毒为标。因燥、寒为秋冬时令之邪，素体血燥之人外受时令邪气，内外合邪，血燥化风，邪助风势，使病情加重，而血瘀则贯穿银屑病发病全过程。在银屑病进行期，大部分患者表现为血燥化热，热毒炽盛证。热毒炽盛，迫血妄行，血溢脉外而成瘀；在稳定期，患者病情大都顽固难愈，主要是由各种毒邪侵害人体、毒邪积聚皮肤腠理，而致气血凝滞、营卫失和、经络阻塞、毒邪久蕴、毒气深沉、积久难化；在消退期，多数留有色素沉着，此为气滞血瘀表现。辨治银屑病以养血润燥、凉血解毒、化瘀通络为法，自拟方银屑灵片（由生地黄、当归、赤芍、川芎、紫草、莪术、甘草等组成）治疗血虚风燥型银屑病疗效确切。

禤教授认为引发皮肤病的毒邪，不是一般食用或接触剧毒物质（包括药物、化学制剂、有毒食物等）所致的毒性反应，而是蕴藏在普通食物、药物、动物、植物及自然界六气之中，这些"毒邪"作用于人体后，大部分人不发病，只有部分人因体质不耐、禀赋不足、毒邪侵入人体、积聚皮肤腠理，而致气血凝滞、营卫失和、经络阻塞、毒邪久蕴、毒气深沉，外发皮肤而成皮肤病。顽固性银屑病必有脏腑受损、血气失和、营卫不畅、久病入络等诸多病理因素，终致邪毒遏伏肌表、新血无以充养、瘀毒难以宣泄、药力不达病所，以致内外之邪留滞肌表，内不得疏泄，外不得透达。治疗时应从燥、毒、瘀辨证，治以养血润燥、凉血解毒为主，佐以化瘀通络，故禤教授治疗银屑病提倡从血分立法。银屑病患者具有真皮层血管迂曲、血运差、血液黏稠度高的特点。现代药理研究表明，活血化瘀药物能改善炎症反应，改善血液流变学及微循环，促使细胞增生及病变转化或吸收。若与祛瘀药同用，还具有增强吞噬细胞功能和消炎作用。禤教授擅用活血化瘀药，血热型常选用丹参、牡丹皮、赤芍等凉血活血，尤喜用丹参注射液注射足三里穴，以改善微循环和降低血液黏度。血虚型则选用沙参、鸡血藤等活血兼补血，病程长、血瘀明显者选加桃仁、红花、三棱、莪术等活血功效较强的药物。

禤教授指出"从血论治"是治疗银屑病的关键，但临证不能忽视其他可能的证型，且风、寒、湿亦有可能成为本病发生的原因。故而，风甚时加入防风、桑叶、金银花等祛风止痒；湿热时加入苦参、土茯苓、白藓皮、徐长卿等清热利湿止痒；热象明显时，去川芎或当归，加水牛角、牡丹皮等凉血活血；女性冲任不调者加女贞子、益母草、菟丝子等调和冲任。

银屑病患者病程长，且易于复发，导致多数患者情绪烦躁，影响治疗。对部分情绪不稳定者可适当给予盐酸多塞平口服，或处方中酌加煅龙骨、煅牡蛎镇静安神。禤教授提倡治疗之前，要为患者制订一个合理的治疗目标和计划，这一过程需要医生和患者共同来完成。在初诊时就应向患者讲明银屑病的病程特点，并在此基础上，与患者一起制订现实的治疗目标。通常需要能迅速缓解症状以鼓励患者遵嘱用药，并能在安全的前提下维持长时间的缓解。最后，还要与患者探讨有关治疗费用及治疗的相关危险等。

【病案举例】

患者，女，30岁。初诊时间：2008年5月10日。

主诉：头皮红斑、鳞屑7年。

现病史：7年前头皮起红斑、鳞屑，瘙痒明显，曾于当地中医就诊，效果欠佳，2006年底在当地西医院治疗，考虑为"银屑病"，予外用曲安奈德益康唑乳膏，口服阿维A胶囊、雷公藤多苷片等治疗后，红斑、鳞屑减少，瘙痒明显缓解，后逐渐出现膝关节疼痛。

刻下症：头皮、耳后起红斑、鳞屑，伴瘙痒，上楼梯时膝关节疼痛，纳可，眠欠佳，二便正常。

检查：头皮、耳后起边界清楚红斑，上覆银白色鳞屑，蜡滴现象（+），薄膜现象（+），点状出血（+），束发征（+）。

西医诊断：银屑病。

中医诊断：白疕。

辨证：血热瘀滞。

治法：凉血清热祛瘀。

方剂：从革解毒汤加味。

药物组成：乌梅15 g，莪术15 g，紫草15 g，土茯苓20 g，石上柏15 g，白花蛇舌草15 g，牡丹皮15 g，生地黄20 g，水牛角20 g（先煎），赤芍15 g，泽兰15 g，九节茶20 g，甘草10 g。14剂，每日1剂。

其他治疗：外用予吡硫翁锌气雾剂（适今可），每日2次，院内自制药茶菊脂溢性外洗液，外洗头部。

嘱禁用含有汞剂和砒剂的药膏，避免发生不良影响；预防感冒、扁桃体发炎和肿大，避免过度劳累、受寒及剧烈精神刺激，忌辛辣、鱼虾、荤腥动风之物。

二诊：头皮、耳后红斑颜色较前变淡，鳞屑减少，瘙痒明显缓解，仍有膝关节疼痛，末次月经有痛经、血块，纳眠可，二便调。舌暗红，苔黄，脉弦细。患者头皮、耳后红斑颜色较前变淡，鳞屑减少，瘙痒缓解，血热渐清，药已中的；膝关节仍疼痛，末次月经有痛经、血块，俱为气血运行不畅所致，结合舌、脉，上方加当归、桃仁以加强活血祛瘀调经之力，再服14剂。

三诊：耳后红斑消退，头皮红斑、鳞屑减少，无明显瘙痒，膝关节疼痛减轻，胃脘少许不适，眠可，二便调，月经来潮，量色正常，无痛经、血块。已停用雷公藤多苷片。舌淡暗，边有齿印，苔白，脉弦细。皮损好转、膝关节疼痛减轻、月经恢复正常俱为病邪渐去之征，胃脘少许不适，舌淡暗，边有齿印现脾虚之象，病至后期应以扶正祛邪为法，予减清热之力，上方去乌梅之酸涩，加海螵蛸、茯苓、白术、陈皮以制酸健脾和胃，加薄盖灵芝以扶正增强免疫力。

四诊：头皮、耳后红斑颜色较前变淡，鳞屑减少，瘙痒明显缓解，无明显膝关节疼痛，纳眠可，二便调。舌淡暗，边有齿印，苔白，脉弦细。患者皮损已大部分消退，无瘙痒，无明显膝关节疼痛，瘀热已退；舌淡暗，边有齿印，苔白为脾虚之象。治宜清热凉血祛瘀兼健脾。去紫草、桃仁，白芍易赤芍以滋阴柔肝养血。

按语：本案为患者素体肌燥肤热，复为外邪所袭，致局部气血运行失畅，血热瘀结肌肤而成此病，治疗上以"急则治其标"为则，前期以凉血清热祛瘀为主，病情好转后以健脾和胃、调和气血为法以治其本，较好地处理了祛邪与扶正之间的关系，故可收到较好疗效。

二、经验方"皮肤解毒汤"治疗银屑病

禤教授在 20 世纪 60 年代查阅文献时偶然发现日本尚药局生徒村上图基等人所撰的《续名家方选》记载有从革解毒汤，"治疗疮始终之要方……凡疗疮，不用他方，不加他药，奏效之奇剂也"。其组成药物包括金银花、土茯苓各 2 钱，川芎 1 钱，莪术、黄连各 7 分，甘草 2 分。

"金曰从革"，从革乃肺主皮肤之义，从革解毒汤即皮肤解毒汤也。从方药组成来看，本方以金银花、土茯苓、黄连、甘草解毒为主。金银花归肺经，善解疮疡热毒；土茯苓归肝经，善解肝胆湿热毒邪；黄连归心经，善解火热毒邪；甘草归脾经，善解诸药毒；川芎、莪术归肝经，善解瘀毒，是以共奏解毒通瘀之功，组方确有独特之处。

经过临床实践，发现此方对多种皮肤病有效，尤其对银屑病、湿疹、慢性荨麻疹等难治性皮肤病疗效较好。随着治疗的病例积累越来越多，进一步完善了组方，以尽量涵盖难治性皮肤病存在的各种各样的"毒邪"蕴结的问题。银屑病常与血热毒邪、寒湿毒邪、鱼虾毒、食积毒、酒毒、药毒、风毒等密切相关，需要在组方中加以考虑。因此，有必要优化从革解毒汤的处方，使其更广泛适用于难治性皮肤病的治疗。

在反复实践中，取从革解毒汤之义，经加减变化，组成新方并命名为皮肤解毒汤，更贴近临床实用。皮肤解毒汤由乌梅、莪术、土茯苓、紫草、苏叶、防风、徐长卿、甘草组成。方取乌梅滋阴解毒，莪术祛瘀解毒，土茯苓利湿解毒，紫草凉血透疹解毒，苏叶解鱼虾毒，防风祛风解毒，徐长卿通络解毒，甘草善解药毒。全方关键在解毒，解除外犯之毒和内蕴之毒。随证可根据各种毒邪的轻重加减药物，如知母配乌梅可加强滋阴解毒；石上柏、九节茶配莪术可加强活血解毒；川萆薢、白鲜皮、绵茵陈配土茯苓可加强利湿解毒；生地黄、蚤休、半边莲、鱼腥草配紫草可加强清热凉血解毒；蒲公英、葛花配苏叶可加强解食积毒、酒毒和鱼虾毒；苦参、地肤子、蒺藜配防

银屑病

风可加强祛风解毒；当归、川芎、地龙、全蝎配徐长卿等可加强活血通络解毒。临床应用仍需根据患者病情的变化随证加减。

【病案举例】

患者，男，29 岁。初诊时间：2008 年 10 月 15 日。

主诉：双下肢反复红斑、鳞屑伴瘙痒半年，加重 5 天。

现病史：半年前无诱因双下肢出现红斑、丘疹，伴脱屑，喝酒后加重，遂多次至皮肤科门诊治疗，诊断为"寻常型银屑病"，予糠酸莫米松乳膏、硫酸羟氯喹片等治疗后，患者皮疹颜色变浅，但皮疹未见明显消退。5 天前因食用寿司后患者皮疹加重、颜色变深，皮疹范围逐渐扩大。

刻下症：神清，精神可，双下肢红斑、丘疹，伴鳞屑，瘙痒明显，口苦，口干，纳眠可，二便正常。舌暗红，苔微黄腻，脉细。

检查：双下肢红斑、丘疹，伴鳞屑。

西医诊断：寻常型银屑病。

中医诊断：白疕。

辨证：血热瘀滞。

治法：凉血清热祛瘀。

方剂：拟方皮肤解毒汤加味。

药物组成：乌梅 15 g，莪术 10 g，紫草 15 g，土茯苓 20 g，石上柏 15 g，白花蛇舌草 15 g，牡丹皮 15 g，生地黄 30 g，水牛角 30 g（先煎），赤芍 15 g，泽兰 15 g，九节茶 15 g，甘草 10 g，陈皮 15 g。水煎服，每日 1 剂，连服 14 天。

二诊：服药后双下肢皮疹明显好转，未见新发，瘙痒明显，仍口苦、口干，纳眠可，大便偏烂，小便调。舌暗淡，苔微黄，脉细。为血热减轻的表现。上方加薏苡仁 20 g 健脾祛湿以实大便。水煎服，每日 1 剂，连服 28 天。

三诊：服药后皮疹颜色逐渐减退，瘙痒反复，仍口苦、口干，纳眠可，二便调。舌暗红，苔微黄腻，脉细。现患者皮疹逐渐消退，血热渐清，仍有瘙痒反复。上方加白鲜皮 15 g 祛风止痒。水煎服，每日 1 剂，连服 28 天。

四诊：服药后皮疹基本消失，瘙痒消失，无口苦、口干，纳眠可，二便调。舌暗淡，苔微黄，脉细。

现患者皮疹消退，继续原方巩固疗效。水煎服，每日 1 剂，连服 28 天。

按语：中医认为银屑病多由素体肌肤燥热，复为外邪所袭，致局部气血运行失畅，或风寒所伤，营卫失调，郁久化燥，肌肤失养，或七情所伤，气机受阻，气血壅滞成瘀，或热蕴日久，化火炎肤所致。本案患者双下肢红斑、丘疹，上覆银白色鳞屑，口苦、口干、瘙痒，为血热蕴肤的表现；舌暗红，苔微黄腻，脉细俱是血热瘀滞之象。故辨证为"血热瘀滞"，治以"凉血清热祛瘀"为法。褟教授常以自拟皮肤解毒汤加味。方中以水牛角、紫草、土茯苓、生地黄清热凉血解毒，牡丹皮、赤芍、莪术、九节茶活血化瘀，乌梅敛阴，白鲜皮祛风止痒，配合石上柏、白花蛇舌草等有抗癌抗增生作用的中药，并以陈皮、薏苡仁、泽兰健脾祛湿以固中焦，甘草和中解毒。药对病机，故效果明显。

三、饮食调摄

褟教授强调银屑病应注意生活调适、饮食调适、精神心理调适，做到这些方面可以起到事半功倍的效果。多数人认为银屑病患者应忌食牛肉、辣椒、葱蒜，甚至鸡蛋、牛奶等，然而褟教授认为，临床上银屑病患者常大量脱屑，容易形成低蛋白血症，该类患者若盲目地忌口，易致蛋白摄入不足，从而不利于疾病的恢复。褟教授建议患者应忌食烟酒和太过温性食物即可，以下几款食疗适宜银屑病患者日常服用。

（1）赤小豆绿芦根粥：赤小豆、绿豆各 30 g，鲜芦根 10 g，大米 50 g。将鲜芦根洗净，与二豆、大米煮为稀粥服食。

（2）赤小豆黄芪粥：赤小豆、黄芪各 50 g，大米 30 g。将黄芪加水 1500 mL，煎取 1000 mL，纳入大米、赤小豆煮粥服食。

（3）赤小豆茅根牛角粥：赤小豆、大米各 50 g，鲜茅根、水牛角各 100 g，红糖适量。将茅根、牛角加水 2000 mL，煎至 1000 mL，加大米、赤小豆煮粥，每日 1 剂。

（4）二藤乌蛇汤：鸡血藤、首乌藤各 30 g，乌蛇 1 条，调料适量。将二药布包，乌蛇去皮、头、杂，洗净，切段，同置锅中，加清水适量煮至乌蛇熟后，去药包，放食盐、味精等调味品，服食。

（5）地黄丹皮粥：生地黄、牡丹皮各 15 g，扁豆花 10 g，大米 50 g。将生地黄、牡丹皮水煎取汁，加大米煮为稀粥，待熟时调入扁豆花，再煮一二沸，服食。

（李红毅　熊述清）

范瑞强论治银屑病

范瑞强　广东省中医院教授、主任医师、博士研究生导师，广东省名中医，岭南皮肤病流派主要传承人。中华中医药学会皮肤科分会名誉副主任委员、世界中医药学会联合会皮肤科专业委员会常务副会长、中国中西医结合学会皮肤性病专业委员会副主任委员兼性病学组组长、广东省中西医结合学会皮肤性病专业委员会副主任委员、广东省中医药学会皮肤病专业委员会主任委员。从事临床、教学、科研工作40余年，积累了治疗各种皮肤疾患的独特经验，主张从血、从湿热、从火毒论治岭南地区寻常型银屑病，治疗上还注重外治，内外结合，重视心理疏导。

一、病因病机

范教授认为银屑病的发生，总由素体燥热、外感邪毒、饮食不节、七情内伤、气血失和、肌肤失养所致。该病病在血分，血燥、血热、血瘀、血毒是主要的病因病机。

二、分型论治

范教授根据其多年临床经验提出分型施治，以"血"为本的观点。他认为血热交结，瘀血内阻，肌肤失养是病之本，施治要分型。一般将银屑病分为血热型、血燥型、血瘀型、湿热型、火毒型五个证型进行论治。寻常型银屑病进行期多为血热型，治以清热凉血解毒为主；静止期多为血燥型，治以养血祛风润燥为主；脓疱型银屑病多为湿毒型，治以清热利湿解毒为主；红皮病型银屑病多为湿热型，治以泻火解毒凉血为主；关节病型银屑病多为血瘀型，治以活血化瘀润燥为主。

范教授临床常喜用丹参、当归、牡丹皮、紫草、生地黄、熟地黄、白花蛇舌草、玄参等药物。

1. 血热型

【证候表现】多见于银屑病进行期，表现为皮损焮红，皮疹不断增多，瘙痒剧烈，点状出血明显，有同形反应，常伴有心烦，失眠，口干渴，大便干结，小便短赤。舌红，苔黄，脉数。

【治法】清热凉血解毒。

【方剂】犀角地黄汤或凉血地黄汤加减。

【药物组成】水牛角（先煎）、丹参、白花蛇舌草、虎杖、石上柏、生地黄、玄参、蒲公英、牡丹皮、紫草、白鲜皮。

范教授临床上对于血热证患者常以犀角地黄汤为底方加减治疗。除此之外，范教授仍会加上石上柏、白花蛇舌草、半枝莲等清热解毒类抗肿瘤药物进行治疗，范教授认为本病可因病毒或者细菌因素所致，并存在表皮细胞增生过速的特点，因此在辨证的基础上，加用清热解毒类抗肿瘤药物，以加强临床疗效。

2. 血燥型

【证候表现】多见于银屑病静止期。表现为皮肤干燥淡红，无或仅有少许新发皮疹。常伴有口干舌燥。舌淡红，苔少，脉细或缓。

【治法】养血祛风润燥。

【方剂】四物汤合消风散加减。

【药物组成】生地黄、熟地黄、制何首乌、当归、牡丹皮、丹参、玄参、红花、蒺藜、鸡血藤。

范教授认为银屑病在消退期间主要以血燥改变为主，治疗主要以养血祛风润燥为主，但是本证切不可单纯养血祛风，需适当予养血活血，因血瘀为银屑病总体核心病机。

3. 血瘀型

【证候表现】多见于病程较长，反复发作者。亦见于关节病型银屑病。表现为皮损暗红、肥厚，鳞屑较厚，或伴关节活动不利，面色晦暗。舌暗红，可见瘀点、瘀斑，脉涩。

【治法】活血化瘀润燥。

【方剂】桃红四物汤加减。

【药物组成】桃仁（打烂）、红花、丹参、三棱、莪术、玄参、玉竹、石上柏、半枝莲、白花蛇舌草。

范教授认为血瘀乃银屑病整体发病过程的核心病机，因此不管在疾病的哪一个阶段，均应佐以活血化瘀之品。如果患者瘀象明显，则应以活血化瘀为核心进行治疗。如皮损色紫黯，病情严重，血瘀较甚者，酌情加用三棱、莪术等活血破血之品。

4. 湿热型

【证候表现】 多见于缠绵难愈者，亦见于脓疱型银屑病。表现为皮肤潮红肿胀，红斑上可见脓疱，皮损多发于下肢，遇阴雨天病情往往加重。伴体倦乏力，纳呆，大便溏。舌红，苔黄腻，脉滑数。

【治法】 清热利湿解毒。

【方剂】 萆薢渗湿汤加减。

【药物组成】 川萆薢、黄柏、白鲜皮、生薏苡仁、土茯苓、金银花、绵茵陈、车前草、白花蛇舌草。

范教授善用萆薢渗湿汤加减治疗湿热型银屑病，临床上主要表现为脓疱型或者红皮病型患者。对于皮损广泛、脓疱较多者，可加用蒲公英、土茯苓、忍冬藤等清热解毒。

5. 火毒型

【证候表现】 多见于红皮病型银屑病。表现为全身皮肤弥漫性潮红，常伴有发热，口干渴，心烦失眠，大便干结，小便黄。舌绛红，苔黄，脉滑数。

【治法】 泻火解毒凉血。

【方剂】 犀角地黄汤加大青叶、石膏等。

【药物组成】 水牛角（先煎）、生地黄、赤芍、丹参、牡丹皮、生石膏（先煎）、大青叶、紫草、蒲公英、白花蛇舌草、甘草。

范教授认为，火毒型银屑病如果火毒顽固，可选用黄连解毒汤合五味消毒饮加减进行治疗。壮热、神昏、烦躁者，可加服安宫牛黄丸或至宝丹以通窍清热解毒。大便秘结加大黄、芒硝。

三、善于结合现代医学，西为中用

现代医学认为，银屑病的病因复杂，与遗传、感染、免疫功能紊乱、代谢障碍、精神创伤等有关。范瑞强教授在以上中医辨证分型论治的基础上，结合现代医学的研究成果，创造出自己富有特色的治疗方法。

（一）强调活血化瘀

现代医学认为，银屑病患者具有真皮层血管迂曲、血运差、血液黏稠度高的特点。范教授喜用活血化瘀药物治疗银屑病，认为活血化瘀药可以活血通络，改善患者的血液循环，降低血液黏稠度。对于血热型患者多用丹参、牡丹皮、赤芍等凉血活血药，其中尤喜用丹参，一般用量为 25 ~ 30 g，现代药理研究认为丹参具有良好的改善微循环和降低血液黏稠度的作用。对于血虚型患者则喜用当归、鸡血藤等活血兼有补血作用的药物。对于病程较长、瘀象明显者，则予桃仁、红花、三棱、莪术等活血力较强的药物。

（二）重视清热解毒利湿

现代医学认为银屑病的发病与细菌、病毒的感染有关，中医亦认为其为外感邪毒、蕴于肌腠所致。而现代药理研究表明清热解毒利湿的药物往往具有抗菌、抗病毒的作用。此外，此类药物尚有一些具有抗肿瘤、阻止细胞有丝分裂的作用。而银屑病正是一种表皮细胞过度增生的疾病。范教授据此在辨证论治的基础上，使用石上柏、半枝莲、鱼腥草、白花蛇舌草等药物治疗银屑病，取得了良好的效果。

（三）兼顾补肝肾，调免疫

现代医学认为银屑病的发生往往与机体免疫功能紊乱有关，而中医亦认为其发生与机体禀赋不足有一定关系。范教授在临床上对病情迁延、体质较弱的患者，喜用女贞子、旱莲草、何首乌等补肝肾、调免疫，往往有意想不到的效果。

四、注重外治，内外结合

范教授在外治方面，主张以皮损情况选择具体外治方法及具体的用药剂型，并且强调用药要缓和，以疏导病邪、保护皮肤屏障为主。范教授外治药物总以中药制剂为主，辅助以常规糖皮质激素类软膏。

在寻常型银屑病进行期、脓疱型、红皮病型银屑病患者中，由于皮肤急性炎症明显，皮肤屏障损伤严重，范教授主要以安抚保护剂的使用为主，如紫草油（以山茶油为基质，将紫草以 1 : 5 煎煮，煎煮后用滤网滤过成为紫草油）、黄连油（以山茶油为基质，将黄连用打粉机粉碎后，以 1 : 5 用山茶油煎煮，煎煮后用滤网滤过成为三黄油）、黄柏膏、青黛膏外搽患处，起安抚炎性皮肤的作用。

封包是皮肤科常用的外治方法，封包的材料可形成机械屏障，保护皮肤，阻止搔抓，进而阻断银屑病过程中的瘙痒—搔抓循环，可增加药物的吸收、增强局部外用药物的效果、软化鳞屑及结痂，去除封包时可以更加容易

银屑病

地去除黏着的鳞屑及结痂。在疾病静止期，临床主要以肥厚性斑块伴有大量鳞屑为主，此时范教授主要以中药清热解毒软膏配合糖皮质激素软膏混合封包皮损以达到改善病情的作用。范教授常用复方蛇脂软膏、青鹏软膏联合地奈德软膏混合外搽或者封包。每次封包使用中成药药膏和激素软膏1：1混合封包皮损处约1小时，每日1次，每7天为1个疗程。

在疾病鳞屑较多时，范教授常用中药汤剂熏洗的方法去鳞屑，改善病情。皮肤病病位在皮肤腠理之间，外用药物，可直达病所。范教授以明矾、地榆、大黄、徐长卿、白鲜皮、野菊花、苦参等组成消疕外洗汤，煎汤外洗，每日1次，15天为1个疗程；或用消炎止痒洗剂（院内制剂，主要成分为苦参、大飞扬等）通过中药气疗仪对患者进行熏蒸治疗，每周1次，4周为1个疗程，均取得良效。

对于血瘀型银屑病，范教授常用刺络拔罐法治疗。取患者第1~12胸椎两侧各旁开0.5~1.5寸处摩擦数次，充分暴露反应点，常规消毒，以三棱针挑破皮肤，挤出1~2滴血，然后配合拔罐，吸出瘀血。每两天1次，1周为1个疗程。或用丹参注射液注射双侧足三里穴，每穴2 mL，每日1次，15次为1个疗程，均取得良效。

五、重视心理疏导

由于银屑病目前无法根治，给患者的身心健康带来极大的困扰。嘱患者要注意情绪的自我调节。比如，学会乐观的生活态度，拒绝悲观；学习精神放松，参加运动，克服焦虑等。家属的关心和理解非常重要，这种关心和理解对银屑病心理调节有极大的好处，所以，家属应参与患者的康复过程。要面对现实，采取接受态度，不必烦恼、焦躁，淡然处之，反而有利。既来之则安之，积极面对，积极治疗。心理健康，心态良好，不但有利于神经、内分泌、免疫功能的康复，而且增强了应对各种压力的能力，缓和了心理社会应激，无疑对银屑病康复有良好影响。要认真地配合医生治疗，但切记不要滥用药物。

六、病案举例

病例1：患者，女，40岁。初诊日期：2019年7月31日。

主诉：全身散在红斑、鳞屑伴瘙痒日久。

现病史：近期手臂、背部、前额仍有少许新出红斑、丘疹，伴鳞屑、瘙痒，无口干、口苦，纳可，眠欠佳，大便黏滞。末次月经为 7 月 27 日，月经规律，量适中，少许痛经，无经前乳房胀痛。

检查：手臂、背部、前额见少许新出红斑、丘疹、鳞屑。舌尖红，苔微黄，脉弦细。

西医诊断：银屑病

中医诊断：白疕。

辨证：血瘀。

治法：活血化瘀，润燥止痒。

药物组成：桃仁 15 g，薏苡仁 20 g，桔梗 15 g，麦冬 15 g，徐长卿 15 g，白芍 15 g，北沙参 15 g，山药 15 g，牛膝 15 g，百合 15 g，玉竹 15 g，牡丹皮 15 g，陈皮 10 g，丹参 15 g，益母草 20 g。水煎内服，共 14 剂。

银屑灵片（院内制剂），每次 5 片，每日 3 次，共 1 周。院内制剂消炎止痒洗剂外洗，每日 1 次，连用 1 周。嘱患者保持良好的心态，淡然处之。

二诊（8 月 14 日）：皮疹好转，纳眠可，大便正常。舌暗红，苔微黄，脉弦细。前方去百合、陈皮、益母草，加红花、黄精，余用药同前。加用复方蛇脂软膏＋地奈德软膏 1 : 1 混合封包皮损处，每日 2 次，共 1 周。

三诊（9 月 28 日）：皮疹继续好转，咽干，晨起咯少许痰，纳眠可，大便偏稀。舌暗红，苔微黄，脉弦细。前方去薏苡仁，加桑叶。

按照上方继续服用 2 周后，患者皮疹明显好转，丘疹、鳞屑均明显减少，病情稳定。

按语： 本案范教授以桃红四物汤加减，加牡丹皮、丹参、益母草等活血养血之品以加强活血之力，徐长卿祛风止痒，桑叶、桔梗、麦冬、黄精润肺化痰，沙参、玉竹养阴润燥，诸药共奏活血养血、祛风润燥止痒之功。

病例 2：患者，女，46 岁。初诊日期：2020 年 5 月 23 日。

主诉：四肢、躯干红斑、鳞屑伴瘙痒 1 年。

现病史：患者于 1 年前无明显诱因四肢、躯干起红斑、鳞屑伴瘙痒，以四肢为主，头皮未见明显皮疹，大便偏稀，纳可，眠差。

检查：四肢、躯干散在红斑，上覆鳞屑，薄膜现象（＋），点状出血（＋）。舌淡暗，苔薄白，脉细。

西医诊断：银屑病。

中医诊断：白疕。

辨证：阴虚血燥型。

银屑病

治法：养血祛风润燥。

药物组成：乌豆衣10 g，百合15 g，熟地黄15 g，徐长卿15 g，白芍15 g，北沙参20 g，防风10 g，丹参15 g，黄精15 g，白鲜皮10 g，白芷15 g，牡丹皮10 g，莪术15 g，首乌藤25 g。14剂，水煎内服。以紫草油外搽皮损。每日2~3次，连用1周。嘱患者要注意情绪的自我调节。

二诊（6月24日）：病情稳定，瘙痒不明显，睡眠欠佳。舌淡红，苔薄白，脉细。去莪术、丹参，熟地黄加至20 g，加当归10 g，14剂，水煎内服。复方蛇脂软膏 + 地奈德软膏1：1混合外搽皮损处，每日2次，共1周。口服银屑灵片，每次5片，每日3次。

三诊：上方使用7天后，全身皮疹明显好转，基本无鳞屑，守方。

按语：本案证属阴虚血燥，治以滋阴清热，养血润燥止痒，范教授以四物汤加减，加养阴之品，百合、熟地黄、沙参、黄精、乌豆衣以养血润燥，加白芍、丹皮、丹参、莪术等活血养血之品以加强活血之力，防风、徐长卿祛风止痒，睡眠差，以首乌藤安神，诸药共奏活血养阴、祛风润燥止痒之功。"治风先治血，血行风自灭"，二诊病情稳定，加强补血之品。

病例3：患者，男，21岁。初诊日期：2020年7月30日。

主诉：全身红斑、鳞屑伴瘙痒1年半。

现病史：患者于1年前前额头皮处出现红斑、鳞屑，伴瘙痒不适，多处求医效果不明显，皮疹逐渐发展至全身。现皮损色鲜红，瘙痒明显，少许口干、苦，纳眠可，二便调。

检查：头皮部有较多鳞屑，可见束状发改变，前额发际处可见边界清楚的斑块，上覆较厚鳞屑。躯干、四肢伸侧可见鲜红色斑块，部分融合成大片状，形状不规则，上有大量鳞屑、散在抓痕。下肢见典型薄膜现象和点状出血。指甲呈顶针样改变。舌红，苔黄，脉弦细。

西医诊断：银屑病。

中医诊断：白疕。

辨证：血热型。

治法：清热凉血解毒。

方剂：犀角地黄汤加减。

药物组成：水牛角20 g（先煎），生地黄15 g，白鲜皮10 g，麦冬15 g，肿节风15 g，赤芍15 g，石上柏30 g，徐长卿15 g，莪术15 g，牡丹皮10 g，鱼腥草15 g，玄参15 g，北沙参20 g。10剂，水煎服。

外用复方丙酸氯倍他索软膏外搽皮损处，下肢封包，每日 2 次，共 1 周。院内制剂硫黄脂溢性洗剂外洗头皮。口服银屑灵片，每次 5 片，每日 3 次。嘱患者注意放松心情，平常心对待疾病。

二诊：头皮部鳞屑明显减少，前额发际处斑块变薄，鳞屑减少。躯干、四肢伸侧红斑变淡，大小同前，形状不规则，无口干、苦，纳眠可，二便调。舌红，苔黄，脉弦细。处方：原内服方去水牛角，加百合 20 g。复方丙酸氯倍他索软膏改为复方蛇脂软膏外用，余治疗方案同前。服用 21 剂后鳞屑基本消失，斑块变平，瘙痒改善，病情总体趋于好转。

按语：本案患者为较典型血热证寻常型银屑病，初诊时热象明显，全身皮损色鲜红，此时考虑血热内蕴，当予泄血分之热，遂予犀角地黄汤加减，强效激素封包治疗，配合院内制剂，若患者配合，亦可以刺络拔罐，让热血有所出处。从二诊结果来看，效果较好，可去水牛角寒凉之品，加百合增强润燥，治疗后效果显著。

（陈信生　梁家芬）

陈达灿从"湿、热、瘀"论治银屑病

陈达灿　教授、主任医师、博士研究生导师，国家中医药领军人才"岐黄学者"，全国老中医药专家学术继承工作指导老师，国务院特殊津贴专家，广东省名中医。先后师承禤国维、朱良春两位国医大师。从事皮肤性病学医疗、科研、教学工作 30 多年。现任广东省中医皮肤病研究所所长、省部共建中医湿证国家重点实验室主任、广州中医药大学中西医结合学科带头人、中华中医药学会副会长、中华中医药学会皮肤科分会副主任委员、世界中医药学会联合会皮肤科专业委员会会长等职务。

一、从"湿、热、瘀"论治银屑病

陈达灿教授认为本病多因饮食失节，七情内伤等因素致体内蕴热，郁于血分，复感外邪而发病，病情日久则耗伤阴血，化燥生风或瘀阻经络，治当从血分论，血热、血瘀、血虚为常见证型。然岭南地区潮热多湿，独特的地域文化环境导致湿邪既是重要致病因素，亦是病理产物，且易夹热、夹瘀，致病程缠绵难愈，因此，陈教授主张从"湿、热、瘀"论治岭南地区银屑病。

湿：岭南地属亚热带，气候潮湿、炎热，六淫以湿为首；其次岭南人独特的"凉茶"饮用习俗，以及生活膳食多寒凉之品，且贪尝腻、甘、厚之味，久而脾失健运，湿邪内生，内外之湿相互影响，兼夹于银屑病的发生发展过程中。湿性黏腻，进一步加重该病的缠绵难愈。

热：七情内伤，气机郁滞，日久化火，火热之毒，扰于营血，郁于肌肤而发为红斑鳞屑；或感受外界风热之邪，内外之邪相互搏结，阻于肌肤而发病。

瘀：早期热毒之邪入侵血分，煎熬血液，瘀阻脉道；饮食不洁，或病程日久，治疗中过用苦寒之品，伤及脾胃，脾失健运，气血亏虚，气不行血，血停成瘀。

湿、热、瘀既是致病因素，也是病理产物，其中湿郁日久，可化火化热，致湿热蕴结；湿为阴邪，其性黏腻，可影响血之畅行，血行不畅可滞而成瘀；反之，瘀血也可影响水湿的运行，因瘀致湿，正如《金匮要略》所言"血不利则为水"，热久可耗伤阴血，致虚致瘀。三者可兼夹并存，互为因果。

综上，岭南地区银屑病的发病，以血为先，以湿为重，常夹热、夹瘀。

（一）血热证

【证候表现】常见于进展期银屑病，皮疹发生迅速，颜色焮红，点状出血明显，鳞屑不能掩盖红斑，或伴有瘙痒，大便干结，小便赤黄。舌质红，苔黄，脉滑数。

【治法】凉血清热解毒。

【方剂】犀角地黄汤加减。

【药物组成】水牛角、生地黄、赤芍、牡丹皮、白花蛇舌草、石上柏、玄参、丹参、甘草。

【方解】水牛角、生地黄、玄参、赤芍、牡丹皮清热凉血，白花蛇舌草、石上柏清热解毒，丹参凉血解毒，甘草调和诸药。

【加减应用】若风热明显，皮疹泛发或伴有瘙痒者，加金银花、防风、白鲜皮以疏风清热止痒；咽喉红肿疼痛者，加射干、板蓝根以清热解毒利咽；湿邪明显者，加土茯苓解毒除湿。

【病案举例】

患者，男，29岁。就诊日期：2015年10月。

主诉：全身皮肤反复红斑、鳞屑伴瘙痒10余年。

现病史：患者于10余年前开始于前额左侧起一个6 cm×5 cm大小的红斑，表面覆较厚鳞屑，伴瘙痒，患者自行外搽激素类药膏后皮损缓解不明显，并逐渐增多，泛发至躯干、四肢，搔抓后鳞屑随处可脱，脱屑处基底浸润性肥厚，瘙痒剧烈，影响睡眠。患者曾于多家医院就诊，诊断均为"银屑病"，给予抗炎、止痒的激素类药膏外搽，自诉曾口服激素类药物，用药时皮损可稍减轻，但停药后反复。患者为进一步系统诊治，遂转诊入院。

刻下症：瘙痒较剧，影响睡眠，纳可，眠差，大便干结，小便色黄。

检查：全身散在红斑、斑块，部分融合成片，皮损较为肥厚，上覆多层银白色鳞屑，刮除鳞屑可见薄膜现象及点状出血现象。舌质暗红，舌苔微黄腻，脉弦滑。

西医诊断：寻常型银屑病。

中医诊断：白疕。

辨证：血热瘀滞。

治法：凉血解毒，活血化瘀。

方剂：犀角地黄汤加减。

药物组成：水牛角30 g（先煎），生地黄15 g，赤芍15 g，牡丹皮15 g，白花蛇舌草15 g，石上柏15 g，白鲜皮20 g，川草薢15 g，丹参20 g，桃仁10 g，合欢皮20 g，甘草5 g。7剂，水煎内服，每日1剂。

其他疗法：给予10%硫黄膏混合肤必润软膏（院内制剂）1∶1混合封包四肢皮损肥厚处。

二诊：患者红斑颜色较前变淡，鳞屑明显减少，瘙痒减轻，原方继服7剂，皮损面积有所缩小，夜眠好转，二便调，临床症状明显减轻。

按语：白疕病程缠绵难愈，赵炳南老先生认为"疕者如匕首刺入肌肤"，形象地表示了该病顽固的特征。白疕初起时常表现为血热、毒热、湿热，病久则阴血耗伤，气血失和，化燥生风，气血瘀滞。患者病史10余年，瘙痒难忍，脏腑功能失调，肌肤失养。临床无论虚与实或者燥与热，必先治血。痒为风邪所致，"治风先治血，血行风自灭"。方中水牛角、生地黄、赤芍、牡丹皮、丹参、桃仁具备凉血活血之功，白花蛇舌草、石上柏均有清热解毒之效，配合白鲜皮、川草薢祛风除湿止痒，合欢皮解郁安神，甘草调

银屑病

和诸药。全方凉血、活血、解毒，调和脏腑，表里同治。

（二）血瘀证

【证候表现】多见于寻常型银屑病静止期，病程较长，缠绵难愈，疹色紫黯，浸润明显，鳞屑较厚难以刮除，舌暗红或有瘀点，脉涩或细。

【治法】活血祛瘀。

【药物组成】丹参、三棱、莪术、桃仁、红花、白花蛇舌草、玄参、玉竹、牡蛎。

【方解】丹参、三棱、莪术、桃仁、红花配伍活血祛瘀，白花蛇舌草清热解毒兼以利湿，玄参、玉竹养阴润燥，牡蛎软坚散结。

【加减应用】伴有关节症状明显者，加威灵仙、忍冬藤、牛膝等；与月经有关者，加当归、益母草、女贞子等。

（三）脾虚湿瘀证

【证候表现】皮损肥厚或以斑块为主，色淡暗，灼热、瘙痒感不显，胃纳差，舌质淡或淡暗，苔白，脉细或缓或涩。

【治法】健脾化湿、养阴润燥、活血化瘀。

【方剂】自拟三术三藤汤加减。

【药物组成】白术、苍术、莪术、鸡血藤、首乌藤、钩藤。

【方解】白术、苍术、莪术三药配伍，共奏健脾化湿、醒脾燥湿、软坚散结之功；"久病入络"，鸡血藤、首乌藤养血、活血、通络，配以钩藤清透泄热、祛风止痒，"三藤"凉温并用，通经入络，携诸药直达病所。

【加减应用】脾虚明显者，加太子参；湿甚者，加土茯苓、石上柏、白花蛇舌草祛湿解毒，茯苓、薏苡仁淡渗利湿；瘙痒者，加白鲜皮、防风祛风止痒。

【病案举例】

患者，女，60岁。就诊日期：2008年6月。

主诉：躯干、四肢反复起红斑、鳞屑10余年。

现病史：10年前无明显诱因先于躯干部出现红斑、鳞屑，未重视，随后四肢散在出现同样皮疹，曾在外院就诊，诊断为"银屑病"，内服复方甘草酸苷片，外用丙酸氯倍他素软膏、糠酸莫米松等药膏，病情可减轻，但易反复。

刻下症：纳眠一般，小便调，大便不畅。

检查：背部、四肢散在暗红斑、斑块，上覆多层薄白色鳞屑，刮除鳞屑可见薄膜现象，点状出血，指甲呈顶针样改变。舌红苔少，脉细。

西医诊断：寻常型银屑病。

中医诊断：白疕。

辨证：脾虚湿蕴，阴虚血燥夹瘀。

治法：健脾化湿，养阴润燥，活血祛瘀。

方剂：自拟三术三藤汤加减。

药物组成：白术 15 g，苍术 10 g，莪术 15 g，鸡血藤 30 g，钩藤 15 g，白花蛇舌草 15 g，茯苓 15 g，白鲜皮 15 g，防风 15 g，当归 10 g，水牛角 20 g（先煎），生地黄 15 g，甘草 5 g。7 剂，水煎内服，每日 1 剂。

二诊：服药 7 剂，躯干皮疹部分消退，双下肢少许新发红色丘疹，轻微瘙痒，大便通畅。舌红，苔少，脉细。上方茯苓、白鲜皮加量至 20 g，加强健脾渗湿、祛风止痒之功。

三诊：皮损颜色变淡，肥厚皮疹较前明显变薄，瘙痒减轻，二便调。舌、脉同前。上方去钩藤，加乌梢蛇 15 g 以通络散结。

四诊：原有皮损大部分消退，未退皮疹色淡暗，无瘙痒，纳眠可，二便调。舌、脉同前。上方去水牛角，加桃仁 10 g 以活血化瘀。

五诊后病情好转，无瘙痒，间断续服上方以巩固疗效。

按语：本患者病程长，反复发作，皮损肥厚、色暗、层层白屑，少许瘙痒，舌红苔少，脉细为脾虚蕴湿，阴血不足，气血失和、肌肤失养的表现；肠道阴津亏虚，故见大便少、不畅。治以健脾养阴、利湿活血为法，方中以白术、茯苓、白鲜皮健脾渗湿，苍术燥湿醒脾，莪术破血散结，白花蛇舌草、水牛角清血分余热，防风、钩藤祛风止痒，鸡血藤、当归、生地黄养阴血，甘草调和诸药，共奏健脾养阴利湿活血之功。三术三藤汤切合本病病机，疗效满意，不但可应用于肥厚及斑块状银屑病，也常用于结节性痒疹、神经性皮炎、慢性湿疹等病程缠绵难愈、皮损色淡、肥厚、苔藓化的慢性皮肤病。

二、外用药物

（1）进展期：可外用安抚保护剂，如紫草油、青黛膏或青黛散调麻油外搽患处，每日 3 次。

（2）静止期或消退期：用10%硫黄软膏外搽，每日2~3次。瘙痒明显可用10%金粟兰酊外涂。

（3）药浴疗法：寻常型银屑病静止期可外用侧柏叶、艾叶、千里光、黄柏、地骨皮、白鲜皮各30 g，煎水浴洗，每日1次。

（陈达灿　刘俊峰）

卢传坚由"核心病机"论治银屑病

卢传坚　广东省中医院教授，是国医大师禤国维教授亲传弟子，国家卫生计生突出贡献中青年专家，国家中医药领军人才"岐黄学者"。30年以来，卢教授一直从事中医皮肤学医教研工作，并以银屑病作为主要研究方向，在深入研究、分析中西医治疗银屑病各自的优势和不足的基础上，以提高临床疗效为目标，寻求治疗银屑病有效、安全的方法，以攻克其难治、易复发难关作为学术研究方向，在探寻核心病机、证候分布规律、证候规范、疗效评价的基础上，持之以恒地开展系列临床、基础和应用开发研究，取得丰硕成果。

一、由"核心病机"论治银屑病

卢传坚教授吸取《黄帝内经》的病机理论及各名老中医的思想精华，针对难治性皮肤病临床上复杂的证候分型和皮损表现，倡导以"核心病机"统领其证候、治疗大法和原则，认为疾病可能会有多种表现和兼夹证候，但其病机是相对固定的，其核心即是本病发病的根源，万变不离其宗。辨证论治是中医药治病的特点和精华，辨识病因病机、确立治疗大法，是辨证论治的核心。而抓住疾病的中医核心病机、针对核心病机立法用药，是提高疗效的关键所在。对于疾病要把握其"核心病机"，抓住治疗用药中的重心，提取证候间的共性，才不会使临床用药杂乱无章。同时，对于"核心病机"的提取有利于升华疾病的理论认识，把握疾病的本质。因此，"核心病机"的辨证观点有助于把握疾病的主要矛盾，抓住诊断治疗中的关键点，更能将中医繁杂的各家经验化为共识，推动中医理论的升华。

卢教授认为，寻常型银屑病的核心病机与血密切相关。"血"的异常是银屑病发病的基础，"血"的异常包括"血热""血虚""血燥""血瘀"等。血热导致了银屑病早期皮疹颜色鲜红，且伴有大量鳞屑，心烦、口渴等症状；而血燥、血瘀则使皮损逐渐肥厚、颜色暗红、鳞屑不易脱落，舌质紫黯，脉涩；病情反复发作，久病耗气伤阴，气虚则血行无力，加重瘀血，使得病情出现虚实夹杂。由此可见，血热、血虚、血燥皆可形成瘀血，而瘀血的长期存在，又是银屑病迁延难愈的主要病理因素。银屑病一旦发病往往伴随终身，久病患者存在肌肤甲错，鳞屑刮除后见点状出血，大部分患者舌质偏紫，并有瘀斑，不仅符合"血瘀四大症"的表现，即痛、肿块、瘀斑和出血；同时也符合叶天士"久病血瘀"的学术观点。故银屑病的病机虽非一成不变，但其核心始终与"血"相关，血瘀更在其中扮演了重要角色，是银屑病迁延发展的关键因素。

其次，在疾病分期上，卢教授在全国多个中心开展银屑病患者中医证型的横断面调查，发现寻常性银屑病中医证型与病情分期密切关联：血热证多见于进行期，血瘀证多见于稳定期，血燥证多见于消退期。这一结果进一步验证了禤老"内外合邪化热以致发病，燥瘀互结以致迁延"的理论观点。同时，研究中亦发现并且随着年龄的增长，血瘀证和血燥证所占比例有增大的趋势。随着病程的增加，血热证所占比例逐渐缩小，血瘀证所占比例逐渐增大。这说明了"血瘀"的确贯穿病程始终，且对于迁延日久的患者来说，"瘀毒"所起的作用越发突出，而热象已逐渐消散。因此，对于年龄大、病程久的患者，更需重视活血化瘀解毒。

再次，在三大证型的诊断标准上，卢教授展开基于德尔菲法的证候诊断指标研究。通过对25家三甲医院30余位专家展开的两轮调查后，得出寻常型银屑病三大证型的主要及次要诊断标准。血热证的主症为皮损颜色鲜红、舌红、处于进行期，次症为皮损呈点滴状、苔薄黄、脉弦或滑或数、皮损自觉灼热、口渴且喜冷饮、病程短、心烦易怒、大便秘结、小便黄赤、失眠多梦；血瘀证的主症为皮损颜色暗红或紫黯、舌紫黯或有瘀斑、鳞屑厚，次症为浸润明显、病程长、处于稳定期、脉细或涩或缓、唇甲紫黯、妇女月经见血块、苔薄白；血燥证的主症为皮损颜色淡红、鳞屑干燥易脱落、处于稳定期，次症为全身皮肤偏干、病程长、舌淡红、脉沉或细或缓、口干喜饮、苔薄白或少苔、大便秘结、轻度浸润。近30年的寻常型银屑病文献证候分布情况调查表明，血热证、血燥证、血瘀证是其基本证候。后期的临床诊疗中亦将这三者作为不同处方方向的分类标准，因此，明确和统一分型标准有利于临床实践的进行，提高临床工作效率。

由此，卢教授承袭禤老观点，治疗中全程重视活血化瘀，并根据患者具体情况，采用清热凉血、养血润燥、活血解毒相结合的方药。

二、治疗银屑病的遣方用药特色

在银屑病的中医药治疗中，卢教授在活血化瘀的治疗大法之下，尤取禤老补益脾肾、解"毒"为要等学术精华，加以继承及发展。

禤老取古籍中"从革解毒汤"一方，创立"皮肤解毒汤"，并因银屑病反复发作、缠绵难愈，颇符合"毒"邪致病特点，常用此方化裁治疗银屑病，疗效可观。卢教授系统整理禤老治疗银屑病方药及病机理论后，于"血分藏毒"的基础上总结出"血瘀"亦贯穿其中，将方药提炼为"银屑灵优化方"。该方由补血养血之名方四物汤，与禤老"皮肤解毒汤"相合而成，此方既能解血毒、化湿毒，又能活血养血，颇中银屑病病机。卢教授将本方进一步应用于临床和基础研究中，并不断优化方药组成，研究其作用靶点，发掘本方治疗免疫性疾病的机制。目前"银屑灵"经多次优化，药味更加精要，毒性更小，有望开发成新药，并扩大其应用范围，为中医治疗自身免疫性皮肤病奠定一定基础。

禤老对皮肤病的治疗强调要"辨位论治"，因皮损分布的主要位置不同，禤老于处方中常细心挑选入相关经络的药物，以使药力更加集中。卢教授继承禤老这一特色，尤擅根据部位选用引经药物，如皮损以头部为重者，选用白芷、川芎以上于头面；皮损出于肢体者，上肢喜用桑枝、姜黄，下肢喜用酒川牛膝引经；皮损处于脊背者，喜用桂枝、狗脊引药力行于后。卢教授使用引经药物时还融入了自身特色，如治疗血瘀型的银屑病，引经药亦因病机需要选用有活血功效者，如川芎、酒川牛膝、桂枝等。

在具体用方中，卢教授承接禤老经验用药，常取"银屑灵"方为底进行优化加减，或辨证施治，或与他方合用，一般将寻常型银屑病的中医证型分为四型。

（一）瘀毒阻滞

七情所伤，气机受阻，气血瘀滞成瘀血；或因素体气行不畅，年高推动无力，而使络脉瘀阻，血瘀不荣于皮肤；瘀阻日久而成血毒、湿毒。

【证候表现】此型多见于年长发病或病程日久者，皮损以肥厚暗红色斑块为主，鳞屑厚，浸润明显，瘙痒反而不明显；伴面色偏黯，唇色瘀黯明显，指甲紫黯变形；女性月经色黯，伴有血块。舌瘀黯或有瘀斑，苔薄白。

【治法】活血化瘀，解毒通络。

【药物组成】赤芍、莪术、紫草各10 g，乌梅、九节茶、土茯苓、熟地黄、牡丹皮各15 g，甘草5 g。

【方解】本方乃从禤老皮肤解毒汤（即银屑灵前身）化裁而来。《神农本草经·乌梅》中记载乌梅可"疗死肌，去青黑痣、恶肉"，有润燥生津之功效。紫草善解血中热毒，自古以来便多用于斑疹性皮肤疾病。土茯苓长于消水除湿，尤解杨梅毒，禤老认为本药善解湿毒。莪术则擅于行气破瘀，缪希雍还认为莪术气香烈有解毒之功。九节茶又名肿节风、草珊瑚，乃岭南道地药材，有祛风除湿、活血止痛之功效。以上诸药与四物汤相合则共奏活血化瘀、解毒利湿之功。

（二）血虚风燥

素体虚弱之人，气血不足，加之风邪客表，血燥不荣，肌肤失养；或邪自内生，外达于皮肤腠理，络脉瘀阻，伤津耗气，肤失所养。

【证候表现】此型患者多病程较长，皮疹多呈斑片状、颜色淡红、鳞屑干燥且易脱落、皮损处干燥皲裂、瘙痒较明显等；伴口咽干燥，喜饮，大便偏干。舌淡红，苔少，脉沉细。

【治法】养血活血，润燥息风。

【药物组成】生地黄、熟地黄、白芍、厚朴、茯苓、白术、石上柏各15 g，当归、莪术各10 g，丹参30 g，紫草、乌梅各20 g。

【方解】本方以四物汤为基本方，养血润燥，配以乌梅酸甘化阴，助生津润燥之效；厚朴、白术、茯苓行气健脾化湿；久病夹瘀，故配以丹参、紫草、莪术以加强凉血活血之用；石上柏清热解毒祛风。临床根据个体特征、病情调整用量、配伍，瘙痒明显者加白鲜皮、蛇床子。

【病案举例】

患者，女，35岁。2006年3月24日初诊。

现病史：皮肤红斑、鳞屑10余年，痒甚，屡治未有明显效果，转求中医治疗。

刻下证：全身皮肤干燥、瘙痒，躯干、四肢可见泛发性散在红色斑块、大小不等，尤以双下肢为甚，斑块形态不规则、边界清楚，上覆银白色鳞

银屑病

屑、易刮除，可见薄膜现象及点状出血。口淡，纳差，大便溏，月经量少，夹有血块。舌淡暗，苔白，脉沉。

西医诊断：银屑病。

治法：养血润燥，化瘀解毒。

药物组成：白芍 15 g，熟地黄 15 g，当归 10 g，川芎 10 g，莪术 10 g，厚朴 10 g，徐长卿 15 g，紫草 15 g，乌梅 15 g，干姜 15 g。水煎服，7 剂。

4 月 1 日二诊：服药后皮疹略有消退、鳞屑减少，但仍瘙痒较甚，口淡，便溏。治法：养血润燥，化瘀解毒，祛风化湿。上方去熟地黄，加佩兰、白鲜皮各 15 g 以行气化湿，蛇床子、乌梢蛇各 10 g 以加强祛风止痒之力，厚朴加量至 15 g，水煎服，7 剂。

4 月 18 日三诊：瘙痒明显减轻，躯干处皮疹减退，但双下肢皮疹消退缓慢，食纳可，大便正常。效不更方，守方加减。治法：养血润燥，化瘀解毒。方药：莪术 10 g，香附 10 g，徐长卿 15 g，石上柏 15 g，白芍 15 g，沙参 15 g，佩兰 15 g，厚朴 15 g，乌梢蛇 15 g，蛇床子 15 g，紫草 20 g，乌梅 20 g，丹参 20 g。水煎服，7 剂。

5 月 8 日四诊：躯干部皮疹颜色明显变淡，范围缩小，鳞屑变薄，双下肢皮损范围缩小，但仍有红斑、鳞屑，变化不明显，稍有瘙痒，继续用上方治疗。随后患者一直坚持门诊治疗，每周复诊 1 次，方药随证加减，病情稳定。

11 月 24 日复诊：已无新发皮疹，原皮疹红斑消退，遗留色素沉着斑，瘙痒基本消失。嘱继续调理以巩固疗效。

按语： 该案是一个较为典型的岭南地区银屑病案例。患者是中青年女性，皮损干燥、鳞屑易脱落，月经量少，瘙痒剧烈，总体以"血燥"突出；然而患者口淡，纳差，大便溏，此为岭南患者脾胃不足的典型特征，脉沉亦为气虚不足之征。且患者月经夹有血块，舌淡暗，此中又可见些许"血瘀"的征象。在长期的临床实践中发现，男性患者以血瘀突出，而女性患者则多伴血燥，这可能与男性刚强、女性阴柔有关。古人认为女子以肝（血）为先天，女性耗血用血之处本来就比男性多，再加上本病伤津耗血，因此女性常易转为血燥型。本案患者全身皮肤均干燥，且瘙痒剧烈，显然以血燥不荣、血亏生风突出，故治以养血润燥为主。兼见月经中有血块且量少，此为血涩不通所致，故少佐以化瘀活血之品即可。临床上对于病邪错杂者，可以以整体皮损情况作为辨证分型的主要依据，因皮损的鲜暗、干润、厚薄等情况可直观反映血分的状态。同时处方时一定要有所侧重，忌大队包围，宜有的放矢，抓住核心问题。

（三）湿热瘀阻

岭南湿热，外邪入里化热，或嗜食辛辣肥甘及荤腥发物，伤及脾胃，郁而化热，脾失运化，水湿内停，湿热相合，蕴于血分，血热生风而发。

【证候表现】皮损多发生于腋窝、腹股沟等褶皱部位，红斑糜烂，鳞屑黏厚，瘙痒剧烈；或掌跖红斑、脓疱、脱皮；或伴关节酸痛、肿胀，下肢沉重。舌红，苔黄腻，脉滑。

【治法】清热利湿，活血通络。

【药物组成】黄芩、黄柏各 10 g，薏苡仁 20 g，白鲜皮、徐长卿、半边莲、牡丹皮各 15 g，土茯苓 25 g，丹参 30 g。

【方解】本方为四妙散加减方。黄芩、黄柏清热燥湿，配以土茯苓、白鲜皮清热兼利湿止痒，牡丹皮活血通络。脓疱泛发者，加蒲公英、紫花地丁、半枝莲；关节肿痛明显者，加羌活、秦艽、伸筋草、络石藤。

（四）血热内蕴

机体蕴热偏盛，或性情急躁，心火内生，或外邪入里化热，内外之邪相合，热邪炽盛，生风化燥，肌肤失养。

【证候表现】皮损多呈点滴状，发展迅速，颜色鲜红，层层银屑，瘙痒，抓之有点状出血，自觉皮损处灼热感；伴口渴且喜冷饮，心烦易怒，大便秘结，小便黄赤，失眠多梦。舌红，苔薄黄，脉弦滑或数。

【治法】清热凉血，解毒消斑。

【药物组成】生地黄、鸡血藤各 30 g，赤芍、丹参、紫草、槐花、石上柏、徐长卿、白茅根各 15 g，莪术 10 g。

【方解】本方为犀角地黄汤加减方。生地黄、赤芍、紫草、鸡血藤、丹参凉血活血，槐花、白茅根清热解毒兼以凉血。咽喉肿痛者，加板蓝根、山豆根、玄参；因感冒诱发者，加金银花、连翘；大便秘结者，加生大黄。

综上所述，卢教授对于银屑病的分型论治紧密围绕"热、燥、瘀、毒"之轻重而展开，而毒又根据热毒、湿毒等类型不同采用有针对性的用药。

（卢传坚　郭　洁）

259

西南地区

刘复兴治疗银屑病经验

刘复兴　主任中医师，从医 40 余年，第三批全国老中医药专家学术经验继承工作指导老师，"博极医源，精勤不倦""勤求古训，博采众方"，用一生来探求中医药和民族医药的皮肤病诊治方法，擅用虫类药，精于外科，尤其是在治疗银屑病、痤疮、硬皮病、甲状腺瘤、乳腺炎等皮肤疑难杂症方面疗效卓著，享誉国内外。强调"外病实从内发"，提出"气血、脏腑"是外科皮肤疮疡疾病的主因；"湿、热、痰、瘀"是外科皮肤疮疡疾病的根本；"风、寒、湿、热、燥、火、虫、毒"是外科皮肤疮疡疾病的外因。临证重辨证论治，用药在精不在多。擅用虫类药如蜈蚣、乌梢蛇、全蝎、僵蚕、水蛭、地龙、土鳖虫、守宫、九香虫等，以及云南地区草药以治顽疾。

一、辨证论治

刘复兴主任根据多年的临床经验，总结出治疗银屑病五证的五法五方。

1. 血热证

【证候表现】皮疹发生、发展比较迅速，泛发潮红，新生皮疹不断出现，鳞屑较多，表层易于剥离，底层附着较紧，剥离后有筛状出血点，基底浸润较浅，瘙痒明显，伴有口干舌燥、大便秘结、心烦易怒、小溲短赤。舌质红绛，舌苔薄白或微黄，脉弦滑或数。

【治法】清热凉血，疏风止痒。

【方剂】荆芩汤加减。

【药物组成】荆芥、黄芩、生地黄、牡丹皮、赤芍、紫草、水牛角、小红参、槐花、僵蚕。

2. 毒热证

【证候表现】全身皮肤潮红肿胀、灼热痒痛、大量脱屑，或伴有密集小脓疱，或伴壮热口渴、便干溲赤。舌红绛，苔黄燥，脉弦滑数。

【治法】清热解毒，凉血护阴。

【方剂】黄连解毒汤加减。

【药物组成】黄连、黄芩、黄柏、栀子、水牛角、小红参、九里光、昆明山海棠、紫草、地榆、炒知母、生石膏、乌梅、冰糖。

3. 湿热证

【证候表现】皮损有糜烂，红斑基础上粟粒大脓疱，鳞屑较油腻，可伴咽干口苦，胸腹或胁肋胀满，或关节疼痛，两手指关节呈畸形弯曲，不能伸直。舌质红，苔黄腻，脉弦或滑数。

【治法】清热利湿，凉血解毒。

【方剂】龙胆汤加减。

【药物组成】龙胆草、黄芩、苦参、土茯苓、车前子、水牛角、小红参、昆明山海棠、生地榆、九里光、紫草、乌梢蛇。

4. 血瘀证

【证候表现】皮损反复不愈，多呈斑块状，鳞屑较厚，颜色暗红；或伴有关节疼痛，关节变形。舌质紫黯，有瘀点、瘀斑，脉涩或细缓。

【治法】益气活血，化瘀通络。

【方剂】补阳还五汤加减。

【药物组成】生黄芪、当归、川芎、桃仁、红花、赤芍、水牛角、小红参、生地榆、三棱、莪术、水蛭。

5. 血燥证

【证候表现】皮损基底暗淡或暗紫，层层脱鳞屑，瘙痒明显，搔刮后点状出血现象不明显，大便正常或秘结。舌质暗或淡，苔薄，脉弦细。

【治法】养血滋阴，润肤止痒。

【方剂】养血润肤汤加减。

【药物组成】生地黄、牡丹皮、天冬、麦冬、白芍、赤芍、生黄芪、当归、小红参、杏仁、乌梅、乌梢蛇。

【加减运用】

（1）若咽痛、红肿者，加马勃、青黛、玄参、僵蚕。

（2）鳞屑较厚者，乌梢蛇炒黄后研细末吞服（用药汁），并加紫草。

（3）大便秘结者，可酌加生何首乌或秦艽。

（4）热盛伤阴者，加女贞子、枸杞子、白芍。

（5）脾虚湿盛者，加茯苓、白术、生薏苡仁。

（6）脓疱型者，加金银花、蒲公英、白花蛇舌草。

二、治疗特色

1. 辨证分型论治

刘主任主张辨病与辨证相结合，认为血热毒盛为其基本病机，热邪浸淫营血为其表征，瘀血阻络贯穿病程始终。加之患者多为阳热之体，且发病诱因为感染者居多，进而说明当病邪侵犯人体后，邪热郁搏而发为本病。因此，银屑病之病因，在外当推风热毒邪内侵，为病之标；在内责之素体血热蕴毒，属病之本。根据上述病因病机特点，将银屑病分为血热、毒热、湿热、血瘀、血燥共五型进行辨证论治。在病变过程中，各型可以相互转化或并见，在治疗时应注意标本缓急。

2. 方药应用特点

（1）应用云南特有中草药小红参，该药首载于《滇南本草》，属云南民间草药，为茜草科植物云南茜草的根，味微苦、甘，性温。功效：补血活血，祛风除湿。

（2）热毒之邪，最易灼伤阴液，肌肤失于濡养，致皮损干燥，叠起鳞屑；加之清热解毒之药多为苦寒之品，苦寒也易伤阴，因此，临证中要重视顾护阴液。刘主任常以乌梅合冰糖，酸甘化阴，并加用女贞子、枸杞子、白芍以滋养阴液。

（3）虫类药的应用：血瘀证用水蛭，咽痛、红肿者用僵蚕，其余几型均用乌梢蛇。水蛭为环节动物水蛭科的蚂蟥、水蛭及柳叶蚂蟥等的全体，味咸、苦，性平，有小毒，入肝、膀胱二经。功效：破血逐瘀。张锡纯认为水蛭"破瘀血而不伤新血，专入血分而不损气分"。僵蚕为蚕蛾科昆虫家蚕的幼虫，在未吐丝前，因感染白僵菌而发病致死的僵化虫体，味咸、辛，性平，归肝、脾、肺经。功效：散风泄热，化痰消坚，解毒止痉。乌梢蛇为游蛇科动物乌梢蛇除去内脏的干燥全体，味甘，性平，无毒，入肝、脾经。功效：搜风通络，攻毒定惊。乌梢蛇能外达皮肤，内通经络，其搜风透骨之力最强。

3. 饮食宜忌

刘主任认为，饮食宜忌在银屑病的治疗中有举足轻重的作用。因而，临证时不厌其烦地告诫患者忌口：忌辛热刺激之品，如酒、韭菜之类；忌水产品，如鱼、虾、蟹、海带、紫菜等；忌腥臭发物，如牛肉、羊肉、臭豆腐、腌卤食品、牛奶、鸡蛋等；忌野菜类，如竹笋、蘑菇、香椿等；忌水果中之草莓、芒果、菠萝等。

【病案举例】

病例1：患者，男，29岁。

主诉：全身皮肤泛发红斑、丘疹、鳞屑伴瘙痒10年，加重1个月。

现病史：10年来曾经多方治疗，效果不明显，经人介绍求治于刘主任。

刻下症：瘙痒剧烈，夜间尤甚，眠差，纳可。口干口渴，咽干疼痛，便秘溲赤。既往体健，无内科疾患，但常常有"扁桃体发炎"病史，余无特殊。

检查：头皮、躯干、四肢皮肤泛发红斑、丘疹，上覆多层银白色鳞屑，皮疹潮红灼热，压之褪色，皮疹以头皮、双下肢为甚。舌质红，舌苔薄黄、少津，脉弦数。

辨证：毒热。

治法：清热解毒，凉血护阴。

药物组成：川黄连10 g，炒黄芩15 g，焦黄柏15 g，炒栀子15 g，水牛角30 g（先煎），小红参30 g，生地榆30 g，紫草30 g，九里光30 g，马勃15 g，青黛15 g，僵蚕15 g。3剂，水煎服，2日1剂。

同时嘱饮食宜忌。

二诊：诉咽痛已愈，无新发皮疹，原发皮疹色红变淡，脱屑仍多，瘙痒有减，余症同前。予上方去马勃、青黛、僵蚕，加土茯苓30 g，杏仁15 g，乌梅30 g，乌梢蛇30 g，秦艽30 g，冰糖1小块。6剂继服。

三诊：原发皮疹色红变淡，脱屑减少，皮疹潮红热有减，瘙痒明显减轻，眠可，纳可，二便调。舌质红绛，苔薄黄，脉弦数。效不更方，上方去秦艽，继服。并嘱患者忌食鱼腥发物，慎起居，防外感。患者经服中药调理2月余而愈。

按语：寻常型银屑病按病程分为三期，即进行期、稳定期、消退期。本病病因不明，感染、情绪、劳累等因素可诱发。刘主任认为本患者为阳热之体，且经常有"扁桃体发炎"病史，邪热郁搏而发为本病。本案示人有五：

银屑病

①活动期多以热毒炽盛之标实为主，证候为起病急，皮疹广泛，色红或鲜红，鳞屑多，瘙痒甚，伴口干、咽痛，舌红或红绛，舌苔薄白。②重用紫草凉血活血，消透斑疹。③药对的使用：水牛角、小红参一凉一温，相互牵制以凉血活血，且现代药理研究证实小红参有抑制表皮过度增生的作用。昆明山海棠、生地榆解毒凉血，昆明山海棠有抗炎、抗过敏作用。麦冬、白花蛇舌草解毒养阴生津，白花蛇舌草也能抑制表皮过度增殖。④根据西医病因学选择用药：部分银屑病患者常因咽痛而发病，此与西医的链球菌及病毒感染有关，加用马勃、青黛清咽利喉解毒，可增强疗效。⑤切记"病从口入，忌口在即"。

病例2：患者，男，50岁。

主诉：全身起红色皮疹，伴脱屑、瘙痒4年。

现病史：4年前游泳后觉皮肤瘙痒，数日后，上肢多处出现红色圆形疹子，伴瘙痒。初起如大头针或绿豆大小，随之逐渐扩大，大小不等，上面覆盖鳞屑，瘙痒无度，搔抓后皮屑纷纷掉落，现红色皮疹，经某医院诊断为"银屑病"，经用中药（药物不详）及西药醋酸氟轻松软膏外搽，内服氯苯那敏、钙片，最后用地塞米松片（0.75 mg，1日3次，后增加到1.5 mg，1日3次），仅能暂时控制，停药即发。因听说激素类药物不能长期服用，而自行停药，又改用中药，以生地、丹皮、白鲜皮、蝉蜕等凉血祛风止痒之药物进行治疗，未能根治而丧失信心，经人介绍来诊。素体壮实，口干、苦，大便3~4日一行，尿黄。

检查：四肢散在大小不等的红色皮疹，表面覆盖厚的白色鳞屑，浸润肥厚，基底暗红色，搔抓后表面有点状出血，部分可见抓痕及少量渗出，皮肤干燥近乎肌肤甲错。舌红，苔薄黄腻，脉弦有力。

辨证：肝胆湿热，血热风燥。

治法：清肝胆湿热，凉血祛风。

内服药：龙胆草9 g，炒栀子9 g，生地黄30 g，牡丹皮15 g，桃仁12 g，红花9 g，蜈蚣3条，乌梢蛇15 g，车前草15 g。

外洗药：茵陈30 g，土茯苓30 g，海桐皮30 g，百部30 g，苦参30 g。

二诊：7月30日。服5剂药后，口干、苦已愈，瘙痒明显减轻，皮损部分吸收、变小，色淡红，鳞屑明显减少，便下臭秽，小便清长。舌边尖红，苔薄白，脉弦。内服药：生地黄30 g，牡丹皮15 g，天冬15 g，麦冬30 g，桃仁9 g，红花6 g，蜈蚣3条，乌梢蛇15 g，蒺藜30 g。外洗药同上。

三诊：8月10日。服3剂药后，皮疹基本消退，仍有少数点状皮损，色淡红，不痒。舌淡，苔薄白，脉弦。内服药：生地黄30 g，熟地黄30 g，杭白芍15 g，当归15 g，何首乌30 g，黑芝麻30 g，蒺藜30 g。停外洗药。

上方连服3剂痊愈，收功。

按语：①患者犯病4年，用凉血祛风止痒的中药未能治愈，西药"地塞米松片"也用到1.5 mg，1日3次，仍未能治愈。患者素体壮实，口干、苦，大便秘结，尿黄，舌红，苔薄黄腻，脉弦数，此乃肝胆湿热之证。血热煎熬肌肤成块则起皮疹，血热风燥而作痒，血燥不能濡养肌肤则肌肤甲错，故方中用龙胆草、栀子苦寒，除肝胆经湿热；车前草甘寒，以导湿热从小肠、膀胱而解；生地黄、牡丹皮凉血活血以滋养肌肤；桃仁、红花活血散瘀，润燥止痒；蜈蚣、乌梢蛇大举搜风去恶血，化风毒壅于血分之病。②临床观察蜈蚣入药，以不去头足为好，其搜风化毒去恶血的作用更强，去者则力薄。全方九味药共成祛湿热、凉血活血、搜风止痒之效，外洗药以燥湿、解毒杀虫、疏风为主。二诊，瘙痒大减，然舌边尖红，此乃苦寒伤阴之兆，故去龙胆草、栀子，仍用生地黄、牡丹皮以凉血活血；天冬、麦冬以养阴润燥；蒺藜平肝祛风；桃仁、红花以活血祛瘀；蜈蚣、乌梢蛇继续搜风止痒。三诊，诸症除，用四物汤以补血调血；何首乌、黑芝麻养血润燥；蒺藜祛风止痒以巩固疗效。何首乌、蒺藜大剂量应用有肝肾损伤风险，临床中应注意避免长期使用。

（欧阳晓勇）

艾儒棣"动态论治"银屑病

艾儒棣　成都中医药大学附属医院教授、主任医师，成都中医药大学博士研究生导师，著名中医外科、皮肤科专家，早年随全国著名中医专家凌一揆、邓绍先及四川外科名医文琢之、罗禹田教授学习，学验俱丰，熟读中医经典，精研现代医学，学识渊博，治学严谨，医德高尚，待人和善，致力于皮肤科临床与科研，在银屑病治疗方面经验丰富，见解独到。

银屑病

一、分三期动态辨治寻常型银屑病

艾儒棣教授认为寻常型银屑病常由血虚致肌肤失养，久则血燥，化毒生风，干燥脱屑而成，其辨证多属本虚标实证，其本虚主要为阴虚、气虚，标实表现为风、热、寒、燥、湿邪、情志内伤、饮食失节。艾儒棣教授在治疗寻常型银屑病时，强调标本兼顾，扶正达邪，内外并治，在动态辨病的基础上，结合四诊所收集的资料及现代药物研究，分三期进行辨证论治。

（一）进行期以凉血、解毒、疏风为主

【证候表现】新皮损不断出现，皮损颜色鲜红，多呈点滴状，上覆银白色鳞屑，鳞屑多且易脱落，伴瘙痒，口干，心烦易怒，大便秘结，小便黄赤。舌红，苔薄黄，脉数或弦或滑。

【治法】清热凉血，解毒疏风。

【方剂】加味凉血消风散加减。

【药物组成】水牛角 30 g（先煎），生地黄 30 g，牡丹皮 15 g，僵蚕 15 g，白花蛇舌草 30 g，龙骨 30 g，女贞子 15 g，墨旱莲 20 g，合欢皮 10 g，甘草 3 g。

【方解】方中水牛角清热凉血、解毒化斑，生地黄清热凉血、养阴生津，牡丹皮清热凉血、活血散瘀，僵蚕解毒散结、祛风止痒，白花蛇舌草清热解毒，龙骨合合欢皮重镇安神、平肝潜阳，女贞子合墨旱莲养阴凉血，甘草调和诸药。全方共奏凉血养阴清热解毒之功。

【加减应用】伴风热盛者，可用简化消风散加减；伴风寒盛者，可加用桂枝汤；伴湿热盛者，可用消风导赤汤加龙胆草、栀子、黄芩；伴血瘀者，可加赤芍、红花。

【病案举例】

患者，女，30 岁。2006 年 6 月 5 日于门诊就诊。

主诉：全身散发红斑、丘疹伴鳞屑 2 年。

现病史：2 年前，患者右侧肘部外伤兼饮食不慎后首发红斑、丘疹，未予重视，随后，皮损泛发至全身，鳞屑附着伴瘙痒，经多种中、西药物治疗，效果不佳，往往在感冒后或进食油腻食物后复发。近期感冒后皮损复发加重 10 天。

检查：全身散发大小不等的红斑丘疹，上覆银白色鳞屑，刮除鳞屑，可

见明显的薄膜现象和点状出血，皮损干燥，尤以四肢为甚。舌红，苔薄白，脉弦。

西医诊断：寻常型银屑病。

中医辨证：血热炽盛。

治法：清热凉血，佐以养阴润燥。

方药：加味凉血消风散，地骨皮 20 g，白薇 20 g。

服药 3 周后，皮损明显变薄，色红减轻，鳞屑减少，瘙痒减轻。守上方加玄参 20 g，石斛 15 g，天花粉 15 g。服药 2 周后，皮损中央色素沉着，周边色淡红，微痒。守方再服 2 周，皮损均留轻微色素沉着，不痒，皮损基本痊愈。随访 2 年未复发。

按语： 本例患者有银屑病史多年，时轻时重，经用多种药物效果不佳。紧紧抓住患者血热生风化毒这个根本的病机，以凉血清热、解毒祛风为治。血热之因，与肝郁化火密切相关，这与现代医学认为本病为身心性疾病的观点是一致的。故以清热凉血、解毒祛风为主。热盛生风，风盛化燥或病情日久不愈，耗伤气血，肌肤失养，故佐以滋阴补肾之品。如此，标本兼治，辨病辨证结合，收效迅速。

（二）稳定期以养血、滋阴、益气、活血为主

【证候表现】病程长，很少有新鲜皮疹出现，原皮损色暗红，皮损多呈斑块状并肥厚，或呈苔藓样变，浸润明显，鳞屑较厚，可伴瘙痒。舌紫黯或暗红，或见瘀斑、瘀点，苔薄白，脉涩或细缓。

【治法】清热凉血，解毒化瘀止痒。

【方剂】五皮饮加减。

【药物组成】桑白皮 15 g，地骨皮 15 g，紫荆皮 15 g，白鲜皮 15 g，牡丹皮 15 g。

【方解】艾教授自创的五皮饮是体现"以皮治皮"思维极具代表性的方剂。方中桑白皮甘、寒，长于泻肺平喘、利水消肿。桑白皮能入肺经清肺热，且能止痒。地骨皮入肺经，虚实两清，气血两清，既无苦燥伤阴又无甘润滋腻之弊，是阴虚内热证的常用佳品。牡丹皮清热凉血、活血散瘀，并能清虚热，有凉血不留瘀、活血不妄行之功，清中有透，能入阴分而清虚热。白鲜皮清热解毒。紫荆皮清热解毒，活血通经，消肿止痛。以上各药都有止痒作用，减轻痛痒感，减少抓挠而减轻皮损的再次损害。

银屑病

【病案举例】

患者，男，38 岁。2013 年 1 月 14 日就诊。

主诉：反复红斑、丘疹、鳞屑伴瘙痒 13 年。

现病史：13 年前患者无明显诱因出现全身散发性红斑、丘疹、鳞屑伴瘙痒。曾用多种方法治疗（具体不详）。现皮损扩大，症状加重，自觉瘙痒难忍。故来院治疗。

既往史：糖尿病。

初诊：全身斑块状皮损，色红，脱屑多。部分皮损，尤其是下肢皮损因反复搔抓增厚呈苔藓样变，下肢皮损色暗。患者自诉嗜睡。二便正常。舌质淡暗，苔薄黄，脉弦。

中医辨证：瘀热伤阴。

治法：清热凉血，化瘀止痒，健脾舒肝。

药物组成：桑白皮 15 g，地骨皮 15 g，紫荆皮 20 g，牡丹皮 15 g，南沙参 30 g，茯苓 20 g，白术 15 g，甘草 6 g，忍冬藤 30 g，连翘 15 g，龙骨 20 g，川射干 10 g，地肤子 30 g，石决明 20 g（先煎），磁石 30 g（先煎），女贞子 30 g，墨旱莲 15 g，15 剂，水煎服，每日 1 剂，每日 3 次，每次 100 mL，饭后半小时温服。

服药 2 周后全身皮损变薄，颜色仍红，自觉瘙痒减轻。舌质常，苔薄黄，脉弦。辨证、治法同上。药物组成：上方去桑白皮、地骨皮、忍冬藤、连翘、石决明、磁石，加玄参 15 g，麦冬 10 g，桔梗 15 g，水牛角 20 g（先煎），生地黄 20 g，夏枯草 30 g，桑叶 15 g，加强凉血滋阴，开窍散结的作用，再进 15 剂。

服药后皮疹变薄，下肢皮疹干燥、肥厚，自觉瘙痒，二便正常。舌质常，苔薄黄，脉弦。辨证、治法同上。药物组成：上方加桑白皮 15 g，地骨皮 15 g，黄芩 15 g，栀子 15 g，再予 15 剂。

随访患者病情控制可。未再有大的复发，瘙痒感有明显缓解，偶有少量新发。

按语：患者久病不愈，反复发作，血瘀日久，瘀热伤阴，治以养血、滋阴、益气、活血为主，又以病久，耗气伤阴，治疗首重脾胃，健脾舒肝，佐以清热凉血。

（三）消退期以健脾养脾、滋阴养血为主

【证候表现】病程日久，皮损颜色淡红，鳞屑少，皮损干燥，伴瘙痒，咽干，口干，大便秘结。舌淡红，苔薄白或少苔，脉弦或沉或细或缓。

【治法】健脾养血，滋阴润燥。

【方剂】玉屏风散、艾氏四君子汤加减。

【药物组成】黄芪30 g，防风10 g，南沙参30 g，白术15 g，茯苓20 g，甘草6 g。

【方解】方中黄芪能补三焦而实卫，为玄府御风之关键。白术健脾胃，温分肉，培土以宁风。以防风之善祛风，得黄芪以固表，则外有所卫；得白术以固里，则内有所据，风邪去而不复来。南沙参养阴以复正气，白术苦、温，助君药燥湿健脾，为臣药。茯苓甘、淡，渗湿利尿，为佐药。炙甘草甘平，和中益气，为使药。具有益气健脾、养血、滋阴润燥之功效。

【病案举例】

患者，女，35岁。1999年4月23日初诊。

现病史：患者双肘关节伸侧有约5 cm×5 cm大小的斑块，色白，干燥、粗糙。食用辛辣食物后瘙痒加重，有鳞屑脱落。舌淡，苔薄白，脉细。

中医诊断：白疕。

辨证：血虚风燥。

治法：养阴润燥，祛风止痒，健脾养血。

方剂：玉屏风散加味。

药物组成：黄芪30 g，防风10 g，炒白术10 g，鸡血藤30 g，首乌藤30 g，桑椹20 g，女贞子20 g，枸杞子15 g，白花蛇舌草15 g，白茅根10 g，南沙参30 g。每日1剂，水煎服。

服用14剂后，皮损明显变薄，偶有瘙痒感，继续服用7剂，皮损退尽。

按语：患者病程长，根据舌、脉，辨证为血虚风燥证。阴血不足，皮疹反复发作，经久不愈，气血被耗，内不得疏泄，外不得透达，郁于皮肤腠理之间，邪正交争而发病，即"邪之所凑，其气必虚"。银屑病病程后期常常脾虚、阴虚，故治以健脾养血、滋阴润燥，扶正祛邪，共建平衡。

银屑病

二、特殊类型银屑病的辨证论治

（一）红皮病型银屑病

（1）毒热入营，气血两燔证：此型常见于红皮病型银屑病的初期，临床症见发热，全身潮红肿胀，肌肤灼热，便干溲赤。舌质红，苔薄黄或光剥，脉弦滑数。

艾教授根据温病的治疗原则，采用清热凉血解毒之法，并重用清气分之药，认为气分毒热得以清散，波及营血之热则减，常以白虎汤合犀角地黄汤加减。药物组成：生石膏 30~60 g（先煎），知母 10 g，水牛角 30 g（先煎），赤芍 15 g，生地黄 30 g，牡丹皮 12 g，玄参 30 g，白花蛇舌草 30 g，金银花 30 g，连翘 15 g，山豆根 8 g，山药 30 g，甘草 6 g。

（2）气阴两亏，血虚风燥证：此型常见于红皮病型银屑病的后期，临床症见肿胀减轻，红斑大部消退，或皮损发暗，伴有大量脱屑，有时毛发脱落，趾指甲灰暗、混浊增厚变形，伴有低热、头晕、神疲乏力、腰酸肢软、口干舌燥。舌淡红，苔光剥、中有裂纹，脉濡数。

艾教授认为此期毒热未尽，气阴已伤，若专一清热解毒，恐有苦寒化燥之弊，更伤阴血，若专一养血滋阴润燥，又恐邪毒不去，故治以益气滋阴，养血润燥，兼以清热解毒，攻补兼施以治之，常以《医宗金鉴》的四物消风饮合增液汤、艾氏四君子汤加减。药物组成：生地黄 30 g，当归 12 g，赤芍 15 g，川芎 12 g，麦冬 15 g，天花粉 20 g，山药 30 g，白鲜皮 15 g，蝉蜕 9 g，防风 6 g，南沙参 30 g，白术 15 g，茯苓 20 g，甘草 6 g。

（二）脓疱型银屑病

（1）发疹期：临床表现为发病急，高热，全身泛发针头至粟粒大小脓疱，周围及基底潮红，可融合成脓湖，脓疱表浅，很快干涸成污秽，痂皮层层脱落，有腥臭味，腋下、肘窝等褶皱部常因摩擦而湿烂浸渍，自觉灼热痒痛，伴身热口渴，关节肿痛，舌红，苔黄腻，脉滑数，一派气血两燔，湿热毒蕴之象。治法：清热凉血，解毒除湿止痒。方药：加味凉血消风散加减。药物组成：水牛角 30 g（先煎），生地黄 30 g，牡丹皮 15 g，僵蚕 15 g，白花蛇舌草 30 g，龙骨 30 g，女贞子 15 g，墨旱莲 20 g，合欢皮 10 g，甘草 3 g。

（2）间歇期：临床表现为体温正常，脓疱大部分吸收结痂，脱屑明显，有少量新发脓疱，皮损温度仍高，下肢皮损恢复较慢，疲倦纳呆，舌红少津，脉细数，乃湿热毒蕴，夹脾虚阴伤之象。治法：清热凉血，解毒除湿，养阴健脾。方药：加味犀角地黄汤合二至丸。药物组成：水牛角 20 g（先煎），生地黄 30 g，牡丹皮 15 g，赤芍 15 g，黄连 8 g，黄芩 15 g，黄柏 15 g，栀子 15 g，白花蛇舌草 30 g，女贞子 30 g，墨旱莲 15 g，南沙参 15 g，麦冬 10 g，桔梗 10 g，天花粉 30 g，淮山药 20 g，甘草 6 g。

（3）恢复期：临床表现为皮损颜色变浅、变暗，大量脱屑，体倦纳少，口淡乏味，舌红，苔少或无苔，脉细数、无力，乃阴伤脾虚，余毒未清之象。治法：养阴健脾，清解余毒。方药：益胃汤、四君子合二至丸、黄连解毒汤加减。若脓疱已有半个月未发，宜用加味二至丸合百合知母汤加黄芩、栀子以养阴清解余毒。

（三）关节病型银屑病

本型不仅有银屑病的典型皮疹表现，而且其特征性表现主要为关节和周围软组织的疼痛、肿胀、僵硬等关节炎症，严重者可发生关节强直甚至因此病导致残疾，此病常先发皮疹，继之出现关节损伤，但也有部分患者关节损伤先于皮疹出现。中医学认为多因风湿毒热、痹阻经络所致。治则：养阴清热，解毒止痒。方药：滋阴解毒汤加减。药物组成：生地黄 10 g，牡丹皮 10 g，紫草 10 g，女贞子 15 g，旱莲草 15 g，地肤子 24 g，白鲜皮 15 g，乌梢蛇 10 g，忍冬藤 24 g，菊花 15 g，丹参 20 g，地骨皮 10 g，甘草 3 g。

三、银屑病特色外治方法

（一）中药软膏、散剂

（1）银屑病软膏，药物组成：青黛 10 g，轻粉 1 g，冰片 1 g，苦参粉 10 g，凡士林 100 g。可清热燥湿止痒，适用于各型银屑病。

（2）如意金黄散，药物组成：天南星、半夏、黄柏、黄连、黄芩、生大黄、白芷、天花粉、厚朴、苍术、陈皮、木香、甘草、杜仲各 30 g，姜黄 60 g，白及 60 g，木芙蓉叶 250 g。可清热解毒，消肿定痛，适用于血热型银屑病。

（二）中药泡浴法（废料新用）

白疕治疗方面，艾教授强调内外合治。值得一提的是，内服药渣煎水洗澡，其一可节省药源；其二可增加药效。但洗澡时要注意：最好是泡浴，用特制木桶盛水，淹及颈部，浸泡后用柔弱之棉布拭干；泡澡的水温要低，一般应低于40 ℃，最适温度为37～38 ℃。如温度过高会加重皮损；浸泡时，药水宜淡，加植物油数滴，浸泡后有保湿润燥之功，是治疗白疕康复的一个有效措施，同时又可巩固疗效，预防复发。例如，艾老在临床中常喜欢用新鲜猪胆汁兑药渣水30～35 ℃泡澡治疗银屑病，30分钟后出水涂食用橄榄油疗效好，干燥性皮肤病都可沿用此法。红皮病型银屑病红肿、渗出减轻后可用中药洗浴，常用处方为：芒硝15 g（化入），苦丁茶10 g，桑白皮15 g，千里光15 g。

（三）封包疗法

牛脊髓为血肉有情之品，能濡养肌肤，用于银屑病缓解期的皮肤干燥、脱屑、瘙痒等症状的封包治疗，效果明显，皮肤干燥的情况改善快。封包疗法还可推广至一切干燥性皮肤病，常用蛇黄膏、白疕软膏、生肌玉红膏等，封包1～4小时，视病情需要来裁定封包的时间。

四、艾教授针对银屑病的其他独特经验

（1）针对本病标实之证，常用清热药，同时采用开窍逐邪法以达到逐邪外出的目的，常常在治疗中加入冬桑叶、麻黄、青蒿等药。

（2）针对本病阴血不足、肌肤失养之根本，尤其强调补养阴血的重要性，标实为主时清热兼养阴，邪去正虚时以补肝肾之阴、益胃生津为主。

（3）针对川蜀地带发病多兼湿热之邪，然湿邪与脾虚互为因果，故处方用药多顾护脾胃。

（4）针对红皮病型，早期习用解毒利咽之品。

（艾儒棣　肖　敏　方　明）

杨恩品从"血""毒"论治银屑病

杨恩品　云南中医药大学第一附属医院教授、主任医师，博士研究生导师。云南省万人计划"名医"，云南省高校教学名师。中华中医药学会皮肤科分会委员，云南省民族民间医药学会皮肤科专业委员会主任委员，云南省整形美容协会激光美容分会常务副会长。主持及参与科研课题8项，发表学术论文60余篇，主编、参编教材著作20余部，2017年获云南省科技进步一等奖。

杨恩品教授认为银屑病"责之在血"，同时"毒邪致病"是其重要病机。初期多在血热基础上兼血毒、热毒，病程日久，则在血虚、血燥基础上夹湿毒、痰毒、瘀毒。所以在辨治过程中，既要"不离血分"，又需注重"从毒论治"。擅长使用云南道地药材"昆明山海棠"辨证加减治疗。

一、银屑病从"血""毒"论治的理论依据

银屑病初发年龄多为青壮年，具有素体血热的病变基础。临床上多数患者可见舌质红，特别是舌边尖红。《黄帝内经》云："诸痛痒疮，皆属于心。"所以，心经火热是其主要始动因素。在内因血热、火热基础上，复感外邪，内外合邪，蕴于肌肤而发。初期血热的同时常表现为"热盛化毒"。《金匮要略心典》说："毒，邪气蕴结不解之谓。"典型的血热证临床表现为：皮损颜色鲜红，鳞屑较厚，呈点滴状或钱币状，或见同形反应。热盛化毒者多伴咽干、咽痛、小便黄、大便干结。舌质鲜红或红绛是本型的重要特征，可以说"有一分鲜红，便有一分热毒"。西医微观研究发现，热毒者体内普遍存在炎症标记物，如 C - 反应蛋白、热休克蛋白、炎性细胞因子（TNF-α、IL-6 等）、黏附分子等。

银屑病病情不稳定，常迁延多年，反复发作，终致气血运行障碍、脏腑功能失调，所以在血分病变基础上，常出现夹湿、夹痰、夹瘀等情况。

（1）夹湿毒者，皮损常发于腋窝、腹股沟等褶皱部位，或下肢皮损较多，或伴脓疱；部分患者尚有局部渗出或肿胀。苔黄腻或白腻是兼夹湿邪的重要体征。此类患者机体免疫功能及水液代谢机制多有紊乱，如 T 淋巴细

胞失衡、脂质代谢紊乱、一氧化氮水平升高及肠道微生物菌群失调等。

（2）夹痰毒者，常见于银屑病静止期。表现为皮损长期不退，临床可见皮损肥厚，颜色淡红或暗红，或呈蛎壳状；或伴咳嗽、痰多、大便黏滞、舌质淡红、苔白腻等。《诸病源候论》"虚劳痰饮候"说："劳伤之人，脾胃虚弱，不能克消水浆，故为痰饮也。"中医认为"久病生痰"，皮肤包块、结节等有形之物均与痰有关，即所谓"无痰不成核"。此类患者有的会出现血脂、血糖代谢异常，或免疫球蛋白升高、蛋白聚糖等黏附分子生成过多等。

（3）夹瘀毒者，可见皮损颜色暗红，或融合成斑块状，肥厚浸润。舌质暗红或有瘀斑，脉细涩。此类患者多有血液流变学改变、血小板功能变化、血管内皮损伤、微循环障碍、血流动力学异常、血液黏稠度高等。

二、昆明山海棠在银屑病治疗中的应用体会

昆明山海棠为云南道地中草药，又名"紫金皮""掉毛草""火把花""六方藤"等，属卫矛科植物昆明山海棠［*Tripterygium hypoglaucum（Lévl.）Hutch.*］的全株或根皮。《滇南本草》载："紫金皮，味辛、苦，性温。有毒。入肝脾二经，行十二经络。治筋骨疼痛，风湿寒痹，麻木不仁，瘫痪痿软，湿气流痰，暖筋，止腰疼。治妇人血寒腹痛，吃之良效。炙用烧酒炒。"本品具有祛风除湿、活血解毒、祛瘀通络之功效。云南民间作为草药治疗风湿痹痛、跌打损伤、骨折、皮肤病等，使用已有数百年历史。现代药理研究发现其具有较强的抗炎、免疫调节、镇痛等作用。本品属有毒药物，其毒副作用以消化道反应最为常见，如腹痛、腹胀、腹泻等；其次是生殖系统毒性，常见表现为月经紊乱、经量减少、闭经等；其他还可出现心、肝、肾的毒副作用。

个人使用经验：在辨证施治基础上配伍昆明山海棠，对各型银屑病都可取得良好疗效，其中以寻常型效果最佳，其次是关节病型、脓疱型。使用剂量与疗效存在着明显的"量效关系"。成人配方用量一般可从15 g开始，常见不良反应主要是胃肠不适，如腹痛、腹泻等；其次是对妇女月经的影响，多表现为服药一段时间后经量减少或停经，减量或停药后即可恢复。通过辨证论治，在复方中配伍使用可起到"减毒"作用，避免其不良反应。临床使用小剂量疗效不佳者，可适当增加剂量，本人处方最大配伍用量曾增至每剂40 g，也未见明显不良反应。但总体而言，此药属大毒之品，药理研究发

现，其毒性成分也可能就是其药物活性成分，所以起到"以毒攻毒"的作用。文献报道，本品所含雷公藤甲素是其最大的毒性成分，但其含量甚微，仅为雷公藤的十分之一，所以昆明山海棠毒性其实远比雷公藤要小。临床上控制用量及疗程是关键，尤其不宜长期大量使用。

用药的几点心得：①注意扶正，银屑病患者"邪实"是其主要矛盾，但由于病情反复，日久也会出现"耗气伤津"，从而表现出"正虚"的一面。昆明山海棠等解毒药是攻伐之品，用药时间长会损伤正气。因此，诊治过程中首先要辨其虚实，若患者出现神疲乏力、腰酸腿软、头昏头晕等虚损症状时，可配伍或重用生黄芪、北沙参、麦冬、白术、茯苓、淮山药、怀牛膝、炙黄精等扶正之品。②用药"中病即止"，要及时停药，尽量减轻对正气的损伤。银屑病易反复发作、难以根治。治疗目的是尽量控制其病情加重或向特殊类型（脓疱型、关节病型、红皮病型）转变，改善患者生活质量。配伍昆明山海棠后，起效快、效果好，但只要皮损颜色基本消退、鳞屑明显减少便可及时停用，让正气得以修复。停药一段时间后，下次复发再配伍使用效果会更好。③注重保护脾胃，昆明山海棠最常见的副作用是胃肠道反应。《外科正宗》说："盖脾胃盛者，则多食而易饥，其人多肥，气血亦壮；脾胃弱者，则少食而难化，其人多瘦，气血亦衰。所以命赖以活，病赖以安，况外科尤关紧要。"攻邪之品本身有败胃之弊，所以方药的使用一定要考虑对患者脾胃的调护，笔者临证时多配伍红曲、炒麦芽、白术、山药等以顾护脾胃，缓解攻邪药物的烈性及副作用。④女性用药，使用昆明山海棠要严密观察月经情况，若出现月经不调，经量减少等症状时，应当及时减量或停用；育龄期或近期有生育意愿的患者，最好不配伍使用。

三、以昆明山海棠为主，从"血""毒"论治银屑病

（一）血热毒盛证

【证候表现】鳞屑性红斑、丘疹，颜色鲜红，鳞屑较多，多分布于头皮、四肢伸侧，或伴有咽干、口渴、大便秘结。舌质红绛，苔黄，脉弦数。

【治法】凉血解毒。

【方剂】海棠解毒凉血汤。

【药物组成】昆明山海棠 30 g，生地黄 30 g，牡丹皮 15 g，赤芍 30 g，炒黄芩 15 g，炒荆芥 15 g，连翘 20 g，忍冬藤 20 g，炒麦芽 20 g，陈皮 15 g，

蜈蚣2条。

【方解】方中昆明山海棠解毒活血，生地、丹皮、赤芍凉血活血，荆芥、连翘、忍冬藤疏风清热，蜈蚣通络解毒，陈皮、炒麦芽调胃和中。全方共奏凉血解毒、疏风清热之功。

【加减应用】瘙痒者，可加白鲜皮、蒺藜、蝉蜕；咽痛者，可加玄参、藏青果；便秘者，可加生大黄。

【病案举例】

患者，男，31岁。就诊日期：2017年4月19日。

主诉：头皮、四肢伸侧红斑、鳞屑反复发作5年。

现病史：5年前四肢散在红斑、丘疹，少量鳞屑，时轻时重，未到医院诊治，皮疹多时自购市售药膏外搽，近年来皮损范围扩大。

检查：头皮、四肢伸侧点滴状、钱币状红色斑丘疹，头皮鳞屑较多，束状发，尤以头顶及两侧明显。咽峡充血。舌质鲜红，苔薄黄，脉弦数。

西医诊断：寻常型银屑病。

中医诊断：白疕。

治法：清热凉血，解毒消斑。

药物组成：昆明山海棠30 g，生地黄30 g，牡丹皮15 g，赤芍30 g，炒黄芩15 g，炒荆芥15 g，连翘20 g，忍冬藤20 g，麦冬20 g，玄参15 g，蜈蚣2条，炒麦芽20 g，生甘草10 g。7剂，每剂服2天。每次水煎取汁150 mL，饭后半小时温服，每日3次。

2周后复诊，皮损消退大半，无新发疹，服药无不适，续上方再服7剂后基本痊愈。近几年时有复发，病情均较轻。

按语：本例患者正值青壮年，体质较强，皮疹鲜红、咽红、舌质鲜红、脉弦数等热毒之征明显。病程虽较长，但未经反复治疗及用药，病情尚不复杂，所以仅辨证内服就取得了良好疗效。

（二）瘀毒结聚证

【证候表现】皮损肥厚、浸润明显，呈斑块或蛎壳状，颜色暗红，多属稳定期，或伴皮肤色暗、肌肤甲错等。舌质暗红，苔薄黄，脉弦。

【治法】活血解毒。

【方剂】海棠解毒活血汤。

【药物组成】昆明山海棠30 g，丹参30 g，川芎15 g，赤芍30 g，当归

15 g，莪术 15 g，玄参 20 g，土茯苓 30 g，川牛膝 30 g，桃仁 15 g，红花 10 g，乌梢蛇 30 g。

【方解】方中昆明山海棠解毒活血，丹参、桃仁、红花、川芎、赤芍活血化瘀，莪术、玄参活血软坚，当归活血养血，乌梢蛇通络祛风，土茯苓除湿解毒。全方共奏活血解毒、软坚消斑之功。

【加减应用】皮损发于四肢者，加威灵仙、秦艽；兼脾胃虚弱者，加焦山楂、炒麦芽、红曲；女性月经不调者，加制香附、郁金；兼肝肾不足者，加续断、菟丝子、楮实子。

【病案举例】

患者，男，41 岁。就诊日期：2016 年 9 月 23 日。

主诉：小腿、腰背局限性斑块、鳞屑 3 年。

现病史：3 年前开始，小腿伸侧红斑、鳞屑，在外院采用中、西药治疗，曾内服中药、阿维 A 胶囊；反复用复方酮康唑乳膏外搽，消退后再发加重。

检查：小腿伸侧肥厚性红斑、鳞屑，融合成斑块状，浸润明显；腰部钱币状、地图状肥厚性斑丘疹。舌质暗红，苔薄黄腻，脉弦细。

西医诊断：寻常型银屑病（稳定期）。

中医诊断：白疕。

治法：解毒活血，软坚消块。

药物组成：昆明山海棠 30 g，丹参 30 g，川芎 15 g，赤芍 30 g，当归 15 g，莪术 15 g，威灵仙 30 g，土茯苓 30 g，川牛膝 30 g，桃仁 15 g，红花 10 g，乌梢蛇 30 g，炒黄柏 15 g，苍术 15 g，菟丝子 20 g。7 剂，每剂服 2 天。每次水煎取汁 150 mL，饭后半小时温服，每日 3 次。

外用：内服的药渣煎水适量，局部湿敷、外洗；院内制剂黄金万红膏每日 2 次外搽。

2 周后复诊，皮损变薄，鳞屑减少；上方加减用药，经治 2 个月后基本痊愈。

按语：本例患者经常使用激素类药膏外搽，反复发作后，皮损融合成片，浸润肥厚，舌质暗红，瘀血之证明显；苔黄腻，属下焦湿热，故在活血解毒、软坚消块基础上加二妙、土茯苓除湿解毒，内服药渣煎水湿敷、外搽黄金万红膏，以加强活血润燥之效。

（三）痰湿阻络证

【证候表现】鳞屑性红斑、斑丘疹，疹色暗红，小腿肿胀或关节疼痛，或伴纳差、腹胀、大便黏滞不爽等。舌质淡红，苔黄腻或白腻，脉弦细。

【治法】除湿化痰，活血解毒。

【方剂】海棠解毒除湿汤。

【药物组成】昆明山海棠 30 g，杏仁 15 g，炒薏苡仁 30 g，冬瓜仁 20 g，苍术 15 g，炒黄柏 15 g，土茯苓 30 g，川牛膝 30 g，羌活 15 g，独活 15 g，续断 20 g，威灵仙 30 g。

【方解】方中昆明山海棠解毒活血，杏仁宣肺化痰，冬瓜仁化痰除湿，四妙丸清热除湿，土茯苓除湿解毒，二活、威灵仙祛风除湿，续断补肝肾、强筋骨。全方共奏除湿解毒、祛风通络之功。

【加减应用】痰多者，加二陈汤；腹胀者，加木香、大腹皮；纳差者，加焦山楂、红曲、炒麦芽；关节疼痛明显者，加秦艽、防风。

【病案举例】

患者，女，37 岁。就诊日期：2014 年 7 月 18 日。

主诉：躯干、四肢局限性斑块、鳞屑 10 余年。

现病史：10 余年前，小腿、前臂伸侧散发红斑、鳞屑，反复应用多种中西药，病情时轻时重。近年来，除鳞屑性红斑外，时感手指关节、肘膝关节疼痛。月经基本正常。

检查：体形肥胖，前臂散在暗红色鳞屑斑，右食指掌指关节肿胀、疼痛，小腿轻度肿胀。舌质淡红，苔白腻，脉细缓。

辅助检查：类风湿因子（－）。

西医诊断：关节病型银屑病（静止期）。

中医诊断：白疕。

治法：除湿化痰，活血解毒。

药物组成：昆明山海棠 35 g，炒薏苡仁 30 g，杏仁 15 g，冬瓜仁 20 g，炒苍术 15 g，炒黄柏 15 g，川牛膝 30 g，川芎 15 g，秦艽 20 g，羌活 15 g，续断 20 g，菟丝子 20 g，威灵仙 30 g，甘草 10 g。7 剂，每剂服 2 天，每日 3 次。

复诊，肿痛明显减轻，皮损变薄。诉月经来潮，腰酸痛，上方加杜仲 20 g，7 剂。患者属外省籍，就诊不规律，间断服药 3 月余，显效。

按语： 本例患者开始仅有红斑、鳞屑，无关节疼痛，病程持续多年后出现关节肿痛，类风湿因子（－）。提示寻常型银屑病日久可转变为关节病型。患者体形肥胖，月经量正常，故昆明山海棠用量增至 35 g，服药 3 月余，对月经无影响。

四、银屑病特色中药外洗及药浴

在辨证内服基础上，中草药外洗（药浴）具有简、便、廉、验的优点，是治疗银屑病的有效手段。以下是笔者长期使用的外洗方，安全有效。

【方剂】白疕消斑方。

【药物组成】藿香 30 g，九里光 30 g，生地榆 30 g，黄芩 30 g，黄柏 30 g，苦参 30 g，茵陈 30 g，野菊花 30 g，透骨草 30 g，香薷 30 g，徐长卿 30 g，仙鹤草 30 g。

【功用】清热凉血，除湿止痒。

【适应证】各种类型银屑病。发烧、年老体弱、伴有严重心脑血管疾病者，慎用药浴。

【用法】用大容积不锈钢锅，先将药物冷水浸泡 1 小时，然后煮沸 10 分钟。用纱布过滤倒出药液。根据泡洗部位不同，取汁 1000 ～ 5000 mL，待水温 40 ℃左右，湿敷或泡洗患处。每日 1 次，每次 10 ～ 20 分钟，每剂药可连续使用 3 天。

【注意事项】①水温不能过高，更不能烫洗；②避免用力擦拭皮损；③外洗或药浴后，配合使用身体乳，或局部外用药膏。

（杨恩品）

叶建州辨治银屑病经验

叶建州　博士研究生导师，现任云南省中医医院副院长，兼任云南省中医皮肤病专科医院院长，为云南省中医皮肤重点专科学术及学科带头人，第六批全国老中医药专家学术经验继承工作指导老师，担任云南省中医药学会皮肤病专业委员会主任委员，云南省中西医结合学会皮肤病专业委员会主任委员等。叶建州教授师从北京中医药大学东直门医院著名中医皮科大家金起凤教授及全国名中医刘复兴主任医师，在多年的临床工作中结合云南地区的中医证候学特点对银屑病的治疗主要从血热、血燥及湿热论治。

一、从血热、血燥辨治寻常型银屑病

寻常型银屑病的发病与其自身体质具有密切的相关性，患者多素体血热内蕴，加之外感风、湿、热、毒等邪气，或饮食不节，恣食肥甘厚味与荤腥发物，或情志内伤，郁而化火，内外合邪，蕴于血分，血热生风而导致本病的发生；病程日久阴血亏虚，易于生风化燥，肌肤失去濡养，在疾病后期主要表现为血燥之征。杨雪松、叶建州团队的一项研究分析云南地区 412 例寻常型银屑病患者中医证候特点，通过中医四诊信息进行因子分析并结合中医理论知识及 30 名中医专家的临证经验后最终得出，血热是寻常型银屑病进行期的核心病机，湿热证为寻常型银屑病的基本证型。因此，在寻常型银屑病的辨证施治中应抓住进行期"血热"的主要病机，根据不同兼证，随证治之。

（一）血热证

【证候表现】主要用于寻常型银屑病的进行期。皮损色鲜红，皮疹不断增多或迅速扩大，斑块、丘疹上有银白色鳞屑，脱屑较多，或可见心烦易怒，咽部充血及扁桃体肿大，小便黄，舌质红或红绛，脉滑数等。

【治法】清热解毒，凉血消斑。

【方剂】消银 1 号。

【药物组成】水牛角 30 g（先煎），生地黄 30 g，赤芍 30 g，牡丹皮 15 g，紫草 15 g，地榆 30 g，槐花 15 g，金银花 15 g，蒲公英 30 g，重楼 15 g，苦参 10 g，小红参 15 g，昆明山海棠 15 g。

【方解】消银 1 号是在金起凤教授"消银解毒汤"的基础上结合云南地方特色药材拟定的验方。方中水牛角、生地黄、赤芍、牡丹皮、紫草为君药，取《外台秘要》犀角地黄汤之意，清热解毒，凉血散瘀；地榆、槐花为臣药，增强凉血解毒之功；佐以苦参清热燥湿止痒，金银花、蒲公英、重楼清热解毒，透邪外出；配以专病药对小红参、昆明山海棠。此外，我们在研究中发现消银 1 号通过降低细胞因子 IL-17A、IL-18 的表达来调节 Th17 及 Th1 细胞的免疫应答，可能是其治疗寻常型银屑病作用机制之一；消银 1 号在临床治疗血热型银屑病的研究中疗效确切，明显改善 PASI 评分。

【病案举例】

患者，男，40 岁。

现病史：患银屑病 10 余年，再发加重 3 周。3 周前感冒后全身逐渐出现点滴状红斑、丘疹，上有白色鳞屑。

刻下症：全身泛发皮损，色红，瘙痒明显，咽痛，咽充血（＋＋），睡眠欠佳，二便尚可。舌质红绛，少苔，脉滑数。

西医诊断：寻常型银屑病。

中医诊断：白疕。

辨证：血热。

治法：清热解毒，凉血消斑。

方剂：消银 1 号加减。

药物组成：水牛角 30 g（先煎），生地黄 30 g，赤芍 30 g，牡丹皮 15 g，紫草 15 g，地榆 30 g，槐花 15 g，金银花 15 g，蒲公英 30 g，重楼 15 g，苦参 10 g，马勃 15 g，青黛 15 g，小红参 15 g，昆明山海棠 15 g，白茅根 30 g。3 剂，水煎服，1 剂 2 日，分 3 次服用。

院内制剂黄金万红膏外用，3 次/日。

二诊：患者咽痛缓解，瘙痒改善，无新发皮损，上方减马勃、青黛加用天花粉 30 g，继续服用 6 剂，外用如前。

三诊：患者皮损变薄，颜色变淡，鳞屑减少。舌红，苔薄黄，脉细数。上方去紫草、地榆、槐花，加玄参 30 g，麦冬 30 g，丹参 30 g，继续服药 6 剂。

四诊：患者皮损消退 80% 以上，嘱患者继续服用院内制剂凉血解毒丸。随访半年，病情缓解无复发。

按语：本例患者为寻常型银屑病血热证（进行期）。初诊以邪热入营血证候为表现，治以清热解毒、凉血消斑，因其咽痛加马勃、青黛以增强其解毒利咽之功。二诊时，患者咽痛明显缓解，舌、脉如前，故减去马勃、青黛，加用天花粉 30 g 顾护阴液。三诊时患者逐渐消退，为防苦寒败胃，伤津耗液，故予上方去紫草、地榆、槐花，加玄参、麦冬、丹参以增强其育阴润燥之力，兼以活血散瘀。

（二）血燥证

【证候表现】常用于寻常型银屑病的消退期及稳定期。皮损色较淡或暗红、浸润、肥厚明显，覆有较厚黏着性白色鳞屑，或伴见口燥咽干，舌质红，苔少或少津，脉弦细或细数。

【治法】滋阴润燥，凉血解毒。

【方剂】消银2号。

【药物组成】生地黄30 g，玄参20 g，麦冬20 g，水牛角30 g（先煎），地榆30 g，板蓝根15 g，丹参30 g，小红参15 g，昆明山海棠15 g，鸡血藤15 g，乌梢蛇15 g。

【方解】消银2号方中生地黄、玄参、麦冬取《温病条辨》增液汤之意，增液润燥；水牛角、地榆清热凉血，丹参、鸡血藤养血活血，板蓝根清热解毒，乌梢蛇性走窜通络，将药物引至肌表，解毒散结等。诸药共奏滋阴润燥、凉血解毒之功。

临床及实验研究中发现，消银2号能够通过改善组织病理学评分，抑制增生细胞核抗原的表达从而发挥治疗银屑病的作用。临证辨证为血燥证时，临证加减可改善皮损鳞屑增多、干燥等症状，延缓复发。

（三）血热毒盛证

【证候表现】用于红皮病型银屑病为多，病情进展较快。全身弥漫性潮红，肤温稍高，脱屑较多，或伴有发热，烦渴欲饮，舌红绛，苔薄少津，脉滑数或弦数。

【治法】清热泻火，凉血解毒。

【方剂】加味黄连解毒汤。

【药物组成】黄连10 g，炒黄芩15 g，炒黄柏15 g，炒栀子15 g，水牛角30 g（先煎），小红参30 g，昆明山海棠15 g（先煎），绞股蓝30 g，乌梢蛇15 g，茯苓30 g，山药30 g。

【方解】加味黄连解毒汤是在已故全国名中医刘复兴主任治疗银屑病验方的基础上总结出来的。方中黄连、炒黄芩、炒黄柏、炒栀子四味药共为方中君药，适用于一切表里俱盛之证。水牛角为臣药，凉血清热助君药大清里热；昆明山海棠祛风通络、清热解毒亦为臣药。小红参温经通络、调养气血，绞股蓝、山药、茯苓益气健脾、生津止渴，四者共为佐药，其作用为：

一防苦寒药败坏脾胃，用茯苓、山药顾护脾胃；二虑热盛可耗伤气阴，以绞股蓝益气生津；三思热可灼伤津液，津液亏虚，血液运行不畅，故致血瘀，以小红参祛瘀、调养气血。乌梢蛇辛散、性走窜，长于祛风透络，一入肝经引药入气血之腑，二引药达肌肤病所，三可防苦寒药过伤脾肾阳气，是使药。综观全方，虽寒温并用但不失法度，虽以大苦大寒药为主却不失温散之意，故既可凉血解毒、通治表里俱实之证，又可达标本兼治、攻补兼施之目的。

（四）临证加减

在上述辨证中，若咽痛，加马勃、青黛、僵蚕以清火利咽；瘙痒剧烈，加全蝎、乌梢蛇以攻毒散结，息风止痒；若斑块肥厚难消，加蕲蛇、威灵仙以搜风通络，除湿散结；若斑块色黯兼有瘀血征象，加三棱、莪术、水蛭以活血软坚消斑；大便干结者，加大黄、生何首乌通便；若有热盛伤阴、口燥咽干者，宜加沙参、玄参、麦冬、天花粉以滋阴生津润燥等。

二、从湿辨治重症银屑病

叶教授善用清热利湿之法治疗银屑病，在辨证施治方面要注意避免苦寒伐伤胃气，清热利湿时应注意阴液的保存，祛邪的同时应避免正气的损伤，应辨清是湿重于热还是热重于湿。湿热郁盛或湿热并重者选用龙胆泻肝汤，三焦湿重于热选《温病条辨》三仁汤。

（一）湿热内蕴证

【证候表现】主要用于湿热并重的银屑病进行期。皮损色红波及全身，鳞屑较多，瘙痒剧烈，伴有口干、口苦，烦躁易怒，小便黄赤，大便干。舌红，苔黄腻或黄白腻，脉滑数或脉弦滑。

【治法】清热利湿，凉血解毒。

【方剂】龙胆泻肝汤。

【药物组成】龙胆草5 g，柴胡15 g，车前子15 g（包），黄芩15 g，川木通10 g，泽泻15 g，炒栀子10 g，当归15 g，生地黄15 g，白茅根30 g，槐花15 g，小红参15 g，昆明山海棠15 g（先煎），蜈蚣1条，甘草10 g。

【方解】龙胆泻肝汤清泄肝胆湿热，白茅根、槐花加强清热凉血之功，蜈蚣性善走窜，凡气血凝聚之处，皆能开之，另可缓解君药苦寒峻烈之性，有反佐之意。

（二）湿热毒蕴证

【证候表现】主要用于湿重于热的银屑病进行期或脓疱型银屑病。多在暑湿季节由外感诱发或加重银屑病，或全身出现弥漫性潮红，躯干、四肢密集分布针尖大小脓疱，或伴发热，口干、不思饮，胸闷肢重。舌质淡，苔白腻，脉滑或弦滑。

【治法】清利湿热，宣畅气机。

【方剂】三仁化湿汤。

【药物组成】杏仁15 g，豆蔻5 g，生薏苡仁30 g，滑石15 g，通草5 g，厚朴10 g，淡竹叶10 g，法半夏10 g，掉毛草15 g（先煎），水牛角30 g，小红参15 g，鸡血藤15 g，山药30 g。

【方解】方中以杏仁宣利上焦肺气，盖肺主一身之气，气化则湿亦化；豆蔻芳香化湿，行气宽中；生薏苡仁甘、淡、性寒，渗利湿热而健脾；加入滑石、通草、淡竹叶甘寒淡渗，增强利湿清热之功；以法半夏、厚朴行气化湿，散结除疱；使以山药健脾除湿，水牛角凉血解毒。同时辨病与辨证相结合配伍云南特色药物小红参、掉毛草及鸡血藤，则诸药相合，三仁相伍，宣上畅中渗下，使气畅湿行，暑解热清，脾气健旺，三焦通畅，诸症自除。

【加减应用】若伴有高热者，加用柴胡、黄芩；若瘙痒剧烈者，加用蒺藜、乌梢蛇；若伴有咳嗽、痰黄者，加用鱼腥草、石韦、金荞麦；脓疱泛发者，加用金银花、连翘、白花蛇舌草。

三、特色地域药对

叶教授在治疗银屑病中充分结合云南地域特点，以及在辨证的基础上借鉴现代药理的研究成果，应用云南道地药材小红参、鸡血藤及昆明山海棠。国内外许多的药理及临床文献报道小红参、鸡血藤及昆明山海棠治疗银屑病疗效肯定，与其抗炎与免疫调节的功效相关。小红参、鸡血藤具有升高白细胞的作用，配伍昆明山海棠能够减轻其毒副作用，故三者在银屑病的治疗中相须为用，所以为治疗银屑病的专病专药。

四、特色外治方法

（1）黄金万红膏，又名紫连膏，药物组成：紫草、黄连、黄芩、虎杖、生地榆、当归、冰片各 30 g。功效：清热解毒，消肿生肌。适用于各型的银屑病。

（2）消炎止痒散，药物组成：白头翁、龙胆草、苦参、仙鹤草各 30 g。适用于临床表现红肿、炎症重者，如血热型、脓疱型银屑病。

（3）润肤止痒散，药物组成：藿香、香薷、茵陈、透骨草各 30 g。适用于红皮病型、血燥型银屑病。

（叶建州）

欧阳晓勇治疗银屑病经验

欧阳晓勇　云南省中医医院主任医师、教授，硕士研究生导师，第四批全国中医临床优秀人才，名中医刘复兴教授学术继承人，师从国医大师孙光荣、禤国维及名中医艾儒棣、严继林教授，云南省科技进步一等奖获得者。云南省中医医院皮肤内科主任，兼任云南省中医药学会皮肤病专业委员会常务副主任委员。

欧阳晓勇主任从事临床工作三十余年，勤求博采，将自己学术观点（学术十六字诀：求理崇真，同道为师，病人为本，安全高效）结合临床思路（临证二十四字诀：证病兼辨，首辨阴阳，谨守病机，三因制宜，内外合治，针药并施）不断升华，形成了一套较系统、科学、独特地诊治皮肤病体系。欧阳主任认为，重症的治疗，应以《伤寒论》为根；杂症的治疗，要以《金匮要略》为本。重证急症需要讲求以简驭繁，从六经辨证入手；久病难病，需守方缓图，从专病辨证入手。此外，在方药的选择上，重证急病，以经方为主导，如常见的红皮病型、脓疱型、关节病型银屑病等皮肤病，通过六经辨证，审清病机、见病知源，选用大承气汤、白虎汤、麦门冬汤等大剂量重投，疗效卓著。

一、血分辨治法

血是构成和维持人体生命活动的基本物质之一，《灵枢·决气》说："中焦受气取汁，变化而赤，是谓血。"血主濡润，皮肤不离血，离血则皮病。血循脉而流，营养、滋润于全身。血不足，则百脉空虚，身体衰弱，百病丛生。血的濡养作用可通过神色、面色、皮肤、毛发等显露于外。"诸痛痒疮皆属于心""心主血脉"进一步说明皮肤病的发生、发展、痊愈都与血密切相关。一分为三地辨治银屑病，不离血热、血瘀和血燥。

二、气血辨治法

1. 气血同调

百病皆生于气。人之一身，不离气血。《素问》"调经论篇"指出："血气不和，百病乃变化而生。"《素问》"至真要大论篇"中说："疏其血气，令其调达，而至和平。"《素问》云："人之所有者，血与气耳。"王清任说："治病之要诀，在明白气血。"欧阳主任指出：气血既是人体的生理基础，是维持人体正常生命活动的主要物质，又是各种疾病的病理基础，脏腑经络的病理变化无不影响气血，皮肤病的变化无不涉及气血，如何看待气血的生理和病理变化是临床辨证的基础，气血辨治法是医生诊病的基本方法之一。故银屑病的诊治往往可从气血论治、气血同调、执简驭繁。

2. 补气生血、活血

银屑病是一种慢性且易复发的皮肤病，久病则耗气伤血，如《普济方》曰："人之一身不离乎气血，凡病经多日，疗治不痊，须当为之调血。"气为血之帅，血为气之母。血随气行，血必由气，治血必先调气。在银屑病后期，体质虚弱，病情反复发作者，需用补气生血、活血祛瘀、辛温通络之法。

三、解表温通法

1. 辛温解表

银屑病多发于青壮年，其多阳刚之气，血热、血燥者居多，临床治疗上多以凉血、清热、解毒为主，虽能暂缓症状，但日久内郁之热邪冰伏，气机凝滞，玄府郁闭，皮肤腠理闭塞不畅，病情难愈。此时，可用辛温解表、开通玄府，一则五脏元真通畅、皮肤腠理疏通；二则使邪从汗出，有利于消除皮损。常用药物有麻黄、桂枝、生姜等。

2. 扶阳通络

一些顽固性银屑病患者，如关节病型、红皮病型患者常伴有四肢不温、舌质淡、脉沉弱等阳虚之象，治疗时选温阳类处方或酌情加入一些温阳药物，使阳气充足，腠理疏通，气血畅行，疾病向愈。常用处方如附子汤、当归四逆汤、四逆散等。常用药物如附子、细辛、肉桂、当归、鹿角霜等。

四、经时统一法治疗重症银屑病

1. 观其脉证、方证对应用经方——桂枝芍药知母汤治疗关节病型银屑病

【病案举例】

患者，男，29 岁。

主诉：全身红斑、鳞屑 6 年，伴关节疼痛 4 年，加重 1 个月。

现病史：患者于 6 年前双上肢开始出现红斑、鳞屑，伴瘙痒，先后在多家医院确诊为"银屑病"，长期间断口服西药治疗，皮疹反复发作并逐渐加重，4 年前患者双侧膝关节出现肿痛，活动不利，逐渐累及远端指趾关节及脊椎关节，曾间断使用甲氨蝶呤片、注射用重组人 II 型肿瘤坏死因子受体——抗体融合蛋白等药物，病情无明显好转。患者 1 个月前关节疼痛加重，遂入院。

刻下症：全身散在淡红色至暗红色斑块，浸润肥厚，上覆银白色鳞屑，可见薄膜现象及点状出血，轻度瘙痒感，双侧足趾关节、膝关节和髋关节酸胀疼痛，行走困难，颈胸脊椎关节僵硬、疼痛、活动不利。患者形体消瘦，口干，无口苦，纳眠可，二便调。舌绛红，苔黄厚腻，脉弦数。

入院当天根据患者皮损形态及舌、脉，中医辨证为热毒炽盛，中医治疗以清热利湿、解毒通络为法，口服中药给予黄连解毒汤加味治疗，配合西医治疗给予免疫抑制剂甲氨蝶呤片（7.5 mg，每周 1 次）口服。服上方 3 天，皮损颜色较前变淡变暗，但关节症状未见明显改善。

患者身体瘦弱，双侧足趾关节、膝关节和髋关节酸胀疼痛，行走困难，同时有颈胸脊椎关节疼痛伴活动不利，中医辨证为体虚历节、风湿阻络。

治法：祛风除湿，通阳散寒。

方剂：桂枝芍药知母汤加减。

药物组成：桂枝 40 g，白芍 40 g，炒知母 40 g，生姜 50 g，白术 50 g，防风 40 g，麻黄 20 g，制附子 60 g（先煎），炙甘草 20 g。

连服 3 剂后患者全身皮疹大部分消退，自诉全身关节疼痛已缓解 70%。遂予带药出院。

按语：关节病型银屑病在中医学属历节病范畴。桂枝芍药知母汤始载于

银屑病

《金匮要略》"中风历节病脉证并治第五"："诸肢节疼痛，身体尪羸，脚肿如脱，头眩短气，温温欲吐，桂枝芍药知母汤主之。"此方用治水湿内盛所致关节疼痛、脚肿如脱者，具有祛湿解痹之效。本案患者身体羸弱、遍身关节肿痛、行走困难，与条文所述吻合，症虽不悉具，但从舌象亦可看出患者湿邪内盛。综合观之，该患者符合桂枝芍药知母汤证，方证对应，故施以此方以祛湿解痹痛。此案患者的症状与桂枝芍药知母汤所述之症基本相同，舌脉也提供了湿热内蕴的证据，与桂枝芍药知母汤的水湿内盛证恰好相合。

2. 知犯何逆、方机对应用经方——白虎加人参汤合黄连解毒汤治疗脓疱型银屑病

【病案举例】

患者，女，43 岁。

主诉：全身红斑、脓疱反复发作 20 年，加重 1 周。

现病史：患者于 20 年前无明显诱因胸部出现红斑、脓疱，未予重视，后皮疹逐渐加重，自行外用多种药物（具体不详），20 年来皮疹反复不愈，从未系统诊治。1 周前患者咽部疼痛，伴发热不适，皮疹随之加重，在昆明某三甲医院诊断为"脓疱型银屑病"，给予口服复方甘草酸苷片、阿维 A 片及静滴清热解毒注射液等治疗，未见明显好转，不断出现大量脓疱，转至门诊就诊，收入院。

刻下症：全身泛发红色斑疹、丘疹，部分皮疹融合成大片，边界不清，皮损表面可见大量针尖大小、黄白色的浅在性小脓疱，双下肢部分脓疱融合成湖，局部皮温稍高，皮肤脱屑较多，瘙痒明显，双下肢可出现凹陷性水肿，活动受限，口干口苦，无咽痛，咽充血，扁桃体 II 度肿大，无关节疼痛，大便秘结，2 天未解，小便调。舌尖红，苔黄腻，脉细数。患者入院当天下午出现高热，体温 39.5 ℃，脓疱增多，皮肤大片剥脱，露出鲜红的糜烂面，神清，精神差，生命体征平稳。

欧阳主任查房后认为：患者高热，全身大量红斑、脓疱，属热毒炽盛、津液耗伤之证，予白虎加人参汤合黄连解毒汤加味以清热解毒、益气生津。

药物组成：生石膏 100 g（先煎）、炒知母 30 g、潞党参、生升麻、水牛角（先煎）、云南茜草根、地榆、紫草、土茯苓、昆明山海棠各 30 g，黄芩、黄柏、栀子、柴胡、白花蛇舌草、半枝莲各 15 g，川黄连、川大黄各 10 g。每日 1 剂，水煎服。

4 剂之后患者体温降至正常，皮疹开始消退，大便已解，但患者出现口

干。考虑患者内热炽盛，而大量脱屑及脓疱耗液伤阴，更方为竹叶石膏汤合黄连解毒汤加味，以清热解毒养阴。处方：生石膏 50 g（先煎），潞党参、水牛角（先煎）、云南茜草根、昆明山海棠、地榆、紫草、土茯苓各 30 g，淡竹叶、川黄连各 10 g，麦冬、法半夏、黄芩、黄柏、栀子、白花蛇舌草各 15 g。服药 3 剂后患者皮疹大部分消退，予带药出院。

按语： 白虎加人参汤出自《伤寒论》"辨太阳病脉证并治上第五"曰："服桂枝汤，大汗出后，大烦渴不解，脉洪大者，白虎加人参汤主之。"《伤寒论》"辨太阳病脉证并治下第七"曰："伤寒若吐、若下后，七八日不解，热结在里，表里俱热，时时恶风，大渴，舌上干燥而烦，欲饮水数升者，白虎加人参汤主之。"《金匮要略》"痉湿暍病脉证治第二"曰："太阳中热者，暍是也。汗出恶寒，身热而渴，白虎加人参汤主之。"从以上条文可以看出，白虎加人参汤之证，有"伤津液"（或发汗多，或吐，或下）在前，而后出现"身热、口渴"等症。患者初始全身泛发红色斑、丘疹，且伴发大量脓疱及鳞屑，临床多考虑为热入营血、热毒内盛，故以清泄内热、解毒通里为法，予黄连解毒汤以清三焦热毒。然大量鳞屑及脓疱泛发有伤津耗液之弊，患者入院后很快出现高热，并伴有口渴、乏力、精神差等一系列症状，符合白虎加人参汤之证，谨守病机，施此方以加强清热之力，且该方具有益气健胃生津之功，故能力挽狂澜，及时补足耗伤津液，并顾护脾胃，重用生石膏、柴胡、升麻可解毒、解表，取"火郁发之"意，故能取得良效。竹叶石膏汤又名"小白虎汤"，出自于《伤寒论》"辨阴阳易差后劳复病脉证并治"："伤寒解后，虚羸少气，气逆欲吐，竹叶石膏汤主之。"用于伤寒解后的阴虚少气之证，是清解余热、养阴复气的良方。此案谨守伤寒转归病机，随证用方，气血并治、气津同调。本案通过梳理患者的病机及转归变化，抓住患者"伤津"后出现高热、口渴等情况这一辨证要点，辨为"白虎加人参汤证"，适时随证更方。

3. 随证治之、突破一点用经方——白虎汤、白虎加人参汤合黄连解毒汤治疗红皮病型银屑病

【病案举例】

患者，男，55 岁。

主诉：全身红斑、鳞屑反复发作 15 年，加重 1 个月。

现病史：患者于 15 年前躯干部出现红斑、鳞屑，伴瘙痒，曾外用红霉素软膏、醋酸地塞米松软膏等，效果不明显，皮疹逐渐蔓延到四肢。1 个月

前，患者食用韭菜后皮疹增多，融合成大片，瘙痒剧烈，遂至门诊就诊，由门诊收入院。

刻下症：全身皮肤潮红肿胀，干燥、脱屑明显，局部皮温较高，瘙痒剧烈，全身皮疹面积超过体表面积的90%，双下肢肿胀，踝关节处肿胀、疼痛，活动受限，口干喜饮，无口苦，纳眠可，小便调，大便干。舌红少津，舌中部有裂纹，苔少，脉滑。

西医诊断：红皮病型银屑病。

方剂：白虎汤合黄连解毒汤加减。

药物组成：生石膏100 g（先煎）、炒知母、水牛角（先煎）、云南茜草根、昆明山海棠（先煎）、紫草、地榆、天花粉、九里光各30 g，黄芩、黄柏、栀子各15 g，川黄连10 g。

服上方2剂，患者皮肤潮红肿胀较前缓解，鳞屑减少，皮疹仍呈鲜红色，局部皮温高，口干喜饮，无口苦，纳眠可，小便每日3~4次，大便可。欧阳主任查房后认为：患者全身皮肤红肿，皮疹鲜红且局部皮温较高，此为内热的表现，患者出现明显的口干，其舌象亦提示伤阴。治当清热益气养阴，故更方白虎加人参汤合黄连解毒汤加减。药物组成：生石膏100 g（先煎），炒知母、党参、山药、水牛角（先煎）、云南茜草根、昆明山海棠（先煎）、地榆、紫草、天花粉、千里光、天冬、麦冬、滑石粉各30 g，川黄连10 g，黄芩、黄柏、栀子各15 g。服上方4剂后，患者皮肤潮红肿胀较前明显减轻，上方加乌梅30 g继服3剂，出院时全身皮疹消退大半。

按语： 白虎汤和白虎加人参汤同属白虎类方，刘渡舟老师认为，白虎汤是"阳明热而未实的脉证治法"，而白虎加人参汤是"服桂枝汤大汗出后伤津耗气而邪热内传阳明的证治"，二方均是阳明经证治方。阳明在脏腑属肠胃，又通过经络与太阴脾相表里。白虎类方所治阳明病是继发的阳明病，多因太阳表邪不解而内传阳明，或在太阳、少阳病的阶段由于汗、吐、下伤了胃中津液，因津液干燥而续发的阳明病。该案患者长年患银屑病，鳞屑不断，伤津耗液，复发加重又因食用韭菜为阳盛燥热之品，燥热内结于肠胃，使得胃中津液耗伤更甚。入院之初，患者全身皮疹鲜红肿胀，脉滑为阳脉，均为阳气有余、阳明有热、气分有热的表现，考虑燥热内盛，气血并治，施以白虎汤合黄连解毒汤以清除阳明盛热，热减则皮肤潮红肿胀缓解；但临证之初忽略了患者裂纹舌且少津、口干喜饮等症，患者实已有津液耗伤之象，遂改予白虎加人参汤加减，加了养阴清热之天冬、麦冬，患者阴复热减，故病情能较快控制。本案从患者胃津消耗入手，确认其病属阳明，以阳明热盛伤津为主病机，随证治之，突破一点，处以白虎加人参汤，一则清热除烦，二则益气生津。此外，欧阳主任遵循《金匮要略》重视专病专方专药的用药特点，在本案中运用云南茜草根、昆明山海棠等银屑病的专病用药，这也是本案临证用药特点之一。

（欧阳晓勇）

黄虹"病证同辨"论治银屑病

黄虹　云南省中医医院主任医师、教授，硕士研究生导师，全国第三批老中医刘复兴教授学术继承人。担任云南省中医药学会皮肤病专业委员会副主任委员，云南省医师协会皮肤科医师分会第二届常委，中华中医药学会皮肤科分会第四届委员，中国女医师协会皮肤科分会第三届委员。

一、病证同辨论治银屑病

根据皮损特点，银屑病分为寻常型、脓疱型、红皮病型和关节病型四型。寻常型银屑病临床比较常见，占98%，病程有进行期、静止期和退行期；少数患者可表现为红皮病型银屑病；更少见的是脓疱型银屑病；20%～30%银屑病患者合并关节炎或在未来发展为银屑病性关节炎。在寻常型银屑病患者中，轻中度者占73%，重度者占27%，表现为中重度的发生代谢综合征和粥样硬化性心血管疾病的风险增加。以上四型银屑病反映了病情的轻重、病位的表里不同。黄虹教授认为，根据其浸润性红斑、鳞屑、脓疱等皮损，中医病因以"风、热、湿"为主，兼有"瘀"邪。

（一）寻常型银屑病

寻常型银屑病典型皮损表现为浸润性红斑、增厚和鳞屑。西医组织学检查提示是由于表皮下的毛细血管扩张，表皮棘层细胞浸润、肥厚、异常角化，以及真皮乳头内血管扩张充血和乳头上部表皮变薄引起。对其治疗，黄教授认为，在关注皮损受累面积、皮损形态如红斑或浸润性斑块、鳞屑的同时，还需注意可能存在或发展的其他症状。临床以风热证、风寒证、血热证、湿热证及血瘀证辨治为主。

儿童、青少年寻常型银屑病大多发病前有外感病史，进行期以"风、热、湿"三邪为主，同时注意该三邪的产生是由外还是由内，相互之间是否兼夹而存。证型有风热证和风寒证之分，可选用银翘散、刘老经验方荆芩汤或贯防汤、荆防败毒散、桂枝汤加减；稳定期、消退期以脏腑辨证为主，证型有肝脾失调证和脾虚湿蕴证，分别选用银芍台六君汤和参苓白术散加减。

成人寻常型银屑病，以"热、毒、湿"三邪为主。血热证用刘复兴教授经验方荆芩汤加减；热毒证方选黄连解毒汤加减；湿热证根据湿犯部位（上中下三焦）以及湿热的偏重，分别选用甘露消毒丹、刘老经验方化裁龙胆汤、三仁汤加减；静止期、表现为血瘀证的方选桃红四物汤加减。

1. 风热证

【证候表现】皮损泛发密集或散在红斑、淡红斑，上覆白色鳞屑，伴口干、咽痛，大便干，小便黄。舌红，苔薄白或薄黄，脉浮数（多见于银屑病进行期）。

【治法】疏风清热。

【方剂】贯防汤（经验方）。

【药物组成】贯众、防风、前胡、滇重楼、粉葛根。

【方解】方中贯众、防风、前胡清热疏风解毒，滇重楼、粉葛根清热解毒生津，共奏疏风清热之功。

【加减应用】外感口苦者，加柴胡、炒黄芩；咳嗽、咳痰、咽痛者，加紫苏子、葶苈子、石韦、鱼腥草；鼻塞流涕者，加辛夷、苍耳子；鳞屑较多、瘙痒者，加九里光、乌梢蛇；红斑颜色较红者，加生地黄、牡丹皮、赤芍；纳差者，加砂仁、山楂。

【病案举例】

患者，女，11 岁。

主诉：全身红斑、皮屑伴微痒 2 个月。

现病史：2 个月前因外感、咽痛、咳嗽，随之躯干、四肢出现红色皮疹，当时未注意，后逐渐增多，而且表面有白屑，时有瘙痒，伴口干，时有咽痛，微咳嗽。

检查：躯干、四肢泛发散在如小指甲盖至两分币大小的红色斑块，表面附着银白色鳞屑，基底呈红色浸润，皮损以躯干为多。舌质红，苔薄白，脉微数。

西医诊断：寻常型银屑病（进行期）。

中医诊断：白疕。

辨证：风热。

治法：疏风清热，凉血解毒。

方剂：贯防汤加减。

药物组成：贯众 12 g，防风 12 g，前胡 12 g，滇重楼 5 g，粉葛根 15 g，柴胡 10 g，炒黄芩 10 g，紫苏子 12 g，葶苈子 12 g，石韦 15 g，鱼腥草 15 g，辛夷 10 g，九里光 15 g，乌梢蛇 10 g。冷水浸泡 1 小时，小火煎煮 10 分钟，饭后 1 小时服用，每日 2 次，1 剂药服 2 天。

上方服用 3 剂后，无新发皮损，原皮损部分变薄和消退，瘙痒及口干、咽痛、微咳嗽消失，仅饮食欠佳。上方去九里光，加砂仁 12 g，续服 6 剂后，红斑、鳞屑全部消退。

按语：贯防汤是云南省已故名医刘复兴教授经验方，原方功效为清热解毒，散风祛邪，主要用于病毒性皮肤病如单纯疱疹、带状疱疹、水痘、风疹、幼儿急疹、手足口病及感冒等属于风热表证者。笔者受儿童银屑病和点滴状银屑病常与感冒、咽炎、慢性扁桃体炎和上呼吸道感染有关的启发，临床治疗儿童及青少年银屑病多以该方加减应用，常常收到较好疗效。

2. 风寒证

【证候表现】皮损泛发密集或散在红斑、淡红斑，浸润明显，上覆白色鳞屑，伴恶寒，瘙痒明显；舌质淡红，苔薄白或薄白腻，脉浮紧（多见于银屑病进行期）。

【治法】疏风散寒。

【方剂】荆防败毒散。

【药物组成】荆芥、防风、羌活、独活、柴胡、前胡、川芎、枳壳、茯苓、桔梗、甘草。

【方解】荆芥、防风解表散风，透疹消疮；羌活、独活解表散寒，祛风胜湿；柴胡、前胡透表泄热，疏肝解郁，疏散风热，降气化痰；枳壳破气行痰；茯苓利水渗湿；桔梗宣肺祛痰；川芎行气开郁，祛风止痛；甘草调和药性。全方共奏疏风散寒之功。

【加减应用】若鳞屑较多、瘙痒者，加白鲜皮、地肤子、乌梢蛇。

3. 血热证

【证候表现】皮损泛发密集或散在红斑、淡红斑，上覆白色鳞屑，伴瘙痒，口干欲饮，心烦，眠差，大便干，小便黄。舌红，苔薄白或薄黄，脉浮数（多见于银屑病进行期）。

【治法】清热凉血，祛风止痒。

【方剂】荆芩汤（经验方）。

【药物组成】紫草、荆芥、炒黄芩、生地黄、牡丹皮、赤芍。

【方解】紫草凉血活血，解血分热毒；生地黄清热凉血，养阴滋液；牡丹皮、赤芍泻血中伏火，清热凉血；黄芩清热泻火解毒；痒自风来，无风不作痒，故配伍荆芥，温而不燥、祛风止痒。全方共奏清热凉血，祛风止痒之功。

【加减应用】瘙痒甚者，加九里光、白鲜皮、地肤子、乌梢蛇；皮疹鲜红、心烦、小便黄者，加竹叶、连翘；大便干结难解者，加牛蒡子、秦艽；夜眠不安、烦躁者，加甘麦大枣汤。

4. 湿热证

【证候表现】皮损泛发密集或散在浸润性红色、暗红色斑块，上覆白色鳞屑，伴口干、口苦，烦躁，时有腹胀，大便干，小便黄。舌质红，苔黄腻或黄厚腻，脉弦或弦数（多见于银屑病进行期）。

【治法】清热利湿。

【方剂】化裁龙胆汤（经验方）。

【药物组成】龙胆草、炒黄芩、通草、苦参、土茯苓、车前子。

【方解】龙胆草泻肝胆实火，利下焦湿热，泻火除湿，两擅其功；黄芩清热燥湿，泻火解毒；车前子、通草、土茯苓渗湿泄热，导湿热下行，从小便而出，使邪有出路；苦参清热燥湿，祛风杀虫，解毒止痒。全方共奏清热利湿解毒之功。

【加减应用】瘙痒甚者，加九里光、白鲜皮、地肤子、乌梢蛇；皮疹鲜红、浸润明显者，加水牛角、小红参、昆明山海棠、生地榆；心烦、小便黄者，加淡竹叶、连翘；大便干结难解者，加牛蒡子、秦艽、酒大黄；腹胀、舌苔腻者，加焦三仙。

5. 血瘀证

【证候表现】皮损散在，表现为肥厚性浸润性暗红色斑块，上覆较厚白色鳞屑，伴胸闷；大、小便正常。舌质暗红，苔薄白或薄黄，舌底脉络迂曲，脉弦或弦涩（多见于银屑病稳定期、消退期）。

【治法】活血养血祛瘀。

【方剂】桃红四物汤。

【药物组成】桃仁、红花、当归、生地黄、川芎、赤芍。

【方解】桃仁、红花活血化瘀，生地黄、当归滋阴补肝、养血，芍药养血和营，以助养血之力，川芎活血行气、调畅气血以助活血之功。全方共奏活血养血祛瘀之功。

【加减应用】瘙痒甚者，加九里光、白鲜皮、地肤子、乌梢蛇；皮疹肥厚者，加皂角刺、泽兰、莪术；皮损以下肢为重者，加炒黄柏、薏苡仁、牛膝；胸闷者，加瓜蒌壳、瓜蒌子、枳实。

（二）脓疱型银屑病

脓疱型银屑病分为局限性和泛发性，局限性多从湿热立论，方选刘复兴教授经验方化裁龙胆汤；泛发性除全身大面积红斑、脓疱外，还伴有发热甚至高热，多从"温病热毒"立论，方选银翘散合犀角地黄汤、五味消毒饮、白虎汤等加减。

1. 湿热证

【证候表现】四肢掌趾部位片状浸润性红斑，上有粟粒大淡黄色脓疱、脱屑，伴瘙痒，口干、口苦；时有腹胀，大便干，小便黄。舌质红，苔黄腻或黄厚腻，脉弦或弦数（多见于局限性掌趾脓疱病）。

【治法】清热利湿。

【方剂】化裁龙胆汤（经验方）。

【药物组成】龙胆草、炒黄芩、通草、苦参、土茯苓、车前子。

【方解】同（一）寻常型银屑病湿热证。

【加减应用】瘙痒甚者，加九里光、白鲜皮、地肤子、乌梢蛇；脓疱多者，加白花蛇舌草、半枝莲；手掌皮损较多者，加姜黄；皮疹鲜红、心烦、小便黄者，加淡竹叶、连翘；大便干结难解者，加酒大黄；腹胀者，加炒厚朴。

【病案举例】

患者，男，57岁。

主诉：四肢掌跖红斑、丘脓疱疹伴痒反复发作1年余，加重1周。

现病史：患者素喜辛辣食物，1年余前，四肢掌跖部出现小片状红斑、丘脓疱疹，伴脱屑、微痒，当时未注意。后皮疹逐渐增多，遂到某西医院就诊，经病理检查，诊断为"掌跖脓疱病"，给予西药内服、外用治疗（具体用药不详），症状好转不明显，皮疹逐渐增多，呈大片状，伴微痒，口微苦，纳眠可，二便调。

刻下症：四肢掌跖部、指、趾腹部皮肤暗红斑，中央见脓疱，无破溃及渗液，周围领圈状脱屑，散在皲裂，对称分布。舌红，苔薄黄腻，脉弦。

西医诊断：掌跖脓疱病。

中医诊断：白疕。

辨证：湿热内蕴。

治法：清热利湿，凉血止痒。

方剂：化裁龙胆汤加减。

药物组成：龙胆草10 g，炒黄芩15 g，川木通10 g，车前子15 g（包），苦参15 g，土茯苓30 g，水牛角30 g（先煎），小红参30 g，生地榆30 g，绞股蓝30 g，昆明山海棠30 g（先煎），灵芝30 g，乌梢蛇30 g。冷水浸泡1小时，小火煎煮10分钟，饭后1小时服用，每日2次，2日1剂。

外洗用自拟消炎止痒散和润肤止痒散加减：白头翁30 g，龙胆草30 g，仙鹤草30 g，苦参30 g，藿香30 g，香薷30 g，茵陈30 g，透骨草30 g，杏仁30 g，桃仁30 g。冷水浸泡1小时，小火煎煮10分钟，温凉后浸泡，每日2次，2日1剂。

上方各使用6剂后，四肢掌跖部脓疱未再出现，暗红斑大部分消退，无脱屑，偶有少许皲裂。内服方去灵芝、绞股蓝，加蒺藜30 g，生黄芪45 g。3剂。停用外洗药，局部外搽院内黄金万红膏，每日2次。1个月后，电话随访，诸症已消。

按语：清热利湿是以水疱性或脓疱性皮损为主要表现的首要常规疗法。辨证伍用中药外洗常是取效的关键环节，外用药能直达病所，起直接治疗作用；虫类药的运用以性质温和的乌梢蛇为宜；病情好转、稳定后，应注意配伍平补肝肾、益气之品以增强机体抗病能力。

2. 热毒证

【证候表现】全身泛发大面积红斑，上有粟粒大脓疱，部分脓疱密集呈脓湖状；伴持续发热甚至高热，口干欲饮；大便干，小便黄。舌质红，苔薄白或薄黄，脉数或浮数（多见于泛发性脓疱型银屑病）。

【治法】清热解毒。

【方剂】五味消毒饮。

【药物组成】金银花、野菊花、蒲公英、紫花地丁、天葵子。

【方解】方中金银花清热解毒，消散痈肿；紫花地丁、天葵子、野菊花、蒲公英清热解毒，排脓定痛，凉血消肿散结。全方共奏清热解毒之功。

【加减应用】高热者，加白虎汤、北沙参；脓疱多者，加白花蛇舌草、半枝莲；皮疹鲜红、小便黄者，加犀角地黄汤、淡竹叶、连翘。

（三）红皮病型银屑病

本病主要表现为全身泛发浸润性红斑、鳞屑，大部分融合成片，仅见部分正常皮岛，皮损面积超过 80%，伴恶寒发热、寒热往来，分急性期和消退期。辨病位以卫分和气分为主，急性期以银翘散、犀角地黄汤、白虎人参汤、清营汤加减，消退期治以养阴润燥复液，方选沙参麦冬汤、清燥救肺汤加减。

二、银屑病特色外治方法

（一）中药药膏

紫连膏（刘复兴教授经验方），药物组成：紫草、黄连、黄芩、虎杖、生地榆等。此方有清热解毒、消肿生肌作用，适用于各型银屑病，尤其以局部干燥、脱屑者为佳。

（二）中药泡洗方

刘复兴教授经验方消炎止痒散和润肤止痒加减，药物组成：白头翁、龙胆草、仙鹤草、苦参、藿香、香薷、茵陈、透骨草各等份。皮损红者，加野菊花、蒲公英；鳞屑厚、干燥者，加杏仁、桃仁；如为掌跖脓疱病伴干燥角化者，加石榴皮、白及。此方适用于寻常型银屑病、掌跖脓疱病。

三、预防银屑病复发方

（1）银芍台六君汤（银柴胡、白芍、乌药、太子参、茯苓、白术、陈皮、京半夏、甘草）：间断煎服，适用于儿童、青少年有肝脾不调患者。

（2）六味地黄丸：间断服用，适用于体质偏瘦表现为肝肾阴虚的中老年患者。

（黄　虹）

西北地区

韩世荣"伏邪立论"辨证治疗银屑病

韩世荣　陕西省中医医院主任医师，陕西省名中医，陕西省名中医师带徒导师，国家临床重点专科（中医专业）学术带头人。从事中医皮肤科临床近50年，提出伏邪导致银屑病的概念，临床以中医标本兼顾治疗银屑病取得较好的疗效。

一、银屑病属伏邪所致

《黄帝内经》对伏邪论述较多，《素问》"热论"中有"病已衰而热有所藏，因其谷气相搏，两热相合，故有所遗""病热少愈，食肉则复，多食则遗也"。银屑病多为热邪引起，这里的"藏""遗"就说明治疗不彻底而留遗患，遗患长期盘踞不散，则为伏邪。"伏邪者，伏而不觉，发则始见。"邪气伏藏人体，未能即时发病，常因新感邪气激发，或与内生诸邪相搏，均可逾时而发。银屑病多为血分热感引起，在临床表现特点及病因病机上，银屑病也与伏邪致病的特点较为符合。

银屑病常因新感邪气而诱发，或使原有病情反复加重，与伏邪的发病特点相同。临床观察发现，患者在初次发病，或病情反复加重之前，常有外感病史。由扁桃体炎、咽喉炎之类而诱发，邪气外袭，新病引动内邪，必有内应对接，里应外合，这个内应即是"伏邪"；或因邪气在表，当汗而未汗，反而滥用寒凉壅补（如苦参、黄连及抗生素、激素类），使邪气去而未净，内陷入里，伏藏肌肤、腠理之间，候时而外发于肌表，成为本病。

银屑病发病有明显的地域及气候特点和季节性，好发于黄河流域，北方地区较高。久居北方之人腠理致密，若感外邪，不易透散，伏而不出，故常逾时而发，反复难愈。多于冬季发病，或冬重夏轻，患者常有少汗或无汗的表现。冬季患者皮肤致密，腠理闭塞，玄府不通，邪无出路，故病情入冬加重，迁延不愈。

鉴于伏邪致病，治疗银屑病时要特别注意三点：①银屑病首次发病多为外感后祛邪未尽，邪伏腠理，适时而发。使用银翘散类辛凉解表，祛邪务尽，以防复发；②活用"汗法"因势利导，就近处给病邪找出路，忌用苦寒败胃之品，以防邪伏藏不散；③病程缠绵，根深蒂固，临床治愈后，要维持或减量继续治疗3个月以上巩固疗效，以防病邪潜伏，候时复燃。

二、寻常型银屑病辨证分为六型论治

韩世荣老师将寻常型银屑病分为风热、血热、血燥（血虚）、血瘀、肝郁气滞、脾肾阳虚六型治疗。银屑病进行期皮疹发于躯干以上者常伴有剧烈瘙痒，多是风热为患，风盛则痒，热盛则红，成风热证；亦见皮损泛发全身，赤红斑块不痒者，多为血分热盛之故，成血热证；若见素体阴亏，加之病情反复，阴血暗耗，血虚生风化燥，成血燥或血虚证；或者病情反复发作，经脉阻滞，血瘀于肤成血瘀证；若情绪不畅，肝气郁滞而成肝郁气滞证；素体阳虚或过用寒凉中药或反复使用激素类及免疫抑制剂，损伤阳气而成脾肾阳虚证。

（一）风热型

【证候表现】常见于寻常型银屑病的进行期，除了银屑病特征外，皮疹以躯干以上为主，发展较快，伴有剧烈瘙痒，便干溲赤。舌红，苔薄黄，脉浮数。

【治法】清热解毒，祛风止痒。

【方剂】半枝莲方（自拟）加减。

【药物组成】半枝莲12 g，荆芥10 g，防风10 g，地肤子15 g，蛇床子12 g，蝉蜕10 g，紫草20 g，野菊花20 g，蒲公英20 g，紫花地丁20 g，白鲜皮15 g，萆薢12 g。

【方解】半枝莲、野菊花、蒲公英、紫花地丁清热解毒，荆芥、防风、蝉蜕辛散达表，透散风热止痒，地肤子、蛇床子、白鲜皮祛风除湿止痒，萆薢清热除湿，紫草清热凉血、活血解毒。全方共奏祛风止痒、清热解毒之功。

【加减应用】痒剧加乌梢蛇，无汗加麻黄，便秘加大黄。

银屑病

【病案举例】

患者，男，24岁。

主诉：全身散在鳞屑性红斑、脱屑，剧烈瘙痒半年余，加重2周。

现病史：半年前无明显诱因出现全身鳞屑性红斑，屡经中、西药物内服、外用，疗效不佳，2周前因扁桃体发炎而加重，皮损逐渐增多，遂来求治。症见全身广泛性大小不等的红斑，鳞屑较多，剧烈瘙痒，既往身体健壮，嗜食辛辣油腻。舌质红，苔薄白，脉数。

西医诊断：寻常型银屑病。

中医诊断：白疕。

辨证：风热型。

治法：清热解毒，祛风止痒。

药物组成：半枝莲12g，荆芥10g，防风10g，白鲜皮15g，地肤子15g，蛇床子12g，萆薢10g，紫草20g，蒲公英20g，蝉蜕10g，野菊花20g，紫花地丁20g，槐花10g，赤芍12g。每日1剂，水煎2次混合后早晚分服。

银屑平（院内制剂）每日2次，每次2g，饭后服。

中药泡浴（千里光50g，连翘、野菊花、芒硝（化入）、白鲜皮、苦参各30g），每日1次，卡泊三醇软膏外涂，每日2次。

上方治疗2周后诸症好转，瘙痒减轻，前方去地肤子、蛇床子、蝉蜕，加丹参20g，千里光10g，继服。上方随证加减服药近2个月，皮疹消退，留褐色色素沉着，临床治愈，银屑平维持量服用3个月巩固疗效。

按语：本例素食辛辣油腻，湿热蕴积，与风热之邪搏结，热盛生风，风动作痒，故见剧烈瘙痒。症状特点为剧烈瘙痒。病机特点以风热为关键，兼夹湿邪，故方中以半枝莲、野菊花、紫花地丁、蒲公英清热解毒；荆芥、防风、蝉蜕辛散达表，透散风热；地肤子、白鲜皮、蛇床子祛风除湿止痒；槐花、萆薢清热除湿，使湿去则热易散；紫草清热凉血，活血解毒，合银屑平以增其清热祛风之功。中药泡浴，药效直达病所，取效更捷。治疗以祛邪为主，外散风热，内清湿热，兼解毒凉血，药证相合，故病得速除。

（二）血热型

【证候表现】常见于寻常型银屑病的进行期，红皮病型银屑病也常见血热型。除了银屑病特征外，无瘙痒，皮疹以躯干以上较重，皮损鲜红，五心烦热，口渴喜饮，便干溲赤。舌红，苔白或薄黄，脉滑数。

【治法】清热凉血，活血解毒。

【方剂】凉血四物汤加减。

【药物组成】生地黄 30 g，当归 10 g，川芎 10 g，赤芍 15 g，枳壳 10 g，栀子 10 g，牡丹皮 10 g，槐花 20 g，紫草 20 g，玄参 15 g，甘草 6 g。

【方解】生地黄、玄参滋阴凉血，赤芍、槐花、紫草凉血解毒，栀子、牡丹皮清血分郁热，当归补血养血，川芎、枳壳活血理气，甘草调和诸药。全方共奏清热凉血、活血解毒之功。

【加减应用】阴虚严重者，加龟板、鳖甲；血热较重者，加水牛角、白茅根；口渴者，加天花粉；便秘者，加大黄。

中药泡浴（千里光 50 g，连翘、野菊花、槐花、紫草、白鲜皮、苦参各 30 g）每日 1 次。鳞屑多时外涂卡泊三醇软膏；鳞屑消失后外涂牛皮癣软膏。院内制剂，每日 2 次。

（三）血燥（血虚）型

【证候表现】常见于寻常型银屑病的稳定期或消退期，多见于体形偏瘦者，皮疹停止发展或新发皮损较少，颜色淡红，鳞屑多容易脱落，瘙痒明显，口渴喜饮。舌质淡红，苔薄少津，脉弦细或沉细。

【治法】滋阴养血，润燥止痒。

【方剂】当归饮子加减。

【药物组成】当归 10 g，生地黄、熟地黄各 20 g，川芎 10 g，赤芍、白芍各 15 g，蒺藜 20 g，制黄精 15 g，黄芪 20 g，甘草 6 g，荆芥 10 g，防风 10 g。

【方解】四物汤加制黄精滋阴补血，养血活血；黄芪补气，气足则津血两旺；蒺藜配荆芥、防风祛风止痒；甘草调和诸药。全方共奏滋阴养血，润燥止痒之功。

【加减应用】失眠加合欢皮、酸枣仁，便秘加火麻仁，瘙痒剧烈加白鲜皮、乌梢蛇，躯干以上严重加桔梗，躯干以下严重加牛膝。

愈银片（院内制剂）每次 2 g，小儿减量，每日 2 次，饭后服。牛皮癣软膏外涂，每日 2 次。

中药泡浴（生地黄、鸡血藤、地骨皮、黄精、野菊花、紫草、白鲜皮各 30 g）每日 1 次，牛皮癣软膏外涂，每日 2 次。

（四）血瘀型

【证候表现】常见于寻常型银屑病的进行期或静止期，皮疹停止发展或新发皮损较少，以斑块形、钱币或蛎壳状为主，颜色暗红，瘙痒较轻或不痒，皮损以四肢及躯干为主，大片地图状肥厚性红斑，鳞屑少、不易脱落，或者皮损顽厚干裂、疼痛，指甲变厚，舌暗红，边有瘀点，脉弦细涩。

【治法】活血软坚，化痰通络。

【方剂】血府逐瘀汤。

【药物组成】当归 10 g，生地黄 20 g，川芎 10 g，赤芍 10 g，桃仁 10 g，红花 10 g，枳壳 10 g，柴胡 8 g，桔梗 10 g，陈皮 10 g，土鳖虫 8 g，牛膝 10 g，甘草 6 g。

【方解】桃红四物汤是治疗血瘀证的基础方，加柴胡疏肝理气，气行则血行，配桔梗走上、枳壳走中、牛膝下行，将瘀血从上中下分消祛除，加土鳖虫助活血之力，陈皮理气化痰，甘草调和。全方共奏活血化瘀，软坚通络之功。

【加减应用】斑块顽厚加三棱、莪术、威灵仙，瘙痒剧烈加乌梢蛇、蒺藜，痰多加白芥子、海浮石，无汗加麻黄。躯干以上严重加槐花，躯干以下严重加土茯苓、木瓜。

愈银片（院内制剂）每日 2 次，每次 2 g 饭后服。

中药泡浴［千里光 50 g，连翘、威灵仙、芒硝（化入）、三棱、莪术 30 g］每日 1 次，卡泊三醇外涂，每日 2 次。

（五）肝郁气滞型

【证候表现】可见于银屑病的各型各期，除具银屑病特征外，还表现为皮损常因情绪波动而加重或复发。患者平素性急易怒，女性常在经期前后发作或加重，伴有月经先后无定期、痛经、经期乳房胀满、疼痛，舌红苔薄白或黄，脉弦滑。

【治法】疏肝理气，活血通络。

【方剂】丹栀逍遥散加减。

【药物组成】牡丹皮 15 g，焦栀子 10 g，当归 10 g，白芍 20 g，柴胡 10 g，土茯苓 20 g，白术 10 g，甘草 10 g，丹参 20 g，墨旱莲 20 g，合欢皮 15 g，枳壳 10 g。

【加减应用】女性加益母草 20 g，伴有经期乳房胀痛者加郁金 10 g，山慈菇 10 g，每日 1 剂，分 2 次口服。银屑平每日 2 次，每次 2 g，口服。中药泡浴方及外涂软膏同血热型。

（六）脾肾阳虚型

可见于银屑病的各型各期，形成的原因有两种情况：其一，银屑病的发生、复发和加重常常是冬重夏轻，中医认为先天阳气禀赋不足之人耐夏不耐冬，平时手足发凉，畏寒无汗等。这就是同气相求、同名相召、相得益彰之故。其二，患者病后长期的反复使用苦寒中药或者激素类及甲氨蝶呤等免疫抑制剂，内寒引动外寒损伤人体阳气，降低免疫力，甚至造成脏腑损伤。

【证候表现】病程较长，病情较重，对一般药物没有效果，平时身困乏力，畏寒肢冷，便溏。舌淡，苔白厚，脉沉细无力。

【治法】温补脾肾，益气扶阳。

【方剂】当归四逆汤合麻黄附子细辛汤加减。

【药物组成】当归 10 g，桂枝 10 g，通草 6 g，白芍 20 g，细辛 3 g，炙甘草 10 g，大枣 3 枚，附子 10 g（久煎），麻黄 6 g，干姜 10 g。

【加减应用】皮损为斑块，加三棱、土鳖虫、威灵仙；瘙痒，加白蒺藜。

【病案举例】

患者，女，45 岁。

主诉：全身散在红斑、脱屑 20 年，加重 3 个月。

现病史：患者于 20 年前患感冒，口服清热药好转，1 个月后全身出现散在潮红、鳞屑性斑片，自觉瘙痒，服用激素类药及甲氨蝶呤片，效果明显，但停药即发，病情每遇冬季加重。精神焦虑，眠差，畏寒肢冷，便溏溲清，夏天常穿厚衣，无汗，月经量少。舌体淡胖，边有齿痕，苔白厚滑，脉沉细。

西医诊断：寻常型银屑病。

中医诊断：白疕。

辨证：脾肾阳虚型。

治法：温补脾肾，益气扶阳。

药物组成：当归 10 g，桂枝 10 g，白芍 10 g，通草 6 g，附子 10 g（久煎），干姜 10 g，黄芪 20 g，党参 20 g，荆芥 10 g，葛根 20 g，麻黄 10 g，细辛 3 g，炙甘草 10 g。每日 1 剂，开水煎 2 次混合早晚饭后服。

5% 葡萄糖注射液 250 mL 加入参附注射液 30 mL 静脉滴注，每日 1 次。外用牛皮癣软膏，每日 2 次。

治疗 10 天后，自觉病情显著好转，有汗，畏寒肢冷、便溏减轻，皮损显著变薄，瘙痒亦明显减轻，效不更方，继以上方去麻黄。停用参附注射液，外用方法不变，继续调治。

3 周后复诊，以上方法综合治疗月余，红斑消失，遗留色素沉着，唯便稀，一日 3 次，随即停服中药，改用小剂量附子理中丸合银屑平口服 2 个月，以巩固疗效，并嘱畅情志，避免寒凉饮食，至今 6 年余未复发。

按语：本例患者素体阳气不足，感冒后祛邪未尽，邪伏腠理，发为白疕。长期服用激素类药及甲氨蝶呤片，使脾肾阳气更虚，治当温阳益气，综合调理。方选当归四逆汤加附子、干姜助桂枝、细辛温经散寒，温通血脉；黄芪、党参、葛根益气健脾；麻黄、荆芥通络发汗，给邪以出路。全方共奏温经散寒、养血通脉之功效，温而不燥，补而不滞，终收全功。临床治愈后小剂量巩固疗效，对于防止复发非常重要。

三、特殊证型银屑病的中医治疗

（一）红皮病型银屑病

【证候表现】全身深红，身热灼手，肌肤干燥，大量脱屑，烦躁不安，舌质红，苔黄，脉弦数。

【治法】气营两清，凉血解毒。

【方剂】清营汤加减。

【药物组成】水牛角 30 g（先煎），生地 20 g，连翘 20 g，黄连 8 g，竹叶 10 g，金银花 30 g，麦冬 15 g，牡丹皮 15 g，白茅根 30 g，紫草 20 g，沙参 20 g，甘草 6 g。

【加减应用】便秘加大黄，高烧加羚羊角粉冲服。病至后期，热退津伤，气阴两亏，去水牛角、黄连、紫草、连翘等清热解毒类药，加党参、黄芪、玄参、山茱萸、沙参、黄精之类益气养阴，兼清余毒。

外涂润肤软膏（院内制剂），每日 2 次。

（二）脓疱型银屑病

【证候表现】全身性脓疱型银屑病以湿热证居多，常见症状为脓疱泛发全身，密集而表浅的小脓疱，部分融合成脓湖，伴有糜烂、脱屑、瘙痒及烧灼感，脓疱常常反复发生。

【治法】清热除湿，解毒止痒。

【方剂】萆薢渗湿汤加减。

【药物组成】萆薢 15 g，薏苡仁 20 g，黄柏 10 g，赤芍 10 g，牡丹皮 10 g，泽泻 10 g，滑石 15 g，通草 6 g，茯苓 20 g，白茅根 20 g，甘草 6 g。

【加减应用】脓疱多加蒲公英、赤小豆，发热加板蓝根、金银花、忍冬藤。

局部可用中药金银花、野菊花、地榆、马齿苋、千里光各 30 g，煎煮取汁冷湿敷。

另一种表现为掌跖脓疱病，常对称发生于手掌及足跖部，表现为红斑、脓疱、脱屑、痒痛，时轻时重，反复发作，顽固难愈。治疗宜标本同治，愈银片（院内制剂）每日 2 次，每次 2 g，饭后温开水服；局部用中药生地榆、黄柏、千里光、苦参、马齿苋、芒硝（化入）各 30 g，苍术 20 g。水煎，泡浴，每日 1 次。外涂牛皮癣软膏（院内制剂），每日 2 次。

（三）关节病型银屑病

【证候表现】关节病型银屑病除具银屑病特征外，同时有小关节肿胀、变形、功能障碍和疼痛，病因多与寒湿稽留有关。

【治法】活血通络、祛湿止痛为主，目的是减轻痛苦，消除肿胀，恢复肢体功能。

【方剂】独活寄生汤加减。

【药物组成】独活 10 g，秦艽 12 g，防风 10 g，细辛 3 g，川芎 10 g，桂枝 10 g，熟地黄 15 g，赤芍 10 g，当归 10 g，杜仲 15 g，牛膝 10 g，党参 20 g，附子 10 g（久煎），甘草 6 g。

【加减应用】疼痛严重者加制马钱子 0.6 g（分 2 次冲服），穿山龙 15 g，青风藤 10 g。

局部用软皮热敷散（院内制剂）煎水待温泡浴或热敷局部，每日 1～2 次，每次 30 分钟。

四、银屑病特色外治疗法

（一）中药软膏

（1）牛皮癣软膏，药物组成：青黛 5 g，升华硫黄 5 g，枯矾粉 5 g，木鳖子粉 2 g，猪胆汁粉 3 g，凡士林 80 g，配成软膏备用。具有清热解毒、燥湿止痒的作用，适用于各型银屑病之进行期及稳定期。

（2）润肤膏，药物组成：升华硫黄5 g，甘油5 g，凡士林90 g，配成软膏备用。具有润燥止痒的作用，适用于各型银屑病之稳定期及消退期皮肤比较干燥的患者。

（二）中药泡浴方

千里光50 g，生地榆、连翘、野菊花、芒硝（化入）、白鲜皮、苦参各30 g，用于风热及血热型。加减：血燥型去芒硝、苦参、野菊花，加地骨皮、鸡血藤、生地黄、麸皮各30 g；血瘀型去苦参、野菊花，加三棱、莪术各20 g，山豆根、威灵仙各30 g；病在头部加透骨草60 g，大皂角30 g。加适量水浸泡30分钟，沸后煮20分钟，连煮2次取汁加适量温水至40度左右，入芒硝，加醋50 mL，瘙痒严重者加淀粉30 g。泡浴，每次30分钟，隔日1次。具有清热解毒、祛风止痒的作用，用于银屑病的治疗，也可用于其他皮肤病患者的泡浴治疗。

（李关红 李 宁 陈 东）

马拴全"清营凉血化斑法"辨治银屑病经验

马拴全 陕西中医药大学附属医院教授、主任医师，陕西省名中医，陕西中医药大学十大名医，陕西中医药大学中医外科教研室主任，陕西中医药大学附属医院中医外科、皮肤科学术带头人。马拴全主任强调局部辨证银屑病，在局部皮损色、泽、形态辨证的基础上，结合病因及全身辨证施治，以血分蕴热为基础证，自拟清营凉血化斑汤进行辨证治疗。

一、辨证论治

（一）血分蕴热，皮损潮红，当先清营凉血

1. 血热蕴肤证

【证候表现】皮疹多以红斑为主，颜色鲜红，鳞屑较薄，刮去鳞屑可见

点滴状出血，皮肤潮红、灼热，中度瘙痒；或全身皮肤潮红、肿胀，大量鳞屑；伴心烦易怒，便干溲赤，舌质红，苔薄黄，脉弦滑或数。

【治法】清营解毒，凉血化斑。

【方剂】清营凉血化斑汤加减。

【药物组成】生地黄30 g，水牛角60 g（先煎），赤芍30 g，牡丹皮15 g，槐花15 g，玄参15 g，蒲公英30 g，金银花30 g，板蓝根30 g，野菊花15 g，连翘15 g，栀子12 g，蒺藜12 g，白鲜皮12 g，土茯苓15 g，蝉蜕10 g，生甘草9 g。

【病案举例】

患者，男，21岁。

主诉：全身散在红斑、斑丘疹半月余。

现病史：半个多月前患者感冒出现咽痛，在当地诊所按"上呼吸道感染"治疗，给予抗病毒、消炎、清热解毒药物（具体药物不详）治疗，感冒、咽痛症状缓解，发现皮肤出现散在红斑及斑丘疹，考虑为药物过敏，遂停止一切药物治疗，随后皮损逐渐增多、泛发，续出不已，以背部、四肢显著，表现为红斑及斑丘疹，上覆白色鳞屑，瘙痒明显，搔抓后皮屑脱落，遂来院诊治。

刻下症：躯干、四肢泛发皮疹，伴口渴，咽干，大便干结，两日一行，小便黄。

检查：咽喉红，扁桃体肿大。躯干、四肢泛发芝麻至手指甲板类圆形大小不等红斑、斑丘疹，上覆银白色鳞屑，鳞屑周围有红晕，刮除鳞屑，可见薄膜现象及点状出血。舌质红，苔薄黄，脉浮数。

西医诊断：银屑病寻常型（进行期）。

中医诊断：白疕。

辨证：血热蕴肤。

治法：清营解毒，凉血化斑。

方剂：清营凉血化斑汤加减。

药物组成：水牛角60 g（先煎），生地黄30 g，赤芍30 g，槐花15 g，牡丹皮15 g，玄参15 g，蒲公英30 g，金银花30 g，连翘15 g，山豆根8 g，板蓝根30 g，桔梗12 g，菊花20 g，天花粉15 g，蒺藜15 g，防风15 g，蝉蜕10 g，大黄8 g（后下），甘草9 g。10剂，水煎400 mL，分两次早晚温服。

外用湿润烧伤膏外涂，3次/日。忌食辛辣刺激、鱼腥海鲜等发物，避免搔抓、热水烫洗等机械性刺激。

复诊：皮损颜色稍变淡，鳞屑减少，口渴咽干好转，二便正常。舌质红，苔薄黄，脉浮数。上方去大黄，继服10剂。

三诊：皮疹颜色变淡褐，鳞屑、瘙痒感明显减轻，未见新皮疹出现，扁桃体不肿大。舌质红，苔薄黄，脉数。前方去水牛角、山豆根、槐花、防风，继服10剂，外用湿润烧伤膏改为2次/日。

四诊：皮疹基本消失，留有散在褐色斑，无新皮疹出现，舌质淡红，苔薄白，脉数。前方去板蓝根、天花粉、桔梗、生地黄、赤芍、蒲公英、金银花、菊花减至15g，加白术15g，土茯苓15g，10剂，水煎服，外用湿润烧伤膏改为1次/日，继用10天，以巩固治疗。嘱避免劳累、感冒。3个月后随访，皮损未复发。

按语：本例患者属于白疕血热蕴肤证，为银屑病寻常型进行期，由于外感风热毒邪（即上呼吸道感染后），蕴于肌肤不散，热毒炽盛，蕴于营血，伤阴化燥，故宜清营解毒、凉血化斑、润肤止痒。此患者病程较短，热象重，故宜大剂量清营解毒、凉血之品，外用清热解毒、油润安抚之湿润烧伤膏。方中用水牛角、生地黄、赤芍、生槐花清营凉血，清营分、血分之热毒，不可用大寒之品，以免耗伤阳气，损伤脾胃。以生地黄、天花粉、玄参清热滋阴，濡养干燥之肌肤，使干燥鳞屑得到滋润。赤芍养血活血，避免凉血过度而生瘀，板蓝根、金银花、连翘、蒲公英、山豆根、玄参、桔梗清热解毒、凉血利咽。肺主皮毛，桔梗入肺经，不仅有开宣肺气之功效，还可疏风解表，又可引经入药、直达病所；蒺藜、防风、蝉蜕祛风止痒，大黄泻下、凉血解毒，使邪有出路，从大肠而出；甘草性甘，和中、解毒。由于大量使用清凉药物，凉药伤胃，故在治疗过程的后期，应用麸炒白术顾护胃肠，以健脾益气。

2. 血热风燥证

【证候表现】皮疹多呈斑片状，疹色潮红或淡红，发展较慢，有明显浸润，鳞屑较薄，附着较紧，干燥，或皮疹抚之粗糙碍手如沙粒，自觉瘙痒；伴见口咽干燥、皮肤干燥、大便秘结。舌质红，苔薄黄或薄白而少津、干燥，脉浮数。

【治法】清营凉血，养阴润燥，疏风止痒。

【方剂】清营凉血化斑汤加减。

【药物组成】生地黄20 g，赤芍20 g，牡丹皮15 g，蒲公英20 g，金银花15 g，大青叶15 g，黄精15 g，天花粉15 g，沙参15 g，麦冬15 g，太子参15 g，当归10 g，蒺藜15 g，防风15 g，何首乌10 g，肉苁蓉15 g，甘草9 g。

3. 湿毒蕴肤证

【证候表现】全身皮肤泛发潮红或密集分布的小脓疱，部分形成脓湖，或糜烂、渗出；伴见发热、瘙痒、四肢乏力。舌质红，苔黄腻，脉滑数。

【治法】清营凉血，解毒除湿。

【方剂】龙胆泻肝汤加减。

【药物组成】生地黄20 g，赤芍20 g，牡丹皮15 g，蒲公英30 g，金银花20 g，板蓝根30 g，龙胆草12 g，黄芩15 g，栀子12 g，泽泻12 g，车前子15 g（包），薏苡仁30 g，藿香12 g，苍术12 g，陈皮12 g，黄柏8 g。

（二）日久成瘀，皮疹色暗，当须活血化瘀

1. 血热血瘀证

【证候表现】皮疹多以局限性斑块为主，或呈大片状，色泽多暗红而燥，皮疹肥厚，鳞屑附着较紧，轻度瘙痒，病程日久，经久不愈，斑块较大者常伴有皲裂而致疼痛；可伴见夜间易烦热、心烦、手足心热。舌质暗红或有瘀斑，脉细数。

【治法】清营散结，活血化瘀。

【方剂】清营凉血化斑汤合桃红四物汤加减。

【药物组成】生地黄15 g，牡丹皮15 g，赤芍15 g，蒲公英20 g，金银花15 g，连翘15 g，白术12 g，当归12 g，丹参20 g，川芎12 g，虎杖13 g，红花10 g，莪术12 g，土贝母15 g，山慈菇14 g。

【病案举例】

患者，男，70岁。

主诉：全身反复红斑、鳞屑30余年，加重3天。

现病史：患者自诉30余年来全身皮肤散在红斑、斑丘疹，伴鳞屑，瘙痒，曾就诊于多家医院，诊断为"银屑病"，选用中、西药结合治疗，皮损反复发作，时轻时重，并逐渐发展成斑块，双小腿和腰部融合成大片。于3天前因心情不好，饮酒后全身红斑、鳞屑、瘙痒加重，遂就诊于名中医马拴全老师。

银屑病

刻下症：全身泛发皮疹，自觉瘙痒明显。平素易心烦，无胸闷、气短、恶心、呕吐等不适，食纳一般，夜休差，二便调。

检查：全身皮肤可见大小不等暗红色斑块，躯干部散在分布，形状大小不一，四肢及腰部斑块密集，部分融合成大片，暗红色斑块上覆着厚层银白色鳞屑，干燥，附着较紧，刮去鳞屑可见点状出血。舌质淡暗，苔薄黄，边尖有瘀点、瘀斑，脉弦数。检查：体温 36.8 ℃，脉搏 73 次/分，呼吸 20 次/分，心、肺、腹查体未见明显异常。

西医诊断：斑块型银屑病。

中医诊断：白疕。

辨证：血热血瘀。

治法：清营散结，活血化瘀。

方剂：清营凉血化斑汤合桃红四物汤加减。

药物组成：生地黄 20 g，牡丹皮 15 g，赤芍 15 g，蒲公英 20 g，金银花 15 g，连翘 15 g，土贝母 15 g，山慈菇 14 g，莪术 12 g，当归 12 g，丹参 20 g，川芎 12 g，红花 10 g，制何首乌 10 g，黄芪 30 g，乌梢蛇 10 g，白鲜皮 15 g，防风 15 g，甘草 9 g。10 剂，水煎 400 mL，分早晚两次温服。

皮损处外涂卤米松软膏、卡泊三醇软膏，每日各 1 次。

二诊：鳞屑明显减少，皮肤干燥紧绷及瘙痒感较前减轻，全身皮肤较前感觉舒适，饮食、二便、睡眠可。效不更方，继用前方 10 剂。

三诊：皮损斑块较前变薄、色泽变淡，鳞屑明显减少，瘙痒感较前减轻，服药后无其他不适，继服原方 10 剂。外治同前。

四诊：已无明显瘙痒，斑块较前明显变薄、部分点滴状皮损已消退，舌质淡红暗，边尖有瘀点、瘀斑，苔薄黄，脉弦数。原方去乌梢蛇、山慈菇、防风、制何首乌，继续服 10 剂。

五诊：躯干、四肢近端点滴状皮损基本消退，可见留有淡红色斑，大片斑块较前明显缩小、变薄，微痒，大便偏稀，夜休好，余无不适感。舌质淡红暗，边尖有瘀点、瘀斑，苔薄黄，脉弦数。原方减蒲公英量至 15 g，当归 10 g，加白术 15 g，茯苓 15 g，山药 15 g。继服 10 剂。停用卤米松软膏、卡泊三醇软膏外涂。

六诊：大部皮损消退，遗留暗褐色斑，前方继服 20 剂。外用药改为凡士林外涂，每日 1 次，以巩固疗效。

3 个月后复诊皮损未发作，嘱外用润肤剂护肤。

按语：本例患者病程日久，邪热稽留于营血，煎灼营血，使其黏稠不畅，经络阻塞，加之久病多虚、多瘀，气血运行不畅，肤失濡养而经久不愈。本次因饮酒而助热，激发稽留于营血之热邪而症状加重，故以清营散结、活血化瘀、疏风止痒为治则。方中生地、丹皮、赤芍清营凉血，制何首乌滋阴养血润燥；当归、川芎、红花、丹参活血化瘀；久病多虚则加黄芪益气，亦可扶正祛邪，气为血之帅，气行则血行，使补而不滞；蒲公英、金银花、连翘、土贝母、山慈菇、莪术清热解毒，化瘀散结；乌梢蛇、白鲜皮、防风可搜风祛风而止痒，并能疏通腠理，腠理开则郁邪散，营卫和则气血畅，顽疾自愈；甘草调和诸药。

2. 血瘀寒凝证

【证候表现】病程日久，皮疹斑块色淡不红或暗红，鳞屑不多或色白较厚，且易脱落，常多伴指、趾、腕、踝关节肿痛，活动不利，甚至僵硬、变形；遇风、寒易加重，甚至不可遇风。舌质淡或暗，苔薄白，脉沉或沉细数。

【治法】祛风散寒，活血通络。

【方剂】独活寄生汤加减。

【药物组成】羌活、独活各 10 g，桑寄生 12 g，威灵仙 12 g，牛膝 12 g，细辛 6 g，秦艽 12 g，土茯苓 15 g，川芎 12 g，人参 10 g，当归 12 g，赤芍 12 g，生地黄 12 g，乌梢蛇 10 g，防风 15 g，海桐皮 12 g。

二、常用经验方

（一）内服基础方：清营凉血化斑汤

银屑病的皮损在临床病程表现中，多以鲜红斑、潮红斑、淡红斑为主要证候，只要有红色皮损的表现，局部就有热邪蕴结，其本质概属血热、风热。故治疗中当以清营凉血、解毒化斑、疏风止痒为治则，兼以润燥、祛湿、散寒、化瘀等。

【方剂】自拟经验方：清营凉血化斑汤。

【药物组成】生地黄 30 g，水牛角 30 g（先煎），槐花 12 g，玄参 14 g，蒲公英 20 g，板蓝根 15 g，野菊花 15 g，金银花 20 g，蒺藜 15 g，白鲜皮 15 g，防风 15 g，赤芍 15 g，连翘 15 g，土贝母 12 g，蝉蜕 10 g，桔梗 10 g，生甘草 9 g。

银屑病

【方解】方中生地黄清营凉血，为君药；蒲公英、板蓝根、野菊花、金银花助君药以加强清热解毒之功，共为臣药；蒺藜、白鲜皮、蝉蜕、防风清热疏风止痒；水牛角、槐花、玄参、赤芍凉血化斑、润燥且防血热互结；连翘、土贝母解毒散结以助君、臣之力为佐药；桔梗入肺经，肺开窍于皮毛，为引经药；甘草调和诸药为使药。纵观全方具有清营凉血、解毒化斑、疏风止痒之功，使患者热清毒消，营卫调和，气血通畅，腠理固密，肌肤得养。

（二）外洗药浴方：活血化斑润肤汤

银屑病在进行期过后，进入缓解稳定期，皮损多呈暗红斑丘疹、斑块，或融合成大片状增厚斑块，伴干燥、鳞屑、瘙痒，由于病程日久，气滞血瘀而成斑块，耗伤营液，血不润肤而干燥，故治疗当以活血化斑、润肤止痒为治则（除红皮病型、进行期皮疹鲜红泛发者外，其他各型均可应用）。

【方剂】自拟外洗经验方：活血化斑润肤汤。

【药物组成】当归 40 g，赤芍 30 g，红花 20 g，生地黄 30 g，侧柏叶 60 g，白及 40 g，黄芪 60 g，蛇床子、地肤子、蒲公英各 60 g，芒硝 300 g（化入）。水煎温洗患处，每日 1 次。

【方解】当归补血活血养血，为君药；赤芍、红花、生地黄、侧柏叶以助君药凉血活血，共为臣药；白及、黄芪润肤生肌；蒲公英解毒，消肿散结；重用芒硝，其主要化学成分含硫酸钠，具有较强的消肿、软坚散结作用，以助君、臣活血化瘀、散结；蛇床子、地肤子临床多联合应用以祛风止痒，以上共为佐药。

三、临床经验，重视皮损辨证

该病宜在早期积极治疗，断不可错过治疗的最佳时机。又因本病缠绵反复，久则损耗正气，损及营阴，营阴不足，则斑疹干燥，上覆鳞屑，因此病程日久有耗气损阴征象者，在治疗中可适当应用补益之法，但切记壅补之药会有助热之弊。

银屑病虽发生于体表，同时也是脏腑功能失调的一种反应，即《黄帝内经》"视其外应，以知其内藏，则知所病矣"，因此，在本病的辨识上，需从整体观出发，既重视皮损辨证，也不能轻视脏腑、气血、经络生理功能与自然、社会因素对本病发生、发展和转归的影响，做到"辨皮损与辨脏腑"相结合，标本同治。然皮肤疾病的特殊性在于皮损可作为医患共同观察病势的指标，根据其皮损的具体表现判断病情的愈后，因此，银屑病的局部皮损辨证与治疗在临床中占有重要位置。关于本病的辨证重在观察皮损的分布、形态及颜色，以此作为疾病辨证要点及治疗的落脚点。如皮损范围较大、波及全身、色鲜红，依据"风性善行而数变，火热之邪炎热升腾"，此乃风热之邪袭表、热毒蕴结，故当以清热凉血疏风为治则；如皮损范围局限，多表明本病处于缓解稳定期，可结合疾病的形态、颜色辨证治疗，斑疹分布稀疏、色淡、鳞屑较薄，则病位较浅；若斑疹色淡，鳞屑分布较厚，皮损粗糙，则病程较长，多因气血不足，不能濡养肌肤而致，故治疗当以益气养血以润肤；若斑块色暗，上覆厚层鳞屑，乃血瘀之象，此类皮损可从"瘀"论治。因此，皮损辨证的精华之处是根据其分布的范围、颜色、形态判断疾病病位的深浅、发展的顺逆、病程的长短、治疗的方向及愈后。所以，银屑病的治疗，重在局部皮损辨证的基础上结合全身情况来辨治。

（王李雯　童丹蕾　纪春艳）

刘红霞"药—浴—罐—养"诊疗模式防治银屑病

刘红霞　新疆医科大学附属中医医院皮肤科主任，二级教授，主任医师，博士研究生导师，享受国务院政府特殊津贴专家，全国首届岐黄学者，全国第五、第六批老中医药专家学术经验继承工作指导老师。主要研究方向是银屑病、白癜风等疑难病的中医、中西医结合治疗。重视非药物疗法的运用，率先传承发展了30余种中医外治项目，推广普及到全国。

刘红霞教授30余年来，一直以银屑病等常见病为主要诊治及研究病种，根据地域特点，提出"脾虚湿盛证"的辨证分型，运用"健脾祛湿法"治疗银屑病的学术观点，拟定健脾解毒汤应用于临床。临床中注重辨病、辨证、辨体与中医外治的综合运用，将中医非药物外治疗法如针刺、拔罐、埋线等纳入治疗，形成了银屑病辨证内服中药联合药浴、罐法、埋线、膏方的综合防治模式，创立了银屑病中药内服、外洗、外搽、针灸、拔罐、埋线、膏方等中医综合治疗方案，进行银屑病的全面治疗，在病情稳定、皮疹消退后，再通过膏方、督灸、穴位贴敷、穴位埋线等方法巩固治疗、预防复发，形成了独具特色的"药—浴—罐—养"全程式防治银屑病的诊疗模式，在临床运用可明显提高银屑病的临床疗效，延长复发时间，提高患者的生活质量。

一、健脾祛湿法治疗寻常型银屑病

1. 新疆银屑病的证候特点

新疆年降水量少，气候干燥，燥邪伤津耗气，易伤及脾肾；冬季漫长，以肉食为主，易生湿化热，伤及脾胃，故本病初起因内外所感，燥湿邪毒乘而袭之，脾胃中阳不振，无力化湿，水湿内聚，郁结肌表，则生外证。但最终皆由脾土虚弱、脾失健运而导致气血亏虚、阴阳失衡、正不胜邪，使病邪久留而不去，病程延长，不易治愈。因此，临床上多以皮损呈斑块状、颜色暗红、难以消退，舌质淡胖，边有齿痕，舌苔白腻，脉濡缓为证候特点。

2. 提出健脾祛湿法治疗寻常性银屑病的学术观点

2010 年，刘教授对新疆地区 1074 例寻常型银屑病住院患者临床资料分析显示，血热型 311 例，占 28.95%，血燥型 147 例，占 13.69%，血瘀型 139 例，占 12.94%，脾虚湿盛型 477 例，占 44.41%。对 583 例寻常型银屑病门诊患者进行中医体质类型调查，结果显示排在前三位的是气虚质、气郁质、瘀血质。以上研究证实了新疆地区银屑病辨证分型具有地域性。新疆银屑病的发生，乃饮食肥甘厚味，脾失健运，导致气血亏虚、阴阳失衡、正不胜邪，使病邪久留而不去，故新疆地区斑块状银屑病较多，病程较长，不易治愈。针对新疆银屑病中医证候特点，刘教授提出"脾虚湿盛"亦是新疆地区银屑病发生、发展的内在病因病机。故拟定健脾解毒汤治疗新疆地区寻常型银屑病。

3. 健脾解毒汤的功能主治及临床运用

健脾解毒汤的组成：土茯苓、萆薢、茯苓、薏苡仁、白术（炒）、黄柏、苦参、连翘、白花蛇舌草、丹参、炙甘草，此方意在健脾祛湿、解毒止痒。土茯苓、萆薢为君药，其中土茯苓解毒、除湿、利关节；萆薢利湿浊、祛风湿。土茯苓、萆薢相配，以彰显祛湿解毒通络之功。白术、茯苓、薏苡仁为臣药，茯苓、白术均首载于《神农本草经》，其中茯苓味甘、淡，性平，归心、脾、肾经，具有利水渗湿、健脾宁心之效；白术味甘、苦，性温，归脾、胃经，具有补气健脾、燥湿利水、止汗、安胎之效。可见二药均具有健脾祛湿作用，而脾喜燥而恶湿，白术甘以健脾，苦以燥湿；茯苓甘以健脾，淡以利湿。薏苡仁味甘、淡，性微寒，入脾、胃、肺经，利水渗湿，健脾除痹，三药相使为用，一燥一渗，运利结合，使水湿除而脾气健，健脾气而运水湿，为平补平利之剂。方取白花蛇舌草、连翘、黄柏、苦参及丹参为佐药，白花蛇舌草清热利湿、解毒消痈，连翘清热解毒，黄柏清热燥湿、泻火解毒，苦参清热燥湿、杀虫，合用共奏清热解毒、燥湿止痒之功；丹参味苦，性微寒，归心、心包、肝经，为活血祛瘀，凉血消痈，养血安神之品。《本草纲目》认为该药"活血润燥，止痛散肿，通经"。丹参既防健脾燥湿药温燥太过，又抑制解毒药物太过寒凉，与连翘、白花蛇舌草、黄柏及苦参共为佐药，合奏清热解毒燥湿、养血活血止痒之功。取炙甘草为使药，甘草药性平和，通行十二经脉，可解毒、补虚、调和诸药。全方配伍刚柔相济，散收同施，使健脾益气除湿不伤津，健脾解毒、养血润燥以止痒。

【病案举例】

患者，男，46岁。

主诉：全身起暗红色斑块、脱屑伴瘙痒15年。

现病史：15年前无明显诱因，躯干、四肢出现红色丘疹，脱屑，当地医院诊断为"银屑病"，用药不详，起初疗效尚可，随后病情反复，又至多家医院就诊，并邮购药物口服、外用，用药复杂，逐渐皮疹增多，浸润变厚，大量脱屑，瘙痒明显。现活动后汗出明显，四肢困重，喜食甜食、肉食，大便溏稀。

检查：形体肥胖。头皮内散在蚕豆、钱币大小暗红色斑块，束状发，背部、腹部多发鸡蛋、手掌大小斑块，下肢胫骨前见大片状暗红色斑块，浸润肥厚，上覆较厚银白色鳞屑，皮肤干燥、皲裂，指（趾）甲均发黄增厚。舌质淡红，舌体胖大，舌苔白腻，脉细滑。

西医诊断：重度斑块状银屑病。

中医诊断：白疕。

辨证：脾虚湿盛。

治法：健脾祛湿，解毒止痒。

方剂：健脾解毒汤加减。

药物组成：土茯苓30 g，萆薢10 g，黄柏10 g，苦参9 g，薏苡仁30 g，茯苓10 g，炒白术10 g，夏枯草9 g，鸡血藤15 g，全瓜蒌15 g，当归10 g，丹参10 g，炙甘草6 g。7剂，水煎服，每日2次。

药渣煎水外洗，外用普连乳膏。

二诊：斑块颜色变暗淡，浸润略变薄，皮损脱屑减少，大便已软，舌体胖大，苔白腻。上方去苦参，炒白术增至 20 g，加党参 10 g，再服 14 剂，继续药渣煎水浸浴，外用普连乳膏。

三诊：斑块浸润明显变薄、鳞屑减少，四肢困重改善，体重减少 2 kg，舌质淡，边有齿痕，苔白。上方去全瓜蒌、夏枯草，加黄芪 15 g，蛇床子 10 g，川牛膝 9 g，再服 14 剂；外治改以健脾润肤方（黄芪 30 g，白术 30 g，茯苓 30 g，白芍 15 g，丹参 15 g，当归 15 g，桃仁 15 g，蒺藜 15 g），水煎浸浴，继续外用普连乳膏。

共治疗 35 天，全身皮疹基本消退。之后给予益气固表膏方口服，配合神阙穴灸疗，巩固治疗 2 个月，随访 6 个月未复发。

按语：患者形体肥胖，饮食以肥甘厚味为主，喜食甜食，易生湿化热，伤及脾胃，脾虚导致水液在体内的停滞；患者病史较长，邮购服用成分不明药物，伤及肝脾，结合症状、舌、脉，辨证为脾虚湿盛证。方以健脾解毒汤化裁，健脾解毒并用，燥湿同举，散收并施。初起以药渣煎汤外洗，即利用其健脾祛湿之功效。本病顽固难治，常需要较长时间的治疗，苦寒之药的用量宜轻不宜重，否则克伐升发之气，更不利于长期的治疗，故后期外治浸浴改为健脾润肤方，选用黄芪、茯苓、白术、白芍等药物以健脾益气，润肤止痒。同时以益气固表膏方口服、神阙穴灸疗共同达到调理脾肾、益气固表的目的，防止疾病复发。

二、辨证运用中药药浴治疗银屑病

中药药浴治疗是用中药煎汤后洗浴患者的全身和局部，可使药物透过皮肤、孔窍、腧穴等部位直接吸收，进入经脉、血络；输布全身，以发挥其疏通经络、调和气血、解毒化瘀、除湿止痒的作用。刘教授在运用中药药浴治疗银屑病时，重视将整体辨证与局部辨证相结合，除遵循八纲辨证和脏腑、经络、气血等辨证外，还结合局部肿、痛、痒、麻木、皮损形色等皮损特征，辨证选择外治方药。临床形成了 4 个中药药浴方剂运用于不同时期、部位、皮损表现的银屑病，直接作用于皮损，更好地发挥清热凉血、解毒除湿、养血活血的作用，现列举如下。

1. 除湿止痒方

药物组成：马齿苋 30 g，地榆 30 g。

功效：清热凉血，除湿止痒。

主治：寻常型银屑病（进行期）、反向银屑病、银屑病湿疹化改变、红皮病型银屑病、脓疱型银屑病。

2. 解毒止痒方

药物组成：黄柏30 g，连翘30 g，苦参15 g，马齿苋30 g，白鲜皮15 g，茯苓15 g，蒺藜15 g，蛇床子15 g。

功效：清热解毒，除湿止痒。

主治：寻常型银屑病（进行期）、寻常型银屑病（稳定期）皮损色红，瘙痒剧烈者。

3. 健脾润肤方

药物组成：黄芪30 g，白术30 g，茯苓30 g，白芍15 g，丹参15 g，当归15 g，桃仁15 g，蒺藜15 g。

功效：健脾益气、养血润肤。

主治：斑块状银屑病、寻常型银屑病（稳定及消退期）皮损暗淡干燥粗糙者。

4. 活血化瘀方

药物组成：鸡血藤30 g，丹参30 g，当归15 g，桃仁15 g，三棱15 g，莪术15 g，枳壳15 g，土茯苓30 g。

功效：活血化瘀、养血润肤。

主治：斑块状银屑病、寻常型银屑病（稳定及消退期）皮损暗红肥厚、呈蛎壳状者。

【病案举例】

患者，男，22岁。

主诉：头部、腋下、腹股沟皮肤起红斑、丘疹伴瘙痒反复半年。

现病史：患者于半年前无明显原因头皮出现红斑，脱少许皮屑，之后腋下、腹股沟皮肤出现红斑、脱屑，伴瘙痒不适，至某医院活检回示为"反向银屑病"，口服药不详，外用曲安奈德益康唑（派瑞松）软膏、他克莫司软膏等，未见明显改善。剧烈瘙痒，纳寐尚可，小便偏黄，大便质黏。既往喜食辛辣，有过敏性鼻炎病史。

检查：头部、双侧腋下、腹股沟部位可见红斑，部分融合成片，轻度浸润，上覆少量银白色鳞屑，未见束状发及趾、指甲改变。舌质暗红，苔白厚腻，脉缓。

西医诊断：反向银屑病。

银屑病

中医诊断：白疕。

辨证：脾虚湿盛。

病因病机：脾失健运，痰湿内生。

治法：健脾祛湿，解毒止痒。

方剂：健脾解毒汤加减，7 剂，水煎服。

配合外用除湿止痒方（马齿苋 30 g，地榆 30 g），水煎在头部淋洗，在腋窝、腹股沟处行溻渍治疗，每日 2 次，派瑞松乳膏外用，每日 2 次。

7 日后瘙痒明显减轻，头部、腋下、腹股沟处红斑色变淡，鳞屑消退，浸渍不明显，舌质暗红，苔白腻，脉缓。上方继服 7 剂，中药外洗改用解毒止痒方（黄柏 15 g，连翘 30 g，苦参 15 g，茯苓 15 g，马齿苋 30 g，白鲜皮 15 g，蒺藜 15 g，蛇床子 15 g）水煎全身浸浴，每日 1 次，每次 20 分钟，青黛膏外用，头部、腋下、腹股沟红斑颜色明显变淡，无鳞屑、糜烂、瘙痒，舌质暗淡，苔白，脉缓。

住院 14 日临床痊愈，出院后口服益气固表膏方以健脾固本，防止复发，外治予健脾润肤方（黄芪 30 g，白术 30 g，茯苓 30 g，白芍 10 g，丹参 10 g，当归 10 g，蒺藜 15 g）外洗，巩固治疗 3 个月，随访 6 个月病情稳定无复发。

按语：本病为反向银屑病，多见于腋窝、腹股沟、外阴等褶皱部位，皮疹表现为红斑、浸渍，上覆少量鳞屑，瘙痒不适。根据特禀体质、皮损特点、证候、舌、脉辨证，认为脾失运化，湿热内生，蕴于肌肤而发本病，故内服健脾解毒汤以健脾祛湿，用除湿止痒方局部溻渍以清热解毒，除湿止痒，待皮损红斑、浸渍改善，湿热已去，改为解毒止痒方全身浸浴，以清解余毒，除湿止痒。根据证候皮损变化，辨证调方，内外合治两周痊愈。出院后内服外洗药物均以黄芪、白术、茯苓等健脾益气扶正为主，内调以口服健脾益气固表之膏方，外洗方调整为健脾润肤方浸浴，以健脾益气，养血润肤，内外相合，整体调理脏腑气血阴阳而防止银屑病再复发。

三、走罐疗法治疗斑块状银屑病

刘教授认为斑块状银屑病，多由痰湿蕴阻、气滞血瘀、脉络不通所致，故在临床中将走罐疗法应用于斑块状银屑病的治疗。一种是在皮损局部阿是穴处走罐；另一种是在膀胱经上走罐。其一，罐体借助热力吸附于皮肤上，通过温热刺激，加速局部血液循环，促进新陈代谢，达到温阳散寒、活血化瘀的功效。其二，人体经络系统承担着五脏、六腑、四肢、百骸、五官、九窍的气血运行、输布、濡养的重任，膀胱经统领一身之阳气，输布体内津液，故在膀胱经走罐不仅能将气血输送到各个组织器官，还能通过经络沟通表里、联络上下，保持机体协调与平衡。

刘教授继承和发展中医传统外治方法，将走罐疗法应用于治疗斑块状银屑病，取得良好疗效。而且从 20 世纪 90 年代起还将多种中医外治方法运用在银屑病的治疗中，并进行临床观察。因走罐疗法操作简便，可迅速使鳞屑变薄，瘙痒减轻，病程缩短，得到广大同行及患者的认可。

【病案举例】

患者，男，60 岁。

主诉：腰腹部起暗红色斑块、脱屑反复发作 30 余年。

现病史：患者于 30 余年前无明显诱因，身起红斑、丘疹伴脱屑，就诊于某医院，诊断为"银屑病"，予外用药、静滴药物（具体不详），病情好转。之后常因饮酒反复，就诊于多家医院，曾口服中药、阿维 A 胶囊、复方氨肽素片等，外用多种药物等，大部分皮损消退，现仅见腰腹部地图状暗红色斑块，上覆较厚银白色鳞屑，皮肤干裂，纳寐尚可，二便调畅。平素喜肉食，喜饮酒。

检查：腰部、腹部见大片状暗红色斑块，融合成片，如手掌大，浸润肥厚，上覆较厚银白色鳞屑，皮肤干燥、皲裂。舌质紫黯，苔薄白腻，脉细涩。

西医诊断：斑块状银屑病。

中医诊断：白疕。

辨证：血瘀。

病因病机：痰湿蕴结，气滞血瘀，脉络瘀阻。

治法：活血通络，解毒祛瘀。

方剂：桃红四物汤合健脾解毒汤加减。

药物组成：桃仁 9 g，当归 10 g，白芍 10 g，川芎 9 g，生地黄 15 g，炒枳壳 9 g，土茯苓 30 g，萆薢 9 g，黄柏 10 g，生薏苡仁 30 g，连翘 15 g，鬼箭羽 9 g，蛇床子 10 g，生黄芪 10 g，陈皮 6 g。7 剂，水煎服。

外治选用活血化瘀方浸浴熏蒸，普连乳膏局部封包；并配合膀胱经走罐、腰腹部皮损处走罐治疗，每日 1 次。

综合治疗 7 日后腰腹部皮损浸润明显变薄，皮肤干燥、皲裂改善。上方继服 7 剂，停中药熏蒸及封包，继续用活血化瘀方浸浴，普连乳膏外用，每日一次；膀胱经走罐治疗改隔日一次，腰腹部皮损走罐治疗，每日一次。

治疗 14 日后，地图状皮损浸润继续变薄，呈暗红色，脱屑不明显。口服中药上方去黄柏、萆薢，加南沙参 15 g，党参 10 g，再口服 14 剂；外治改用健脾润肤方（黄芪 30 g，白术 30 g，茯苓 30 g，白芍 15 g，丹参 15 g，当归 10 g，炒枳壳 15 g，蛇床子 15 g），水煎浸浴，膀胱经肝俞、脾俞、肾俞穴闪罐，每日 1 次，腰腹部皮损走罐改隔日 1 次。

治疗 4 周后，腰腹部暗红色斑块浸润变薄，颜色变淡，无鳞屑，局部皮肤润泽，临床好转。又给予四君子汤合桃红四物汤加减之膏方口服 3 个月，穴位埋线每两周 1 次，共 3 次。随访 12 个月无复发。

按语： 患者斑块状银屑病，皮损肥厚、浸润，颜色暗红。病程迁延，斑块局限，经久不退，皮肤干燥，舌质紫黯，舌苔白腻，脉细涩。属脾失健运、湿蕴成痰、痰湿蕴阻、气滞血瘀、气血同病以致皮疹肥厚、固定不移、迁延难愈，故予桃红四物汤合健脾解毒汤口服以活血祛瘀，除湿解毒。同时外用活血化瘀方浸浴熏蒸、普连乳膏封包以活血通络、祛瘀生新、养血润肤；并配合膀胱经及皮损处走罐治疗。患者年已六旬，病史 30 余载，喜肉食、喜饮酒，病久体衰，脾肾阳虚，故予膀胱经走罐以振奋阳气，补益气血，局部皮损处走罐以祛瘀通络。治疗好转后内服及浸浴方均加强健脾益气固表、滋阴养血润肤之功效，同时配合膀胱经肝俞、脾俞、肾俞穴闪罐以补益气血，达到气血通畅、阴阳平衡的目的。患者年近八八，脾肾不足，配合膀胱经穴位埋线以刺激经络、调和气血、平衡阴阳。并配以调养脾肾膏方培补五脏，内外合用补其偏衰，抑其偏盛，巩固疗效。治疗 4 周临床好转，又巩固治疗 3 个月，随访 12 个月基本无复发。

四、愈后调养预防银屑病复发

银屑病的复发问题是治疗难点，刘教授一直在探索着银屑病的防治工作，遵循"不治已病治未病"的中医理论，从"未病先防"和"既病防变"两个方面着手。"未病先防"：在春秋两季，对治愈后银屑病患者，运用益气固表、健脾补肺的辨证思路，选用参苓白术散、四君子汤、人参健脾丸、玉屏风散等方剂加减制成膏方口服，同时配合穴位埋线、灸疗、贴敷等外治方法，共同达到"治未病"的效果。"既病防变"：对于银屑病患者，依据四诊合参、辨证论治的原则，或解毒，或除湿，或化瘀，内外治并用，中西医结合，积极控制疾病，达到既病防变的目的。

1. 健脾补肾、益气固表膏方的巩固治疗

刘教授运用《中医体质量表》对 583 例寻常型银屑病患者进行了中医体质类型调查，结果发现气虚质患者占 63.81%。根据新疆银屑病患者体质特点，以参苓白术散为主方，自拟益气固表膏方（党参 100 g，茯苓 120 g，炒白术 100 g，白扁豆 100 g，山药 120 g，黄芪 300 g，防风 100 g，生薏苡仁 300 g，桔梗 30 g，莲子 30 g，砂仁 30 g，肉苁蓉 300 g，南沙参 300 g，土茯苓 300 g，萆薢 100 g，生地黄 300 g，牡丹皮 100 g，连翘 100 g，当归 100 g，丹参 100 g，白芍 100 g，鸡血藤 150 g，白花蛇舌草 150 g，阿胶 300 g，甘草 100 g），口服，每日 1～2 次。此膏方应用于银屑病患者病情痊愈或稳定后，继续巩固治疗 3 个月。通过膏方调理以健脾益气固表、除湿解毒祛瘀，使机体气血调和，阴阳平衡，达到预防银屑病复发的目的。

2. 三九天、三伏天穴位贴敷调理脏腑气血阴阳

银屑病有冬重夏轻的发病特点，与冬季身体阳气不足，卫外不固，外受邪毒而发作或复发有关。故自拟三伏固表贴方（黄芪 60 g，白术 20 g，党参 20 g，防风 20 g，丹参 20 g，甘草 20 g，细辛 5 g），用香油调成糊剂备用，每次 1 g，行穴位贴敷（大椎、大杼、风门、肺俞、脾俞），1～2 小时/次。三九扶阳贴方（肉苁蓉 30 g，肉桂 15 g，制附子 15 g，黄精 30 g，当归 20 g，山药 20 g，细辛 5 g），新鲜姜汁调成糊剂备用，每次 1 g，行穴位贴敷（大椎、膏肓、心俞、膈俞、肾俞），1～2 小时/次。三伏贴是从每年初伏开始，每 10 天贴敷一次；三九贴是从每年冬至开始，每 9 天贴敷一次。

3. 穴位埋线调理脏腑、平衡阴阳

穴位埋线具有刺激经络、平衡阴阳、调和气血、调整脏腑的功效。刘教授将此方法运用于银屑病的愈后巩固及预防复发的治疗中。常用穴位有肺俞、膈俞、脾俞、肾俞、曲池、足三里等，均取双侧，临证加减。功用：调理脏腑，平衡阴阳。此方法适用于银屑病消退后，病情稳定，巩固治疗以预防复发。取穴多以阳经穴位为主，重点取足太阳膀胱经背俞穴。足太阳膀胱经主气，行于背，乃诸阳之属，六经之首，在十二经脉中，膀胱经阳气最旺盛，联络众多经脉，能转输、接纳诸经经气，调蓄经气盈亏。背俞穴与脏腑有密切联系，其能反映五脏六腑之虚实盛衰，故在背部俞穴实施埋线疗法可调节五脏气血，滋养补益脏腑阴阳之不足，从而对脏腑进行整体调节，使之达到"阴平阳秘"的状态。

（丰　靓　李　斌　刘红霞）

闫小宁论治银屑病经验

闫小宁　陕西省中医医院主任医师，中华中医药学会皮肤科分会副主任委员，陕西省中西医结合学会皮肤科专业委员会主任委员，国家重点专科学科带头人。主张以银屑病的不同发展进程进行证治分类。进行期多为实证，治法上常予凉血活血、疏风、清心、疏肝之法；稳定期、消退期则多予养心、补肝、健脾之法。临证时将局部皮损的血分辨证和整体脏腑辨证相结合，首辨脏腑虚实，重点着眼于心、肝、脾三脏，次辨皮损的具体类型，分清血热、血燥、血瘀三种血的异常状态。

一、清热凉血，祛风散邪，以利全身

银屑病初发或复发不久，皮疹发展迅速，红色或深红色丘疹、斑丘疹及小片红斑，表面覆有银白色鳞屑，伴有瘙痒、发热、口渴、咽干、咽痛；舌质红，苔薄黄，脉浮数。鲜红斑疹为热入血分伤及血络，导致血行不畅、郁阻脉络及血溢脉外，结于皮下；皮肤鳞屑源自热邪入血后"耗血"，加之血络受伤，气血不能荣于肌肤所致；咽喉属清窍，喜清空，恶邪塞，以通为用，且居高位，最易受邪，故此型咽干、咽痛常为首发症状；痒自风来，凡瘙痒性皮肤病常责之于风邪，部分患者在感冒发烧、咽喉肿痛或进食海鲜、辛辣饮食等动风之物后，一夜间皮疹遍布全身，这种新病骤起或旧病复发之速与风之喜行迅疾的特性相一致。故闫教授常善用荆芥、防风等疏风散邪之品。患者素体亏虚，血热内蕴，热久化燥生风，皮肤失于濡养。此型多治以清热凉血，祛风散邪，方选自拟消风汤加味。

【病案举例】

患者，女，28岁。

主诉：患银屑病2月余，加重1周。

刻下症：全身泛发鲜红色斑丘疹及斑片，表面覆盖银白色鳞屑，基底鲜红，有小出血点，剧烈瘙痒，发热，打喷嚏，咽干、咽痛。舌质红，苔薄黄，脉浮数。

辨证：风热血热。

治法：清热凉血，祛风散邪。

方剂：消风汤加减。

药物组成：金银花、连翘、生地黄、紫草各 20 g，赤芍、荆芥、防风、羌活、白芷、蝉蜕、大青叶、板蓝根各 10 g，甘草各 6 g。14 剂，水煎服，每日 1 剂。

兼口服银屑平片，6 g/次，2 次/日，患者现阶段表证较重，故配合耳尖放血加拔罐治疗以减轻症状。

二诊：服药后，皮疹颜色明显变淡，鳞屑减少。发热、咽痛等症状消失，瘙痒大减，腹泻。上方去大青叶、板蓝根、蝉蜕，加炒白术 15 g，14 剂，水煎服，每日 1 剂。兼口服银屑平片，6 g/次，2 次/日。

三诊：上方加减治疗 1 月余，全身皮疹基本消退，遗留色素沉着，遂令其停服汤药，更服银屑平片，6 g/次，2 次/日巩固治疗。

按语：本例患者属于血热型，且风邪偏盛，用金银花、连翘、生地黄、赤芍清热凉血。用药并非一味苦寒，而是选择擅解表达邪而能祛风散邪之品，如荆芥、防风、蝉蜕之类。用羌活、独活解外感所致一身尽痛，目赤肤痒。风为阳邪，羌活燥散性大，发散解表力强，直上巅顶，通利五脏，病邪在上焦者宜用之，遂闫教授常喜羌活为上焦的引经药；而独活善下行而入里，祛风湿力强，善治下焦风湿痹痛宜之，在银屑病早期如无明显下焦症状，可先不用。白芷祛风止痒；伴咽干咽痛者，可加大青叶、板蓝根等清热解毒、凉血利咽；皮损色深时多加用紫草以凉血、解毒、透疹，既可增加金银花、连翘等的凉血解毒之功，又可使荆芥、防风等的发散之力更胜一筹；甘草调和诸药，共奏凉血疏风之功。

二、着眼心肝，重视情志，临证须辨虚实

银屑病的许多临床表现与心、肝二脏的功能密切相关。肝主疏泄和藏血，若肝不疏泄，气机不畅，则五志化火，血热毒盛，全身红斑，搔抓点状出血；若肝不藏血，不荣而发外燥，故鳞屑叠起，肌肤干燥；肝主筋，其华在爪，肝血亏虚，则爪甲不荣，出现指甲凹陷、顶针样改变。肝的功能失调，导致气血失和，皮肤失荣，出现皮肤角化肥厚、干燥脱屑、瘙痒等皮肤疾患。心主神志和血脉。心脏阴阳调和，气血充足则能灌溉周身。心火亢盛则火热郁于脉络，脉道不利而血热妄行，出现火、热、肿、痛诸症。而又有"肝受气于心""肝木旺挟心火实"之说，血热妄行，外发于肌肤，产生红

斑、丘疹、脓疱、渗出、皮肤瘙痒等症状。心血不足，损及肝血，则子母两虚，导致血虚不能濡润肌表，生风生燥，风盛则痒，燥胜则干，患者可出现皮损剧烈瘙痒及长期皮肤干燥。在临床上银屑病的诱发与加重，由患者的紧张、劳累而导致的情况屡见不鲜。究其缘由，是此病发作期常为情志内伤引起的心肝火盛，皮损呈红斑色鲜，肌肤灼热，且伴随剧烈瘙痒，患者对自身鲜红皮损产生心理抗拒，因此急躁易怒、焦虑不安，甚至心烦失眠。心、肝受邪所表现出大幅度的情绪变化常伴随着银屑病的急性起病过程，而长期的不良情绪得不到心、肝的正常功能疏导而伤阴损阳，造成阴阳的局部偏胜而整体偏衰，则是慢性银屑病迁延不愈、反复发作的重要原因。

斑块型银屑病病因病机中，"血热"与"血瘀"亦存在密切关系。因情志所伤，气机郁滞化火，致心火亢盛，热伏营血；或因饮食失节，过食腥发，脾胃失和，气机失畅，郁久化火，复感外邪，致毒热入于血分，血热互结，煎灼血中津液，血热瘀滞，羁留皮肤发病。因此"血热"与"血瘀"常同时相伴而存在，在治疗上以清热解毒，凉血活血为其基本原则。选方宜自拟克银汤（生槐花、生地黄、牡丹皮、何首乌、三棱、莪术、白芍、土茯苓、水牛角），加淡竹叶、黄连、白茅根、牡蛎等。

若烦躁易怒，或颊赤口干，或月经不调，少腹胀痛，皮疹沿少阳经区域分布，治宜养血疏肝、凉血清热，方选丹栀逍遥散、逍遥散、柴胡疏肝散等加减化裁。若皮损热象较重，加用紫草、板蓝根、土茯苓、牡丹皮、鸡血藤等，以清热凉血消斑。如见血虚者，选用当归饮子加减化裁。

【病案举例】

患者，男，34岁。

主诉：背部、双下肢皮肤红斑、鳞屑伴瘙痒6年余。

现病史：患者自述6年前出现背部红斑、鳞屑，未予重视，后皮损逐渐扩大，于医院就诊后行病理活检，确诊为银屑病，6年来间断使用激素、雷公藤、阿维A等药物治疗，病情虽可暂时控制，但经常反复。

刻下症：背部、双下肢大小不等暗红色斑片，肥厚粗糙，境界明显，上覆大量白色鳞屑，刮去鳞屑可见薄膜现象及点状出血，瘙痒明显。舌紫黯，苔黄，脉弦细数。

西医诊断：斑块型银屑病。

中医诊断：白疕。

辨证：血热血瘀。

治法：凉血活血，化瘀软坚。

方剂：克银汤加减。

药物组成：生槐花10 g，生地黄20 g，牡丹皮10 g，制何首乌10 g，三棱10 g，莪术10 g，白芍15 g，土茯苓15 g，水牛角15 g（先煎），紫草20 g，野菊花20 g，鸡血藤20 g，白鲜皮20 g，地肤子20 g，木瓜12 g，甘草6 g。7剂，每日1剂，水煎温服。

配合口服愈银片（院内制剂）6片，2次/日，复方甘草酸苷片2片，3次/日，皮损处放血疗法，隔日1次，后外搽卡泊三醇软膏，1次/日。

二诊：药后未见新发皮损，红斑、瘙痒减轻，皮损变薄，舌、脉象同前。原方去水牛角、制何首乌，加蒺藜30 g，合欢皮15 g，僵蚕10 g，三棱、莪术减至6 g，予14剂，每日1剂，水煎温服，余治疗同前。

三诊：患者皮损消退，颜色变淡，大部分仅为色素沉着，仍有少量脱屑。嘱其继续服用愈银片、复方甘草酸苷片巩固一段时间，注意饮食、情绪、休息，随诊。

针药治疗数月后，诸恙皆瘥。

按语：本例患者罹病6载，毒热之邪常灼阴血，日久气血瘀结形成血瘀，脉络受阻，故病情顽固难愈，多药治疗效不佳。根据皮损及舌、脉象特征，辨为瘀热内伏，血分有热，故以凉血活血、化瘀软坚为治则。方中水牛角、紫草、野菊花、槐花、生地黄、牡丹皮等凉血解毒，三棱、莪术破血行气、活血化瘀，实合疾病瘀热互结之病机；克银汤以犀角地黄汤为底方，活血化瘀效力可见一斑，同时可用以滋阴清火。辅以何首乌、土茯苓、木瓜入络解毒，添僵蚕一味虫药，深入髓络，攻剔痼结之瘀血；鸡血藤去瘀血，生新血，流利经脉；地肤子、蒺藜、合欢皮、白鲜皮改善皮肤瘙痒症状；甘草清热解毒，调和药性，和胃护中。诸药相和，共奏凉血活血、化瘀软坚之功。

三、温阳健脾，利湿祛邪，以调阴阳

西安地处我国西北，气候干燥，年降水量较少，具有明显的地域特征，且冬季漫长，气候异常寒冷。本地区银屑病患者易出现脾虚湿盛、阳气不足的症状，因此，有治疗银屑病当温阳健脾、利湿祛邪的学术观点。素体阳虚，或中老年阳气虚弱，又值冬季外寒侵袭，寒性收引，毛窍腠理闭塞，形成一种内有阳虚、表有寒束的情况；其次，病程日久，正气不旺，脾胃虚

弱，脾失健运，水谷运化失常，气血生化乏源，易致机体气血、阴阳失调，正不胜邪，使病邪易留而难去，难以治愈。脾运失常致使湿邪内生，蕴久热酿成毒，脾主四肢肌肉，湿、热、毒邪合而致病，共蕴于血分而发于肌表。气虚卫外失固，故不耐寒邪、风邪、暑邪，易患感冒，诱发本病兼有过敏倾向。阳气虚弱的患者机体恢复较慢，病情迁延，病程较长。此型患者皮损色淡红或暗红，有浸润感，鳞屑厚，但极度瘙痒，平素畏寒无汗，精神萎靡嗜睡，倦怠无力，纳差，大便不成形，舌淡胖，苔白腻，脉沉弱或缓。治以温阳健脾，利湿祛邪，常用方为平胃散加味。

【病案举例】

患者，男，40岁。

现病史：患者于10年前无明显诱因全身泛发暗红色红斑、鳞屑，在当地医院诊断为"银屑病"，10年来经过多次治疗疗效甚微。

刻下症：头皮、躯干、四肢均覆盖大片暗红色斑块及厚层鳞屑，干燥而瘙痒，有少许新发点滴状及小片状皮疹。患者形体略胖，诉平素畏寒不易汗出，若汗出畅快则皮疹有好转，瘙痒，怕吹空调，疲倦甚，欲寐，大便不成形，四逆。舌体胖大，舌边有齿印，质淡暗，苔白而腻，脉沉细。

中医诊断：白疕。

辨证：脾虚湿滞，阳气不足。

治法：温阳健脾，利湿祛邪。

药物组成：厚朴、苍术、陈皮、豆蔻、干姜、芡实、白扁豆各10 g，槐花、紫草、土茯苓、鸡血藤、白鲜皮各20 g，丹参15 g，木瓜12 g，桂枝、甘草6 g。14剂，水煎服，每日1剂。

患者就诊时系三伏天，冬病夏治之最佳时段，故令患者于初伏、中伏、末伏进行长蛇灸治疗以改善体质，减轻冬季发病。

二诊：服药后，皮疹颜色明显变淡，鳞屑减少。精神明显好转，身体沉重感减轻，但畏寒未有减轻，仍守原法出入：加肉桂3 g。14剂，水煎服，每日1剂。继续按疗程长蛇灸治疗。

三诊：躯干皮疹基本消退，精神振奋，四逆转温，稍有便秘。上方加减治疗3月余，末伏结束2月余，皮疹基本消退，遗留色素沉着，遂令其停服汤药，嘱患者家中自行艾灸足三里、三阴交等穴位巩固治疗，注重保暖。

按语：治疗此型银屑病患者重点在中焦脾胃，若脾气虚弱，健运失常，则湿邪内生，故应健脾为先，土能胜湿，脾胃健运，则水湿之邪得以运化，故以厚朴、苍术、陈皮、芡实、白扁豆健脾利湿，湿去而寒孤，寒邪亦不能久留；干姜、肉桂等温阳助运，使寒邪消散；运用健脾益气之品时，配合芳香化湿之品，如白豆蔻、砂仁等防止温燥太过。槐花、紫草、土茯苓、木瓜清热利湿、解毒消斑，白鲜皮止痒，鸡血藤、丹参活血通络。针对畏寒、大便不成形等阳气不足的表现，闫教授主张内外治联合，标本兼治。故此型多辅以长蛇灸治疗（三伏天尤佳），机体提前储存阳气，使冬季体内阳气充足，阴阳平衡，外邪不可侵犯人体，提高抗病能力。

四、银屑病特色治疗

（一）院内制剂：银屑平片、愈银片

1. 银屑平片

药物组成：松香等。

功效：祛风燥湿，排脓拔毒，生肌止痒。

用法：5~10片/次，2次/日，口服，可用于血热证。

2. 愈银片

药物组成：槐花、松香、牡丹皮、三棱、莪术等。

功效：活血化瘀，软坚散结，润肤止痒。

用法：5~10片/次，2次/日，口服，适用于血瘀证。

3. 外洗药浴方：Ⅰ号、Ⅱ号、Ⅲ号方

银屑病在三个不同的时期，皮损表现各不相同，针对血热、血燥、血瘀三型分别拟用不同的外洗药物。用法：每剂中草药水煎成2000 mL水剂，皮损处每次淋洗15~20分钟，外洗3~5次/周。

（1）血热证。自拟外洗经验方：Ⅰ号洗方。

药物组成：生地榆、白鲜皮、威灵仙、地肤子、野菊花、蒲公英、紫草各30 g。

方解：紫草清热凉血，为全方之主药；生地榆可增强紫草清热凉血之功，生肌，收敛；威灵仙祛风通络散寒，软坚散结，可软化鳞屑，增加其他药液吸收；白鲜皮清热祛风解毒；地肤子清热止痒；野菊花、蒲公英可清热解毒。

（2）血瘀证。自拟外洗经验方：Ⅱ号洗方。

药物组成：蒲公英、威灵仙、红花、半枝莲、紫草、三棱、莪术各

30 g。

方解：紫草、半枝莲清热解毒，凉血活血；三棱、莪术、红花活血化瘀；威灵仙通络散寒，软坚散结，祛寒邪，增强三棱、莪术活血化瘀之功；蒲公英解毒，消肿散结。

（3）血燥证。自拟外洗经验方：Ⅲ号洗方。

药物组成：鸡血藤、地骨皮、威灵仙、白鲜皮、当归、生地黄各 30 g。

方解：鸡血藤、当归补血活血养血，濡养干燥之肌；地骨皮、生地黄清热凉血；威灵仙祛风通络，软坚散结，可软化鳞屑，使皮肤光滑无屑；白鲜皮清热解毒，祛风止痒，可有效改善瘙痒症状。

（二）外用膏方

（1）牛皮癣软膏：清热凉血、燥湿止痒，可治疗各种银屑病，1～2 次/日，外搽。

（2）润肤膏：清热养血、润燥止痒，用于红皮病型、血燥证银屑病，1～2 次/日，外搽。

（3）芩连膏：清热利湿、祛风止痒，可用于湿热证银屑病，1～2 次/日，外搽。

五、预防调摄

对于银屑病的复发预防，闫教授主张体虚、体寒或冬季加重患者三伏天做长蛇灸疗法，预防复发；过敏性体质易反复患者，建议穴位埋线疗法，穴位埋线可起到调整脏腑阴阳偏盛的作用，即损有余，补不足。

（黄雪莹　张中华　周　琳）

吐尔逊·乌甫尔从四种异常体液质论治寻常型银屑病

维吾尔医名老医生吐尔逊·乌甫尔教授是现代维吾尔医皮肤科建设和发展的奠基人，他率先指出银屑病相当于维吾尔医的"鳞屑癣"病，统一规范了维吾尔医四种异常体液质治疗银屑病的总体诊疗思路，并创立了从血热致病论治疗银屑病的维吾尔医辨治银屑病的主流学术思想，至今仍影响着临床维吾尔医皮肤科医师治疗银屑病的辨证论治指南及思路。

一、维吾尔医四种体液质分型

异常血液质型、异常胆液质型、咸性黏液质型、异常脾液质型。

四种异常体液质是银屑病发生的内在因素，是发病的主要根本。维吾尔医基础理论认为，各种原因使自然力下降致肝脏生理功能紊乱，障碍肝脏生成正常体液和解毒功能，导致体内异常体液质过盛及沉积，阻滞血液的正常运行，使机体气质异常，并使异常体液沉积在皮肤组织，刺激皮肤组织，影响皮肤的自然驱力、营养驱力（吸收驱力、捏住驱力、消化驱力、逐排驱力）、生长驱力（改造驱力、形成驱力）等，特别是导致形成驱力紊乱，从而导致银屑病发生。

（一）异常血液质型

【主症】银白色鳞屑，可见薄膜现象，点状出血点。

【次症】皮疹不断地出现和扩大，皮损颜色红，鳞屑厚积，周围有红晕，痒感较烈。舌红，苔黄，脉搏为硬波浪形，少数出现上呼吸道感染症状，小便颜色黄。

【治法】调节血液质（调节疗法、清血疗法）、凉血解毒、止痒、润肤。

【方剂】调节剂和清血剂，凉血清热解毒药物。

【药物组成】

调节剂：大叶破布木果60 g，地锦草25 g，睡莲花30 g，洋甘菊15 g，玫瑰花15 g，龙葵果30 g，罗望子30 g，土茯苓25 g，茴香根30 g，药蜀葵子15 g，刺糖40 g，天山堇菜20 g，菊苣子30 g，菊苣根30 g，新疆园枣60 g，清泻山扁豆40 g，铁线蕨10 g，松萝10 g，制成合剂。水煎服，1日3次，1次100 mL。同时服用：四诃地锦草蜜膏或四诃菟丝蜜膏，10 g，1日3次。以上药物根据病情连续服用10～15天。

清血剂：清泻山扁豆40 g，地锦草35 g，西青果25 g，毛诃子肉25 g，新疆圆枣100 g，玫瑰花15 g，水龙骨10 g，刺糖60 g，天山堇菜15 g，诃子肉25 g，余甘子15 g，牛舌草15 g，薰衣草15 g，罗望子30 g，番泻叶25 g，卡布尔诃子肉25 g，新疆酸李35 g，菟丝草25 g，菊苣子25 g，藿香10 g，制成合剂。1日3次，1次100 mL。以上药物根据病情连续服用3～

5 天。

维成药：四诃地锦草蜜膏，口服，1 日 3 次，1 次 10 g；四诃土茯苓蜜膏，口服，1 日 3 次，1 次 10 g；复方欧菝葜根合剂，口服，1 日 3 次，1 次 20 mL；土茯苓露剂，口服，1 日 3 次，1 次 50 mL；温散加瓦热西加里奴司蜜膏，口服，1 日 3 次，1 次 10 g；地锦草露剂，口服，1 日 3 次，1 次 100 mL。连续服用 25 ~ 32 天。

【方解】调节剂主要调节肝脏的气质、调节生成正常体液质和解毒功能；清血剂主要清除血液及体内过盛、沉积、阻滞血液正常运行的异常物质；凉血清热解毒药物主要防治异常体液质液沉积在皮肤组织，刺激皮肤组织，尤其是改善皮肤的自然驱力和形成驱力之功。

【加减应用】调节剂内的清泻山扁豆、番泻叶药物照患者个体化差异和大便的硬软度，可增加、可减量使用。

【病案举例】

患者，男，34 岁。主诉"全身起片状红色皮疹伴瘙痒，3 个月"。3 个月前因患者出现感染性疾病并开始咽喉疼痛症状，发现全身部出现散在的点状红色皮疹，当时未注意，后来逐渐增多并相连成大片状、蔓延全身皮肤的 95% 以上，而且表面有白屑，剧烈瘙痒。皮肤检查：头皮、躯干、四肢起连片状红色皮疹，表面附着较薄之银白色鳞屑，日光下发光，鳞屑少薄，基底呈潮红。舌红，苔黄，脉搏为硬波浪形，小便颜色黄。西医诊断红皮病型银屑病。维吾尔医诊断异常血液质型鳞屑癣。治法：调理疗法、内服药物疗法、外用药物疗法和非药物疗法等综合治疗方法。

治法：调节血液质（调节疗法、清血疗法）、抗炎、抗感染、凉血解毒、止痒、润肤。

方药：

调节剂：大叶破布木果 60 g，地锦草 25 g，睡莲花 30 g，洋甘菊 15 g，玫瑰花后 15 g，龙葵果 30 g，罗望子 30 g，土茯苓 25 g，茴香根 30 g，药蜀葵子 15 g，刺糖 40 g，天山堇菜 20 g，菊苣子 30 g，菊苣根 30 g，新疆园枣 60 g，清泻山扁豆 40 g，铁线蕨 10 g，松萝 10 g，制成合剂。1 日 3 次，1 次 100 mL。同时服用：四诃地锦草蜜膏或四诃菟丝蜜膏，10 g，1 日 3 次。以上药物根据病情连续服用 10 天。

清血剂：清泻山扁豆 40 g，地锦草 35 g，西青果 25 g，毛诃子肉 25 g，新疆圆枣 100 g，玫瑰花 15 g，水龙骨 10 g，刺糖 60 g，天山堇菜 15 g，诃子肉 25 g，余甘子 15 g，牛舌草 15 g，薰衣草 15 g，罗望子 30 g，番泻叶 25 g，卡布尔诃子肉 25 g，新疆酸李 35 g，菟丝草 25 g，菊苣子 25 g，藿香 10 g，制成合剂。1 日 3 次，1 次 100 mL。以上药物根据病情连续服用 4 天。

上述药物调节血液质 14 天，患者脉搏开始缓解、小便颜色变淡、患者情绪也开始好转、皮损颜色有所淡化。

后以抗炎、抗感染、凉血解毒、止痒、润肤治疗：四诃地锦草蜜膏，口服，1 日 3 次，1 次 10 g；四诃土茯苓蜜膏，口服，1 日 3 次，1 次 10 g；复方欧菝葜根合剂，口服，1 日 3 次，1 次 20 mL；土茯苓露剂，口服，1 日 3 次，1 次 50 mL；地锦草露剂，口服，1 日 3 次，1 次 100 mL。连续服用 16 天。外用药：3%~5% 润肤克比热提软膏，外用，1 日 2~3 次；玫瑰花油，外用，1 日 2~3 次涂敷患处，患者皮损明显消退、瘙痒基本消退、部分残留色素沉着斑或色素减退斑，共住院 30 天，临床基本痊愈出院，追踪 3 年未见复发。

按语： 本例患者属于异常血液质型，而且热偏盛、病程较短，用维吾尔医药内服结合用外润肤、止痒药物，效果更好。追踪 3 年未复发。抗炎、抗感染、凉血解毒药物服用后，皮肤红斑消退较快。

（二）异常胆液质型

【主症】银白色鳞屑，可见薄膜现象，点状出血点。

【次症】皮疹多为点滴或片状，基底潮红，表面覆盖银白色鳞屑，瘙痒，夏季加重伴有口渴咽干，便秘，苔薄黄，脉搏硬且快，小便颜色黄，皮损灼热。

【治法】调节异常胆液质（成熟疗法、清除疗法）、清血解毒、止痒、润肤、脱屑。

【方剂】成熟剂和清除剂，清血解毒、止痒、润肤、脱屑药物。

【药物组成】

成熟剂：地锦草 25 g，菊苣子 25 g，菊苣根 25 g，大叶破布木果 25 g，香菜子 15 g，龙葵果 15 g，蜀葵子 15 g，罗望子 40 g，土茯苓 25 g，菟丝子 15 g，玫瑰花 15 g，天山堇菜 20 g，睡莲花 15 g，白檀香 25 g，新疆园枣 100 g，制成合剂。口服，1 日 3 次，一次 100 mL。同时服用：复方欧菝葜根合剂，口服，1 日 3 次，1 次 10 粒；复方土茯苓露剂，口服，1 日 3 次，1 次 100 mL；复方菊苣露剂，口服，1 日 3 次，1 次 100 mL。以上药物根据

银屑病

病情连续服用 7 天。

清除剂：黄诃子肉 25 g，西青果 15 g，卡布尔诃子肉 25 g，罗望子 40 g，菟丝子 20 g，地锦草 25 g，番泻叶 25 g，玫瑰花 15 g，天山堇菜 20 g，清泻山扁豆 60 g，余甘子 25 g，龙葵果 35 g，菊苣子 20 g，新疆酸李 40 g，睡莲花 20 g，新疆圆枣 100 g，制成合剂。口服，1 日 3 次，1 次 100 mL。连续服用 3 天。

维成药：四诃地锦草蜜膏，口服，1 日 3 次，1 次 10 g；复方欧菝葜根合剂，口服，1 日 3 次，1 次 100 mL；复方克比热提片，口服，1 日 3 次，1 次 2～3 片。连续服用 20 天。

【方解】成熟剂主要调节肝脏的气质、调节生成正常体液质和解毒功能；清除剂主要清理血液及体内过盛、沉积、阻滞血液正常运行的异常物质；清血解毒、止痒药物主要防治异常体液质液沉积在皮肤组织，刺激皮肤组织，改善皮肤的自然驱力、捏住驱力和消化驱力之功。

【加减应用】患者若有消化不良成熟剂内可加薄荷，有便秘或大便硬症状可加清泻山扁豆、番泻叶药物。

【病案举例】

患者，女，31 岁。主诉"全身起红色皮疹伴瘙痒 2 年、脓点加重 5 个月"，2 年前因患者无明显原因身体局部出现散在的点状红色皮疹并逐步蔓延到全身，当时患者在当地医院就诊以寻常型银屑病门诊治疗好转（主要外用药物治疗具体不详），后来患者停药后病情再次反弹、患者继续使用上述药物，5 个月前患者停药后上肢腹部皮损再次严重并开始出现点状脓疱，皮损表面有白屑，瘙痒较剧烈。皮肤检查：前胸、腹部、四肢起连片状红色皮疹，表面附着较薄之银白色鳞屑，上肢和腹部皮损伴有点状脓疱，基底呈潮红。舌红，苔黄，口渴咽干，便秘，脉搏硬且快，小便颜色黄，皮损灼热。西医诊断脓疱型银屑病。维吾尔医诊断异常胆液质型鳞屑癣。治法：成熟清除疗法、内服药物疗法、外用药物疗法和非药物疗法等综合治疗方法。

治法：调节异常胆液质（成熟疗法、清除疗法）、清血解毒、止痒、润肤、脱屑。

方药：

成熟剂：地锦草 25 g，菊苣子 25 g，菊苣根 25 g，大叶破布木果 25 g，香菜子 15 g，龙葵果 15 g，蜀葵子 15 g，罗望子 40 g，土茯苓 25 g，菟丝子 15 g，玫瑰花 15 g，天山堇菜 20 g，睡莲花 15 g，白檀香 25 g，新疆园枣

100 g，制成合剂。口服，1日3次，一次100 mL。同时服用：复方欧荽蒌根合剂，口服，1日3次，1次10粒；复方土茯苓露剂，口服，1日3次，1次100 mL；复方菊苣露剂，口服，1日3次，1次100 mL。以上药物根据病情连续服用7天。

清除剂：黄诃子肉25 g，西青果15 g，卡布尔诃子肉25 g，罗望子40 g，菟丝子20 g，地锦草25 g，番泻叶25 g，玫瑰花15 g，天山堇菜20 g，清泻山扁豆60 g，余甘子25 g，龙葵果35 g，菊苣子20 g，新疆酸李40 g，睡莲花20 g，新疆圆枣100 g，制成合剂。口服，1日3次，1次100 mL。连续服用3天。

上述药物调节异常胆液质10天，患者脉搏开始缓解、小便颜色变淡、口渴咽干好转、大便变畅通、患者情绪也开始好转、皮损颜色有所淡化。

后以清血解毒、止痒、润肤、脱屑：四诃地锦草蜜膏，口服，1日3次，1次10 g；复方欧荽蒌根合剂，口服，1日3次，1次100 mL；复方克比热提片，口服，1日3次，1次2~3片。连续服用20天。外用药：3%~5%润肤克比热提软膏，外用，1日2~3次；玫瑰花油，外用，1日2~3次涂敷患处治疗，患者脓疱消退、皮损颜色和瘙痒基本消退、部分片状留有色素沉着斑或色素减退斑，共住院30天，临床基本痊愈出院，追踪2年未见复发。

按语：本例患者属于异常胆液质型，而且热偏盛、病程较短，用维吾尔医药内服结合外用消炎、润肤、止痒药物，效果更好。追踪2年未复发。清血解毒、止痒、润肤药物服用后，皮肤红斑和脓疱消退较快。

（三）咸性黏液质型

【主症】银白色鳞屑，可见薄膜现象，点状出血点。

【次症】皮损较深结节，鳞屑厚积，瘙痒比较严重，伴有便秘，舌苔红，苔色黄腻，脉粗硬快，小便颜色黄。

【治法】调节异常黏液质（成熟疗法、清除疗法）、清血通阻、止痒、润肤、脱屑。

【方剂】成熟剂和清除剂，清血通阻、止痒、润肤、脱屑药物。

【药物组成】

成熟剂：铁线蕨15 g，地锦草40 g，睡莲花30 g，牛舌草25 g，玫瑰花20 g，西青果30 g，罗望子30 g，土茯苓30 g，茴香根15 g，香青兰20 g，

银屑病

诃子30 g，天山堇菜20 g，白檀香30 g，菊苣根25 g，新疆园枣150 g，清泻山扁豆30 g，薰衣草30 g，大叶破布木果25 g，制成合剂。口服，1日3次，1次100 mL。同时服用，四诃土茯苓蜜膏，口服，1日3次，1次10 g；温散加瓦热西加里奴司蜜膏，口服，1日3次，1次10 g。以上药物根据病情连续服用10天。

清除剂：清泻山扁豆40 g，地锦草35 g，西青果25 g，毛诃子肉25 g，新疆圆枣100 g，玫瑰花15 g，水龙骨10 g，刺糖60 g，天山堇菜15 g，诃子肉25 g，余甘子15 g，牛舌草15 g，薰衣草15 g，罗望子30 g，番泻叶25 g，卡布尔诃子肉25 g，新疆酸李35 g，菟丝草25 g，菊苣子25 g，藿香10 g，制成合剂。口服，1日3次，1次100 mL。连续服用5天。

维成药：清血胶囊，口服，1次2～3粒或白癣夏塔热片，口服，1次3～5片，1日3次；复方欧菝葜根合剂，口服，1日3次，1次100 mL；复方克比热提片，口服，1日3次，1次2～3片；土茯苓露剂，口服，1日3次，1次100 mL；地锦草露剂，口服，1日3次，1次100 mL。连续服用20天。

【方解】成熟剂主要调节肝脏的气质、调节生成正常体液质和解毒功能；清除剂主要清理血液及体内过盛、沉积、阻滞血液正常运行的异常物质；清血通阻、止痒、润肤药物主要防治异常体液质液沉积在皮肤组织，改善皮肤的自然驱力、捏住驱力、逐排驱力、消化驱力之功。

【加减应用】患者若湿热旺盛可加甘草、铁线蕨、茴香根，有消化不良成熟剂内可加薄荷，有便秘或大便硬症状可加清泻山扁豆、番泻叶药物。

【病案举例】

患者，男，54岁。主诉"全身起鳞屑性皮损伴瘙痒10年、加重2年"。10年前因患者无明显原因躯干、头部出现散在点状红色皮疹伴瘙痒，当时患者在当地医院就诊好转（口服、外用药物治疗具体不详），患者间断性的使用上述药物，并在2年前完全停止药物后上肢、腹部皮损再次复发并成斑片状，皮损表面有厚一层鳞屑，瘙痒较剧烈。皮肤检查：上肢、腹部斑片状皮疹、表面附着厚一层银白色鳞屑，基底呈红色。伴有便秘，苔色黄腻，脉粗、快，小便颜色黄。西医诊断为寻常型斑块状银屑病。维吾尔医诊断为咸味黏液质型鳞屑癣。治法，成熟清除疗法、内服药物疗法、外用药物疗法和非药物疗法等综合治疗方法。

治法：调节异常黏液质（成熟疗法、清除疗法）、清血通阻、止痒、润肤、脱屑。

方药：

成熟剂：铁线蕨 15 g，地锦草 40 g，睡莲花 30 g，牛舌草 25 g，玫瑰花 20 g，西青果 30 g，罗望子 30 g，土茯苓 30 g，茴香根 15 g，香青兰 20 g，诃子 30 g，天山堇菜 20 g，白檀香 30 g，菊苣根 25 g，新疆园枣 150 g，清泻山扁豆 30 g，薰衣草 30 g，大叶破布木果 25 g，制成合剂。口服，1 日 3 次，1 次 100 mL。同时服用，四诃土茯苓蜜膏，口服，1 日 3 次，1 次 10 g；温散加瓦热西加里奴司蜜膏，口服，1 日 3 次，1 次 10 g。以上药物根据病情连续服用 10 天。

清除剂：清泻山扁豆 40 g，地锦草 35 g，西青果 25 g，毛诃子肉 25 g，新疆圆枣 100 g，玫瑰花 15 g，水龙骨 10 g，刺糖 60 g，天山堇菜 15 g，诃子肉 25 g，余甘子 15 g，牛舌草 15 g，薰衣草 15 g，萝望子 30 g，番泻叶 25 g，卡布尔诃子肉 25 g，新疆酸李 35 g，菟丝草 25 g，菊苣子 25 g，藿香 10 g，制成合剂。口服，1 日 3 次，1 次 100 mL。连续服用 5 天。

上述药物调节异常胆液质 15 天，患者脉搏开始缓解、小便颜色变淡、大便变畅通、苔色变淡、脉粗缓解，患者情绪也开始好转、皮损表面鳞屑变薄。

后以清血通阻、止痒、润肤、脱屑：清血胶囊，口服，1 次 2 ~ 3 粒或白癣夏塔热片，口服，1 次 3 ~ 5 片，1 日 3 次；复方欧菝葜根合剂，口服，1 日 3 次，1 次 100 mL；复方克比热提片，口服，1 日 3 次，1 次 2 ~ 3 片；土茯苓露剂，口服，1 日 3 次，1 次 100 mL；地锦草露剂，口服，1 日 3 次，1 次 100 mL。连续服用 20 天。外用药：3% ~ 5% 润肤克比热提软膏外用，1 日 2 ~ 3 次，橄榄油外用，1 日 2 ~ 3 次；玫瑰花油，外用，1 日 2 ~ 3 次涂敷患处，患者鳞屑消退、皮损颜色和瘙痒基本消退、好转皮损处留有片状色素沉着斑或色素减退斑，共住院 35 天，临床基本痊愈出院，追踪 4 年未见复发。

按语：本例患者属于咸味黏液质型，而且湿热偏盛、病程较长，用维吾尔医药内服结合用外脱屑、润肤、止痒药物，效果更好。追踪 4 年未复发。清血通阻、止痒、润肤、脱屑药物服用后，皮肤厚一层鳞屑和顽固性皮损消退较快。

（四）异常脾液质型

【主症】银白色鳞屑，可见薄膜现象，点状出血点。

【次症】损害不扩大，多见片状，鳞屑加厚，治疗顽固，多年未治愈，病期稳定，舌苔薄咖啡色，脉搏弦细，小便颜色黄，便秘。

银屑病

【治法】调节异常黑胆液质（成熟疗法、清除疗法）、湿润通阻、止痒、润肤、脱屑。

【方剂】成熟剂和清除剂，湿润通阻、止痒、润肤、脱屑药物。

【药物组成】

成熟剂：铁线蕨15 g，地锦草25 g，菟丝子25 g，牛舌草25 g，玫瑰花10 g，水龙骨15 g，罗望子20 g，土茯苓25 g，香青兰25 g，菟丝草25 g，天山堇菜15 g，白檀香20 g，菊苣子25 g，新疆园枣100 g，大叶破布木果90 g，甘草5 g，制成合剂。口服，1日3次，1次100 mL。连续服用15～21天。同时服用：四诃地锦草蜜膏，口服，1日3次，1次10 g；炎消迪娜尔糖浆，口服，1日3次，1次20 mL；四诃土茯苓蜜膏，口服，1日3次，1次10 g。以上药物根据病情连续服用15天。

清除剂：复方菟丝合剂，口服，1日3次，1次100 mL；阿亚然及罗哈尼孜牙片，口服，1日3次，1次2～3片或复方玛吾力加本合剂，口服，1日3次，一次100 mL。连续服用5天。

维成药：清血胶囊，口服，1次2～3粒或百癣夏塔热片，口服，1次3～5片，1日3次；清浊曲比亲艾拉蜜膏，口服，1日3次，1次10 g，复方克比热提片，口服，1日3次，1次3～5片；地锦草露剂，口服，1日3次，1次100 mL；复方欧菝葜根合剂，口服，1日3次，1次100 mL。根据病情连续服用15天。

【方解】成熟剂主要调节肝脏的气质、调节生成正常体液质功能；清除剂主要清理血液及体内沉积、阻滞血液正常运行的异常物质；湿润通阻、止痒、润肤药物主要防治并畅通异常体液质液沉积在皮肤组织，改善皮肤的自然驱力、营养驱力和改造驱力。

【加减应用】患者若干旱旺盛可加薰衣草、香青兰、甘松，在消化不良成熟剂内可加薄荷，有便秘或大便硬症状可加清泻山扁豆、番泻叶药物。

【病案举例】

患者，男，54岁。主诉"四肢鳞屑性皮损伴瘙痒21年"。21年前因患者无明显原因四肢出现片状淡红色皮疹伴瘙痒，当时患者在当地医院就诊痊愈（口服、外用药物治疗具体不详），过几个月后患者因饮食不注意四肢皮损再次复发并蔓延到躯干，当时患者再次到当地医院就诊门诊治疗未见明显好转（口服、外用药物治疗具体不详），之后患者反复用各种土办法和闻听的各级医院进行治疗未见好转，反而越治越顽固、最终形成大片硬厚的皮损，皮损表面有厚一层鳞屑，瘙痒较剧烈。皮肤检查：上肢、下肢、腹部斑片状皮疹、表面附着厚一层银白色鳞屑，基底暗红。舌苔薄、呈咖啡色，脉弦细，小便颜色黄，便秘。西医诊断为寻常型斑块状银屑病。维吾尔医诊断为异常脾液质型鳞屑癣。治法，成熟清除疗法、内服药物疗法、外用药物疗法和非药物疗法等综合治疗方法。

治法：调节异常黑胆液质（成熟疗法、清除疗法）、湿润通阻、止痒、润肤、脱屑。

方药：

成熟剂：铁线蕨 15 g，地锦草 25 g，菟丝子 25 g，牛舌草 25 g，玫瑰花 10 g，水龙骨 15 g，罗望子 20 g，土茯苓 25 g，香青兰 25 g，菟丝草 25 g，天山堇菜 15 g，白檀香 20 g，菊苣子 25 g，新疆园枣 100 g，大叶破布木果 90 g，甘草 5 g，制成合剂。口服，1 日 3 次，1 次 100 mL。连续服用 15 ~ 21 天。同时服用：四诃地锦草蜜膏，口服，1 日 3 次，1 次 10 g；炎消迪娜尔糖浆，口服，1 日 3 次，1 次 20 mL；四诃土茯苓蜜膏，口服，1 日 3 次，1 次 10 g。以上药物根据病情连续服用 15 天。

清除剂：复方菟丝合剂，口服，1 日 3 次，1 次 100 mL；阿亚然及罗哈尼孜牙片，口服，1 日 3 次，1 次 2 ~ 3 片或复方玛吾力加本合剂，口服，1 日 3 次，一次 100 mL。连续服用 5 天。

上述药物调节异常胆液质 20 天，患者脉搏开始缓解、小便颜色变淡、大便变畅通、苔色变淡、脉粗缓解，患者情绪也开始好转、皮损表面鳞屑变薄。

后以清血胶囊，口服，1 次 2 ~ 3 粒或百癣夏塔热片，口服，1 次 3 ~ 5 片，1 日 3 次；清浊曲比亲艾拉蜜膏，口服，1 日 3 次，1 次 10 g，复方克比热提片，口服，1 日 3 次，1 次 3 ~ 5 片；地锦草露剂，口服，1 日 3 次，1 次 100 mL；复方欧菝葜根合剂，口服，1 日 3 次，1 次 100 mL。根据病情连续服用 25 天。外用药：3% ~ 5% 润肤克比热提软膏外用，1 日 2 ~ 3 次，橄榄油外用，1 日 2 ~ 3 次；玫瑰花油，外用，1 日 2 ~ 3 次涂敷患处治疗，患者鳞屑变薄并逐步消退、皮损颜色明显变淡和瘙痒消退、好转皮损处多留有片状色素沉着斑，共住院 45 天，临床基本痊愈出院，追踪 5 年未见复发。

按语：本例患者属于异常脾液质型，而且干寒偏盛、病程较长，用维吾尔医药内服结合用外脱屑、润肤、止痒药物，效果更好。追踪 5 年未见复发。湿润通阻、止痒、润肤、脱屑药物服用后，皮肤厚一层鳞屑消的较快和顽固性皮损浸润度明显消退。

二、银屑病特色外治方法

（一）维吾尔医药软膏

3%~5% 润肤克比热提软膏，外用，1 日 2~3 次；

玫瑰花油，外用，1 日 2~3 次；

土茯苓软膏，外用，1 日 2~3 次；

地锦草洗剂，外用，1 日 1~2 次；

地锦草软膏，外用，1 日 2~3 次。

（二）维吾尔医药泡洗方

地锦草 50 g，牛舌草 30 g，玫瑰花 20 g，土茯苓 35 g，天山堇菜 25 g，白檀香 10 g，菊苣子 25 g，马齿苋草 25 g，薄荷 10 g，蜀葵花 25 g，蜀葵子 25 g，奶桃 40 g。加水 5000 mL，煮沸 20 分钟，加水调至适温后洗浴，每周 4~5 次。适于除急性进展期外的各型皮疹。地锦草、土茯苓、天山堇菜有消炎之功，玫瑰花、白檀香、菊苣子去火、凉血之功，牛舌草、蜀葵花、蜀葵子、奶桃润肤亮肤之功，马齿苋草、薄荷止痒作用，泡浴后，外用治疗，更能发挥其加快外用药的渗透及药效。

三、预防银屑病复发理论

吐尔逊·乌甫尔预防银屑病复发方：①饮食忌口，忌辛辣刺激性食物；②加强锻炼，最好做八段锦或太极拳之类的运动；③定期通过调节剂进行调理，防止复发。

（吐尔逊他依·买买提依明）

> ## 新疆喀什地区阿依努尔·阿部都热依木
> ## 从腐败血液质性银屑病治疗思路

阿依努尔·阿部都热依木，新疆喀什地区维吾尔医医院皮肤病专科主任、主任医师。第四批全国老中医药专家学术经验继承人，第七批全国老中医药专家学术经验指导老师，国家级皮肤病重点专科负责人，中国民族医药学会皮肤科分会第二届常委理事，新疆中西医结合学会第一届皮肤性病专业委员会常务委员，新疆医学会第八届皮肤性病学专业委员会委员，新疆维吾尔自治区民族医药学会委员，喀什地区皮肤性病专业委员会常务委员，自治区第十一批有突出贡献优秀专家，自治区卫生健康委健康科普专家，自治区级老中医药专家传承工作室建设项目专家。

阿依努尔·阿部都热依木在皮肤病方向进行了近 34 年的研究和临床实践，总结形成了较完整地理论体系和独具特色的维吾尔医诊疗规范，初步创立了关于腐败血液性银屑病与紫色胆液质性湿疹诊治方面的主流学术思想，至今仍影响着目前皮肤科医师治疗此病的辨证论治思路。

血液腐败、血液浓稠、血气、出血点辨证治疗银屑病

银屑病因以上因素引起，并影响内因素，肝功能被破坏；多吃热性、刺激性食物的原因，而引起肠道吸收和排出的力量减弱致此病。在外界干热空气和干风的影响下，皮肤表皮上可见脱屑，出现小丘疹，轻度瘙痒等症状，逐渐形成硬币大小形状不规格的片状鳞屑。血液类型的疾病患者体型肥胖，由于气机壅滞的原因身体会出现较多的丘疹，脱皮屑性疾病多见。

（一）异常血液质型银屑病（血液浓稠致血质异常）

【主证】银白色鳞屑，可见薄膜现象，点状出血点。

【次症】皮疹不断地出现和扩大，皮损颜色红，鳞屑厚积，周围有红晕，痒感强烈。舌红，苔黄，脉搏为硬波浪形，少数出现上呼吸道感染症状，小便黄。

【治法】清热凉血活血、消炎。

【方药】破布木果 20 g，红枣 10 g，琉璃苣 6 g，香青兰 6 g，甘草根 12 g，薰衣草 6 g，铁线蕨 6 g，地锦草 6 g，小茴香 6 g。

【方解】

破布木果、红枣具有行气止痛、活血化瘀、抗炎等功效；琉璃苣有活血通络、增加皮肤弹性，恢复肌肤光泽等功效；香青兰、甘草根、薰衣草、铁线蕨有清热解毒、抗炎，止血凉血、祛风除湿、改善皮肤弹性等功效；地锦草、小茴香有温中理气、清除体内过剩物质等功效。

【加减应用】若瘙痒严重者，可加地锦草、无花果、葡萄、红花等。若

小丘疹较多呈硬结者，可加石榴花。若鳞屑严重者，可加诃子、毛诃子。

【病案举例】

阿迪拉·开外库力，女，34 岁，主诉"头面部出现红色丘疹鳞屑 20 天加重 10 天"。20 天前因患者急性咽喉炎、头皮癣，脸部可见红色皮疹伴鳞屑，且逐渐增多。

皮肤检查：头皮、躯干、四肢、胸部等部的皮肤可见密集分布粟粒绿豆大小的红色丘疹、斑巨疹，大小不一，形状不规则，鳞屑表面较厚，鳞屑周围有明显红晕，基底呈红色浸润，舌苔薄白，舌质显红，脉搏为硬波浪形。

西医诊断：银屑病；维医诊断：腐败血液质性银屑病。

治法：清热凉血。

（二）异常血液质型银屑病（气机壅滞致血质异常）

【主症】皮疹呈鳞形银屑或鳞片。

【次症】鳞片呈银红色；抓破时会出现剥落的薄膜，出血点不明显，皮屑较厚，气质湿热，舌质鲜红，舌苔红白，脉搏粗慢；便秘，嗜睡。

【治法】活血化瘀行气、排毒。

【方药】无核葡萄干 11 g，天山堇菜 11 g，荷花 6 g，地锦草 6 g，菊苣子 7.5 g，菊苣根 6 g，红花 6 g。

【方解】无核葡萄干有补血养血、补气益气、安神镇定功效；天山堇菜有祛风清热、解毒消肿功效；荷花有活血止血、养心安神，去除沉积物质功效；地锦草有清热解毒、解毒消肿功效；菊苣子有疏通阻止体液，化瘀，解毒功效；菊苣根有解毒，消肿功效；红花有活血通络、散瘀止痛。

【加减应用】若肝功能减退者，可加洋甘菊。番泻叶各 6 g；洋茴香 7 g。若有皮损并瘙痒、皮肤较红者，可加芹菜籽 15 g，苏扎甫 15 g。

（三）异常血液质型银屑病（血液瘀滞致血质异常）

【主症】皮损抓破时会出现剥落的皮屑，皮屑较厚，出血点较明显，皮疹均同大，泛发型出现。

【次症】秋冬季多见；偶有瘀点或瘀斑，流渗出液体，鳞屑厚积，呈鱼鳞片，易脱，气质湿热，舌质红，舌苔淡白，脉涩或细缓；便秘。

【治法】养血滋阴润肤、清热凉血。

【方药】琉璃苣 11 g，铁线蕨 11 g，薰衣草 11 g，地锦草 11 g，无花果

20 g。

【方解】

琉璃苣具有活血通络、增加皮肤弹性，恢复肌肤光泽等功效；铁线蕨具有清热解毒、抗炎、止血凉血、祛风除湿、改善皮肤弹性等功效；地锦草具有清除体内过剩物质等功效；无花果具有补肾，养血，提高免疫功能等功效。

【加减应用】若出现皮肤小丘疹同时瘙痒严重者，可加荷花 15 g，琉璃苣 5 g。若有炎症者，可加蜀葵子 15 g，白花丹 15 g，玫瑰糖膏 50 g。

(阿依努尔·阿部都热依木)

吾斯曼·牙生从亚健康论治鳞屑癣

吾斯曼·牙生　吐鲁番市维吾尔医医院皮肤科和科研科主任，自治区级重点专科的学科带头人，主任医师，研究生，国家名医帕塔尔·阿不拉继承人，国家级非物质文化沙疗传承人，擅长维吾尔医常见及疑难性皮肤病，如白病、鳞屑癣、水疱、蚁咬疮、烧伤、沙疗等。吾斯曼·牙生维吾尔医学理论的基础上，通过不断研究、挖掘、采集，完善了原有配方的疗效和功能，结合多年临床实践经验，选用纯天然维医药物研制了新的"维吾尔医烧伤粉"（外用药）产品。通过相关研究项目进一步证明维吾尔医烧伤粉治疗皮肤烧伤的临床疗效并做出科学的研究结论。为进一步优化规范应用维吾尔医特色治疗皮肤烧伤和临床推广应用奠定基础。

维吾尔医称银屑病为鳞屑癣，是一种常见的慢性复发性体液紊乱性疾病，是由于腐败血液质、异常脾液质、蓝色胆液质、咸味黏液质和肝功能紊乱引起的。

人体一般分为健康、亚健康、疾病状态等三大分类。由于肝脏是产生正常体液的支配器官，以上三种状态跟肝脏的形成体液过程有密切的关系。

从鳞屑癣皮损部位来讲，有皮损的皮肤处于疾病状态，其无皮损的皮肤处于亚健康状态。治疗上，给予改善肝功药物结合全身皮肤外用药治疗鳞屑癣时通常亚健康状态的皮肤比处于疾病状态的皮肤吸收得好，故能促进皮肤由疾病状态恢复至亚健康状态，进一步恢复全身皮肤的健康状态。

银屑病

一、腐败血液质型鳞屑癣

由强烈的热度和病菌影响血液质而形成。腐败血液质通过血液循环到达皮肤组织，因腐败血液质黏稠且不易融入正常组织，而皮肤组织的吸收力、消化力、排泄力等力减弱，无法即时使腐败血液质排到皮肤表面，在皮肤组织累积形成鳞屑。

【证候表现】相当于鳞屑癣的进行期，皮疹不断地出现和扩大，皮损色红，鳞屑厚积不明显，周围有红晕，痒感较烈，严重时皮损为全身弥漫潮红、肿胀、出血、炎性浸润明显，有大量银白色脱屑，皮损间常伴有小片正常皮岛，可伴有发热、畏寒、头疼、关节疼等全身症状，浅表淋巴结可肿大，可伴有恶寒、发热等全身症状，舌红，苔淡黄，舌质厚，巩膜可见红血丝，脉搏为硬波浪形，小便颜色赤。患者自身皮损灼热、口渴、内热、偶尔便秘、头胀痛。少数出现上呼吸道感染症状。

【治则】清热凉血、抗腐败、改善肝功能。

调节疗法

【方药1】腐败血液质合剂。

【药物组成】天山堇菜20 g，菊苣子30 g，菊苣根30 g，铁线蕨10 g，松萝10 g，破布木果60 g，睡莲花30 g，洋甘菊15 g，茴香根皮30 g，蜀葵子15 g，罗望子30 g，玫瑰花瓣15 g，地锦草25 g，菝葜25 g，龙葵果30 g，新疆圆枣60 g，清泻山扁豆40 g，刺糖40 g，配制腐败血液质调节剂，口服，一日三次（7~9天）。

【方解】天山堇菜、菊苣子、菊苣根、铁线蕨、松萝、破布木果、睡莲花、洋甘菊、茴香根皮、蜀葵子、罗望子、玫瑰花瓣以调节血液质、凉血解毒、利尿、消肿、退热，地锦草、菝葜、龙葵果、新疆圆枣、清泻山扁豆以消炎、清血、止痒、通便。

清血疗法

【方药2】夏塔热合剂。

【药物组成】破布木实60 g，地锦草25 g，睡莲花30 g，洋甘15 g，玫瑰花15 g，龙葵果30 g，罗望子30 g，菝葜25 g，茴香根皮30 g，药蜀葵子15 g，刺糖40 g，天山堇菜20 g，菊苣子30 g，菊苣根30 g，红枣60 g，阿勒勃40 g，铁线蕨10 g，配制1200 mL夏塔热合剂，口服，一日三次，一次100 mL（3天）。

【方解】具有消除充盈、凉血、退热、清血、止痒、通便等功效。

护肝疗法

【方药3】复方迪娜儿糖浆。

药物组成：菊菊子51 g，玫瑰花瓣51 g，菊苣根45 g，菟丝子21 g，薰衣草15 g，牛舌草15 g，马齿苋子15 g，睡莲花30 g，大黄15 g，黄花柳15 g，黄瓜籽15 g，白砂糖51 g，配制复方迪娜儿糖浆，口服，一日三次100 mL。

【方解】具有清除异常胆液质及异常脾液质、利尿通便、清血、缓解充盈、改善肝功等功效。

【病案举例】

患者，男，初诊时间：2018年12月。

主诉：患者皮肤出现上敷一层银白色鳞屑的红色斑疹伴瘙痒5天。

病史：患者诉5天前无明显诱因胸部、腹部皮肤出现上敷一层银白色鳞屑的红色斑疹伴瘙痒，病程中局部无糜烂、渗出、脓疱等症状，患者睡眠差，大小便正常。专科检查：胸部，腹部皮肤散在性发布相互融合的质地潮红，上覆银白色鳞屑的斑疹，有大量银白色脱屑，皮损隆起于皮肤表面，界限清楚，瘙痒剧烈。辨证分析：舌红，苔淡黄，舌质厚，巩膜可见红血丝、脉搏为硬波浪形，小便颜色赤。大便秘结分为腐败血液质型鳞屑病。治疗上，以清热凉血、抗腐败为目的给予腐败血液质合剂，100 mL，每日3次口服。连服7天后，部位颜色变淡，瘙痒缓解，部分银白色鳞屑脱屑，以清血为目的给予夏塔热合剂，100 mL，每日3次口服。连服3天后，皮损部位大部分脱屑，瘙痒缓解，颜色恢复正常皮肤色。以改善肝功能紊乱，消炎，利尿通便为目的给予复方迪娜尔糖浆，连服15剂，皮损部位鳞屑全部脱屑，瘙痒缓解，皮损颜色恢复正常皮肤色。住院期间仅用克柔体油、鸡油全身皮肤涂药治疗，每日2次，共19次。共住院22天。患者痊愈出院，追踪随访3年，未见复发。

二、咸味黏液质型鳞屑癣

由于黏液质混入高热量胆液质形成的异常黏液质体液质影响皮肤的自然力，刺激皮肤，促进毛细血管的通透性而导致该病。

【证候类型】相当于鳞屑癣的静止期，皮损较深结节，呈鳞片状或以地图形式相连成形。鳞屑厚积，以典型的银白色鳞屑为主，瘙痒比较严重，多

银屑病

发生于颈部，耳后，腋窝，腹股沟，踝关节等屈侧部位，损害部位烂糜，浸渍，瘙痒，其他部位皮损较深结节，瘙痒比较严重，手掌、跖有脓疱。

皮肤麦黄，皮温略高，触之皮肤稍干热，脉粗硬快，眼显淡黄，口苦舌干、舌质偏红、苔白显黄，小便赤黄、量少，大便偶便秘，睡眠不规律，食欲好。

【治则】调节咸味黏液质成熟剂清除剂。

调节疗法

【方剂】咸味黏液质成熟剂。

【药物组成】天山堇菜 15 g，菊苣子 20 g，菊苣根 30 g，铁线蕨 15 g，睡莲花 15 g，地锦草 15 g，小茴香 15 g，洋茴香 15 g，甘草 20 g，玫瑰花瓣 15 g，无核葡萄干 20 g，无花果干 30 g，新疆圆枣 30 g，玫瑰花糖糕 60 g，配制咸味黏液质成熟剂，口服，一日三次（7~9 天）。

【方解】调节异常黏液质及异常胆液汁，改善血液循环、止痒、通便。

清除疗法

【方剂】咸味黏液质清除剂。

【药物组成】天山堇菜 15 g，菊苣子 20 g，菊苣根 30 g，铁线蕨 15 g，睡莲花 15 g，地锦草 15 g，小茴香 15 g，洋茴香 15 g，甘草 20 g，玫瑰花瓣 15 g，无核葡萄干 20 g，无花果干 30 g，新疆圆枣 30 g，玫瑰花糖糕 60 g，黄诃子肉 30 g，清泻山扁豆 45 g，乌梅 30 g，番泻叶 10 g，罗望子 30 g，配制以上草药咸味黏液质清除剂，一日三次口服，100 mL。

【方解】具有清除异常黏液质及异常胆液质、消炎、止痒、通便等功效。

护肝疗法

【方药3】复方迪娜儿糖浆。

【药物组成】菊菊子 51 g，玫瑰花瓣 51 g，菊苣根 45 g，菟丝子 21 g，薰衣草 15 g，牛舌草 15 g，马齿苋子 15 g，睡莲花 30 g，大黄 15 g，黄花柳 15 g，黄瓜籽 15 g，白砂糖 51 g，配制复方迪娜儿糖浆，口服，一日三次 100 mL。

【方解】具有清除异常胆液质、改善肝功能、清除消化器官的充盈（IMTILA），利尿、消肿、退热等功效。

三、蓝色胆液质型鳞屑癣

由混入了某些有毒物质和致病体而造成的蓝色胆液质，对组织器官产生强大的刺激而形成本病。

【证候类型】相当于鳞屑病的进行期，皮疹多为点滴或片状，基地潮红，表面覆盖银白色鳞屑，瘙痒，夏季加重。

皮肤小麦色，无光泽，触之皮肤干热，脉象细、快、不齐，巩膜浅黄，舌质细，舌尖稍红，舌苔黄，口苦舌干，小便显黄、量少，大便硬结，紧张急躁，睡眠少，食欲少。

【治则】蓝色胆液质成熟剂清除剂。

调节疗法

【方药1】蓝色胆液质成熟剂。

【药物组成】天山堇菜15 g，睡莲花15 g，菊苣子20 g，菊苣根20 g，蓝莓30 g，地锦草15 g，新疆圆枣30 g，玫瑰花瓣15 g，刺糖60 g，配制成淡紫色胆液质成熟剂，口服，一日三次（3～5天）。

【方解】天山堇菜、睡莲花、菊苣子、菊苣根以成熟及调节异常胆液质、降低肝火、利尿退肿、降热养肝，地锦草有清血、消炎、止痛等功效，刺糖、新疆圆枣、蓝莓以清热解毒、清血、通便，玫瑰花瓣以开胃助消化、止渴，以上草药均有成熟淡紫色胆液质的功效。

清除疗法

【方药2】蓝色胆液质清除剂。

【药物组成】天山堇菜15 g，睡莲花15 g，菊苣子20 g，菊苣根20 g，蓝莓30 g，地锦草15 g，新疆圆枣30 g，玫瑰花瓣15 g，刺糖60 g，黄诃子肉30 g，罗望子30 g，菟丝子15 g，清泻山扁豆30 g，巴旦油15 mL，配制蓝色胆液质清除剂，口服，一日三次，一次100 mL（3天）。

【方解】黄诃子肉、罗望子、菟丝子、清泻山扁豆以清除蓝色胆液质、清热解毒、清血、通便。

护肝疗法

【方药3】复方迪娜儿糖浆。

【药物组成】菊菊子51 g，玫瑰花瓣51 g，菊苣根45 g，菟丝子21 g，薰衣草15 g，牛舌草15 g，马齿苋子15 g，睡莲花30 g，大黄15 g，黄花柳15 g，黄瓜籽15 g，白砂糖51 g，配制复方迪娜儿糖浆，口服，一日三次

100 mL。

【方解】具有清除异常胆液质、改善肝功能、清除消化器官的充盈（IMTILA），利尿通便、消肿、退热等功效。

四、异常脾液质型鳞屑癣

由于沉液质受到过度热量导致沉液质的烧焦而形成的。在皮肤及血管中形成沉淀，造成堵塞，影响正常的物质代谢循环，导致皮肤及其周围血管、组织物质交换缓慢甚至被阻碍、刺激，使营养物质无法到达皮肤与脏器，从而引起鳞屑癣。

【证候类型】相当于鳞屑病的静止期，病情稳定，皮损一般棕色，不易瘙痒，损害不扩大，多见片状，皮肤干燥，鳞屑加厚伴有结节，多见于关节型银屑病。顽固多年未治愈。

皮肤小麦色，皮温略低，触之皮肤稍干寒，脉象细沉慢，不齐，巩膜淡蓝，舌质细、舌尖显红、舌苔浅蓝，口感涩味，小便显灰蓝、量少次数多，大便硬，睡眠少，食欲少。

【治则】调节异常脾液质成熟剂清除剂。

调节疗法

【方药1】异常脾液质成熟剂。

【药物组成】铁线厥15 g，地锦草25 g，菟丝子25 g，牛舌草25 g，玫瑰花瓣10 g，水龙骨15 g，罗望子20 g，香青兰25 g，菟丝草25 g，天山芹菜15 g，白檀香20 g，菊苣子25 g，新疆圆枣100 g，破布木果90 g，甘草20 g，配制异常脾液质成熟剂，口服，一日三次（9～15天）。

【方解】具有成熟异常脾液质、消炎、缓解充盈（IMTILA）等功效。

清除疗法

【方药2】复方艾甫吐木尼合剂。

【药物组成】西青果30 g，余甘子10 g，薰衣草15 g，菊苣子15 g，破布木果25 g，菟丝子15 g，小茴香10 g，天山芹菜10 g，清泻山扁豆30 g，刺糖60 g，巴旦仁35 g，番泻叶25 g，新疆圆枣60 g，牛舌草15 g，睡莲花10 g，兔丝草45 g，地锦草30 g，香青兰15 g，玫瑰花瓣15 g，以上草药配制复方艾甫吐木尼合剂，一日三次口服，100 mL。

【方解】具有清除异常脾液质、消除充盈（IMTILA）等功效。

护肝疗法

【方药3】复方迪娜儿糖浆。

【药物组成】菊苣子51 g，玫瑰花瓣51 g，菊苣根45 g，菟丝子21 g，薰衣草15 g，牛舌草15 g，马齿苋子15 g，睡莲花30 g，大黄15 g，黄花柳15 g，黄瓜籽15 g，白砂糖51 g，配制复方迪娜儿糖浆，口服，一日三次100 mL。

【方解】具有清除异常胆液质及异常脾液质、利尿通便、清血、缓解充盈、改善肝功等功效。

外用药

【方药1】鸡油。

【药物组成】鸡油。

【方解】具有润肤、止痒、脱屑、滋养全身皮肤等功效。

【方药2】克柔体油。

【药物组成】硫磺20 g，黄连50 g，石榴花20 g，玫瑰花油150 mL，牛骨髓200 g，爽身粉150 g，白凡士林200 g，石蜡150 g，配制克柔体油，全身皮肤一日两次外用。

【方解】具有润肤、消炎、止痒、脱屑、滋养全身皮肤等功效。

外治方法

【方剂】麻木然散合剂。

【药物组成】刺山柑根皮20 g，菝葜20 g，玫瑰花10 g，黄连20 g，洋菝葜根20 g，花椒15 g，没食子20 g，天山芹菜20 g，肉豆蔻衣15 g，配制麻木然散合剂，一日两次外用。

【方解】具有减低皮肤敏感性、止痒、清热、消肿、消炎等功效。

【预防鳞屑癣复发方】

忌热性、刺激性饮食。

1. 桃子干、新疆酸梅、新疆圆枣、罗望子、无核葡萄干等冲服，一日三次。

2. 鸡肉200 g、姜5 g、枸杞子10 g、人参10 g、胡萝卜100 g，熬汤隔日一次。

3. 建议患者出院后的1年，每周2次用鸡油或克柔体油全身涂药治疗。

（阿力同古丽·阿力木）

哈萨克医学及哈萨克医治疗银屑病

哈萨克民族医药学是哈萨克民族文化的组成部分，是中医药宝库中一颗璀璨的明珠，是哈萨克族人民长期赖以防病治病的有力武器。

哈萨克族的先民是以游牧、狩猎为生的马背民族，在长期与自然环境求生存的进程中，难免发生疾病、外伤，甚至造成死亡等灾难，为医治伤残和求生存，通过反复使用各种动物、矿物和植物，在长期的观察与总结中，逐步认识了一些植物、动物脏器和某些矿物的药用价值，并且有目的地对患者使用大量的单方、验方和草药，哈萨克药就是在这样情况下萌发和产生的。实践证明，哈萨克族医药不仅对常见病、多发病有很高的疗效，而且对牧区疾病的一些"顽症"和"不治之症"的治疗有特别独到之处。随着历史的发展，哈萨克族先民积累了许多适合当时自然环境、生产方式、生活习惯的医疗、保健、防病、治病方面的知识和方法，丰富了哈萨克医药的内容。在许多药物试用的反复实践中，也付出过沉重的代价，使药效和毒副作用有了进一步的肯定，同时不断吸取其他各兄弟民族药学方面的经验，完善哈萨克药学的内容，逐步将哈萨克药学发展成具有独特理体系和临床用药特点的传统哈萨克药学。

著名的哈萨克族医学家、圣医乌太波衣达克（1388—卒年不祥）在15世纪编写了哈萨克医药学巨著《奇帕格尔利克巴彦》（汉译名《医药志》），该书是哈萨克医药学理论之大成。本书将万物及人类的滋生、发育、发展、灭亡等客观的必然规律与自然现象紧密地联系在一起，以朴素的唯物主义观点，进行科学的辨证分析和阐述。将万物及人类赖以生存的、最基本的本源归属于阿勒特突固尔［AltïtuYir］（六大元源），即天元、地元、明元、暗元、寒元、热元。认为六元是构成人体俄斯得克（温热）、苏吾克（寒凉）、柯普肯（干燥）、穗克勒得克（稀湿）、哈塔英合勒克（紧硬）、波桑合勒克（松软）、渗俄里木（吸收）、施尕里木（排泄）、沃瑶勒克（醒动）、腾舒（静眠）的十种物质生理平衡状态对立统一的本源，是创造生命、延续生命、促进生命、运动生命的基础，从而奠定了不同于其他民族医药体系的具有哈萨克族医药学特色的基础理论体系——六元学说。其中天元与地元是代表具体实质性的物质渊源，明元与暗元是代表事物（或人体）内外的变化，寒元与热元是代表事物（或人体）的属性及性质。并运用六元学说来解释人体的生理现象、病理变化。认识到疾病的诊断、鉴别诊断、预防、治疗、护理、养生等方面均与自然界中的气候变化、季节变迁、时辰转换、十二属相、居住地域环境、社会环境等之间存在相互协调、相互关联（联络）、相互衔接、相互尊崇、相互转化（依存）的和谐同步的密切关系，体现了"天地人相应"的生态整体观念。充分说明了人体内、外环境的统一性。

哈萨克医学在六元学说的基础上，演绎出了哈萨克族医学中的胡瓦特（气、功能、能量）学说、木谢列尔（脏器器官）学说、吾孜叶克－科孜叶克（阴阳）学说、托热拉斯罕肯斯提克（脉络空间）学说、苏勒（体液）学说、阿勒玛斯木（转化、循环、轮回）学说、热阿依（气候）学说、斯尔哈提斯别甫克叶尔（病因）学说等人与自然的学说。

哈萨克医学在脉学上亦有其独特的认识。分别从脉诊的概念、把脉方法、脉的分类、正常脉与异常脉等方面，将正常脉分为了 4 种，分别是哈特木尔脉、哈斯尔哈克脉、阿勒哈克脉、吾勒布尔脉；病理性脉象分为了 2 大类，即整体脉和脏器脉，整体脉又分为星辰脉和阳、阴脉，它们为脏器脉的根基、动能和前提，主要预测整个人体胡瓦特（元气）的强弱、苏勒（体液）的盈虚和寒热的属性，如和勒达玛脉特征纤细，表明了机体胡瓦特的松散、虚损，搏动弱，具有塔勒和帕孜勒的特性（阴脉），而铁普别脉的特征脉动有力，表明了机体胡瓦特的抗力强，又具有孜木甫玛呢勒的特性（阳脉）。从脉象的特点、脉象与热阿依的关系、脉象的主症及伴行的脉象所反映的胡瓦特变化等方面确立了 30 种病理性脉象，其中包括 24 种内藏和外显脏器、器官的主脉，4 个星辰脉及 2 个阴脉和阳脉等。

哈萨克医学具有自己的体质学说，认为每个机体在体内罕德克阿勒玛斯木（体液或血液的化生、转换、循环）中先天禀有的不同血性特征表现，并集中表现于机体的外表、性格特征与体质强弱等外在表现，哈萨克族医学称为罕德克昂尕克提克别衣木（意译：血管、血液表显的血性趋势），即哈医学中的血质趋向论，并把它分为以下六大类的趋向型血质：温热型血质、寒湿型血质、稀薄型血质、黏稠型血质、内向型血质和虚弱型血质。这六类血质之人具有不同的性格特征与体质表现。

《奇帕格尔利克巴彦》中药学部分论述的非常详细。书中记载了 728 种植物类药材，318 种动物类药材，62 种矿物类药材，合计 1108 种，并记载有 4577 张处方。书中详细地记载了药物的识别、采集、贮藏的方法，加工炮制及性味、用途和方剂学的内容。把药性归纳为寒、热、温、凉、大热、大寒六性，把药味归纳为甘、辛、酸、苦、咸、平六味，并把所有的哈萨克药归属于六元和阴阳之中，并阐述了气候、地域环境、季节、节气、时辰，对药物生长和作用的关系，把药物的性味和脏腑器官联系起来。

银屑病（银币癣）

《奇帕格尔利克巴彦》中记载，银屑病（银币癣）属于外显器官皮肤系疾病，该病的病因与治疗预后属暗元，皮肤有发红、丘疹，肥厚、角化过度多形态为特征的慢性炎症性顽固疾病，因大量脱屑又称"鳞屑癣"。本病与功能、季节轮回、热性、寒性、情志、意外损伤和遗传等因素有关。与皮肤系的阳阴失衡，固有先天元气、血质趋向、转化、情志等自身原因相关。治疗可选用温泉浴、药浴及兽皮浴等。

一、内服治疗

内服治疗根据六元学说与胡瓦特学说理论，机体十种物质平衡中"温热与寒冷""干燥与稀湿"失衡，机体元气（胡瓦特）受损，机体体液循环异常，产生病理性表现。皮肤的异常表现分为血热型和血燥型两型。

1. 血热型

治则：清热，凉血。

方药：金银花方。

处方：金银花 15 g、红景天 10 g、金丝桃 15 g、紫草 10 g、黑果枸杞 15 g 等。

哈萨克族以游牧为主，居于高山草原，气候寒冷，在饮食方面比较单一，多以奶制品、肉类为主，导致机体体质血质趋向属热，故选取清热、凉血、解毒类药物组方。方剂选用金银花、红景天、金丝桃哈萨克医道地药材以清热解毒、消疹抗炎；黑果枸杞以滋阴生津。上方水煎取汁，日两次口服。

2. 血燥型

治则：养血润燥、滋阴清热。

处方：当归方。

当归 15 g、丹参 15 g、肉苁蓉 15 g、枸杞子 15 g、蜂房 10 g、山楂 15 g

等。上方水煎取汁，日两次口服。

本病病程较长，长期耗津伤液，皮损变化以干燥为主，机体多虚损，古选取当归、丹参、肉苁蓉等益气、养血，枸杞、蜂房滋阴、润燥，配合山楂消食、通络等药物组方。以起到养血活血、滋阴润燥、消斑抗炎之功效。

二、外治法

1. 药浴

药浴是哈萨克族在长期的实践过程中总结并使用的，方便（可就地取材）、经济、对疾病有一定疗效，并且非常普及和流行的，通常采用温、蒸、熏等温疗方法治疗疾病的外用疗法。

药物选择：金银花30 g、侧柏叶30 g、刺黄柏20 g、紫草30 g等。

将配方煎煮后，将药液倒入木浴池中，待药液温度适宜，浸洗全身，每次30～40分钟，1天1次，1份药液可用1天，10～14天为1个疗程。

熏蒸浴：同上方，研粉借助蒸气熏洗。

2. 兽皮浴

兽皮浴在治疗银屑病时起到滋润、补充油脂，消退炎症的作用。兽皮浴治疗银币癣（银屑病－血燥型）主要借助动物皮毛、油脂的温润、滋养功效。按照动物皮毛的性质、质地进行选择治疗疾病，牲畜完整剥皮，患者净身，双脚置于兽皮颈部，兽皮油脂肥厚处贴近患者肩胛部，兽皮尾部贴近患者肩颈部，如长度足够可包裹患者后脑勺至头顶部，治疗时间为煮熟该牲畜肉所需要的时间。依据疾病的情况、患者体质及耐受程度，男性患者可用雄性绵羊或马皮，女性患者用山羊皮、羔羊皮，男童用山羊羔皮，女童用绵羊羔皮。古时亦可选用羚羊皮等。

兽皮浴方式：直接兽皮包裹将牲畜兽皮直接使用。

药液兽皮包裹：直接使用效果不理想时，可选取如艾叶、侧柏叶、荨麻草、牛至等草药煎汤，将药液倒入兽皮，待药性渗入后使用。

3. 马油游走罐

马油自古以来在哈萨克游牧民中广泛使用，马油可以调节机体"干燥与稀释"生理平衡状态。具有保湿、滋润、消舒缓、抗氧化、促进肌肤再生、滋润、促进血液循环等功效。局部皮肤涂适量马油，再进行游走罐。

游走罐疗法是一种外治法，吸附力较强，施术于表，外治皮肤，游走罐通过来回推动，可加速体内血液流动，具有通利气血运行、泻热排瘀等作

351

用，可增加肌肤对药物的吸收能力，游走罐还可以使毛细血管扩张，机体产生刺激，起到消肿止痛、改善循环等作用，从而使皮损变薄、消退，对银屑病起到了良好的效果。

4. 放血疗法

适应证一般为黏稠型血质之人。放血方法分动脉放血、静脉放血及拔罐放血等。放血部位一般是在痛点、额头、舌下、背部、鼻尖等处的大小动静脉进行针刺放血。

放血时机：哈萨克医主张放血的最佳时机为春季，若在别的季节发病，则与患者出生的时间与病情相结合，并选在每周二或周五放血为最佳。

哈医民间放血时选用特制的放血器具——汗达吾尔，在病变或特定的部位进行放血，从而达到祛瘀生新、活血化瘀、通络止痛的功效。注意事项：放血量要根据患者体质（正气盛衰）状况或病情而定，放血后一般选用对症的哈药配方及羊肉汤等进行补养，以补充血容量。

治疗银屑病时可选取耳穴、大椎、双肺俞穴及皮损处，耳穴、大椎、双肺俞穴与五脏六腑相关联，耳尖放血具有清热解毒的作用，大椎、双肺俞穴具有泻热排毒、疏通气血，起到清热活血、通经活络、祛风散寒、提高自身免疫功能的作用。皮损处放血，有助于皮损热毒排出，促进皮损消退，在临床上联合哈萨克药治疗，疗效显著。该疗法具有"简、便、效、廉"等特点，临床使用广泛。

5. 苏特哈玛

将碗倒置，碗底倒入生牛奶，放入麦粒大小的水银、马钱子等，搅匀用针具将皮损点刺，待血水流出后将上配液外涂，用于肥厚性皮损处。

民间多采用有毒性药物来治疗顽癣痼疾，银屑病久治不愈时，选取马钱子、水银等有毒性药物配合生牛奶，中和药物毒性，直接外涂于皮损处，起到杀虫解毒、消疹的作用。

在临床上，哈萨克药结合哈萨克特色疗法辨证治疗银屑病疗效显著，可积极控制症状、缓解病情，缩短疗程，成本较低，且操作简单，尤其是副作用小，值得进一步深入研究和推广。哈萨克医理论仍有待于进一步挖掘机深入研究！

（木尼热阿·卡马里，叶尔古丽·巴依朱马）
新疆阿勒泰地区中医医院（阿勒泰地区哈萨克医医院）

参考文献

[1] 北京中医医院.赵炳南临床经验集 [M].北京：人民卫生出版社，2006.

[2] 赵炳南，张志礼.简明中医皮肤病学 [M].北京：中国中医药出版社，2014.

[3] 邓丙戌，张志礼.银屑病 [M].北京：科学技术文献出版社，2003.

[4] 李建设，刘爱民.刘爱民教授辨治顽固性银屑病经验介绍 [J].新中医，2009，41
（10）：10 – 12.

[5] 刘俊峰，陈达灿，莫秀梅，等.陈达灿教授治疗寻常型银屑病经验 [J].陕西中医，
2022，43（8）：1099 – 1101 + 1105.

[6] 曾秋菊，禤国维，吴美达，等.国医大师禤国维从血论治银屑病经验 [J].中国医
药导报，2022，19（20）：152 – 156.

[7] 文谦，曹婧，徐晓蓉，等.刘巧教授银屑病"毒邪发病"理论及应用 [J].新疆医
科大学学报，2022，45（7）：785 – 788.

[8] 《中国医学百科全书》编辑委员会.中国医学百科全书——维吾尔医学 [M].上海：
上海科学技术出版社，2005.

[9] 尔·阿吉、伊布拉音·巴拉题.维吾尔医学皮肤病及外科学 [M].乌鲁木齐：新疆
人民卫生出版社，1987.

[10] 丰靓，刘红霞.寻常型银屑病维吾尔医异常体液分型与中医证型关系的探讨 [J].
新疆中医药，2008（3）：2.

[11] 吐尔逊·吾甫尔，努尔买买提·艾买提，阿米娜·卡斯木，等.维吾尔医治疗银
屑病324例临床观察 [C] //中国科协学术年会.2005.

[12] 吐尔逊·乌甫尔，斯拉甫·艾白，肖开提·阿不都拉，等.寻常型银屑病的维吾
尔医辨证分型与研究概述 [J].中国中医药咨讯，2011，3（8）：332 – 333.

[13] 伊合帕尔·木拉提，艾合买提·买买提，玛依努尔·阿不拉.维吾尔医治疗银屑
病108例临床观察 [J].中国民族医药杂志，2005，11（3）：3 – 3.

附：新中国成立后银屑病中医药治疗发展成就

一、理论研究

首都医科大学附属北京中医医院皮肤科自 20 世纪 50 年代起把银屑病（牛皮癣）称为"白疕"，此后"白疕"作为中医病名相当于银屑病这一观点逐渐被国内中医界所认可，同时期赵炳南教授、朱仁康教授、顾伯华教授、张志礼教授等均先后提出气血失常是银屑病的主要病机，后世医家不断发展，通过对古籍文献的整理提炼、结合老中医临床经验，提出了"辨血为主，从血论治"的思路，逐渐总结出血热证、血燥证和血瘀证是本病常见的 3 个证型，指出治疗中当以解毒药贯穿始终，血热证治宜清热解毒、凉血活血，血燥证治宜养血解毒，血瘀证治宜活血化瘀、除湿解毒。近年来，上海秦万章教授在此基础上提出以"新血证论"治本病，增加了"血虚、血寒、血毒" 3 个证型。总之，对银屑病的辨证论治存在多家之说，不尽相同，但总体说来以血分辨证为主。

二、临床研究

1. 辨证分型研究

自 20 世纪 90 年代开始，包括北京、天津、广东、辽宁等在内的全国不同地区，均采用临床流行病学群体研究的方法，对寻常型银屑病证候进行了前瞻性、多中心、大样本的研究，发现血热证、血燥证和血瘀证是银屑病的 3 个主要证型，该证型分布与病期、复发时间密切相关，且存在着时相性，常见的兼夹证候主要有夹湿、热、虚、瘀、毒等。

2. 药物内服研究

自 20 世纪 80 年代开始，全国多家单位均开展了针对银屑病有效方药的临床和基础研究，如中国中医科学研究院广安门医院的"克银方（丸）"、首都医科大学附属北京中医医院的"凉血活血方（胶囊）"、湖南省中医院的"竹黄颗粒"、广东省中医院的"银屑灵"和中日友好医院的"清热凉血方"等，以上研究均证实了该方对于寻常型银屑病的有效性，并开展了相关基础研究，从控制炎症因子、抑制角质细胞增生、抑制微血管增生等不同角度阐释了中药作用机制，取得了多项省部级研究成果。

同时期，国家食品药品监督管理局批准了一批治疗本病的内服中成药，如复方青黛丸、消银片、郁金银屑片、克银丸、银屑颗粒、银屑片、银屑灵、苦丹丸和银灵合剂等。长期以来，以上中成药是市场上治疗本病的重要组成部分，同时也暴露出不规范应用中药治疗本病而造成的如肝、肾功能受损，白细胞减少，皮疹加重等不良反应，提示应加强合理、规范应用中药的培训。

2010 年以后，在国家中医药管理局领导下，成立了全国"十一五"重点皮肤病专科银屑病协作组，该组织梳理了银屑病中医药治疗现况，最后由首都医科大学附属北京中医医院皮肤科牵头制定了《白疕中医诊疗方案》和《白疕中医临床路径》，并在全国不同地区的 9 家单位进行了前瞻性、多中心的临床疗效验证，完成 8 周中医方案治疗的临床有效率达 79.7%。

3. 中药外治研究

自 20 世纪 90 年代末开始，全国不同单位开展了中药复方外用，如芩柏软膏、复方羧倍软膏、复方青黛油膏等，以及中药提取物，如蛇床子总香豆素软膏，治疗本病的临床及基础研究，证实了中药外用治疗本病具有疗效。此外，中药药浴、中药熏蒸、熏药疗法、中药封包、中药溻渍等中药特色外治研究，也逐渐开展并走向规范和成熟。

4. 非药物治疗研究

自 2000 年起，穴位针刺、穴位埋线、火针、刺血拔罐、火罐、放血、自血疗法等非药物疗法开始作为银屑病的治疗方法，由于其副作用小、简便易行，也逐渐由民间走向了大医院，首都医科大学附属北京中医医院、新疆维吾尔自治区中医医院、黑龙江省中医医院、石家庄市中医医院等多家单位均对以上治疗开展了临床研究，在此基础上，2018 年中华中医药学会皮肤科分会出版了非药物疗法治疗皮肤病系列丛书，对以上疗法的规范应用起到了很好的促进作用。

5. 诊疗指南制定

随着采用中医药治疗本病的大量临床研究的出现，治疗本病的中医药临床诊疗指南也成为了一个迫切需要，中国中医科学院 2011 年制定了《寻常型银屑病中医临床实践指南》、中华中医药学会 2012 年制定了《中医皮肤科常见病诊疗指南——白疕》、中华中医药学会皮肤科分会 2013 年发布了

《寻常型银屑病（白疕）中医药循证临床实践指南（2013 年版）》、中国医师协会皮肤科医师分会中西医皮肤科亚专业委员会 2014 年发布了《中成药治疗寻常性银屑病专家共识（2014）》、中国中西医结合学会皮肤性病学专业委员会特色疗法学组 2017 年发布了《寻常型银屑病中医外治特色疗法专家共识（2017 年）》、中华中医药学会皮肤科分会 2017 年发布了《皮肤科分会银屑病中医治疗专家共识（2017 年版）》等，多部临床诊疗指南的陆续发表，为合理、规范应用中医药治疗本病提供了依据。

三、基础研究

从 20 世纪 70 年代开始，以中国中医研究院、北京市中医研究所、四川省中医研究所等为代表的全国不同地区的中医研究人员逐渐开展了中医药治疗银屑病机制的研究，认为加强实验研究对提高疗效、寻找更为有效的中药及复方具有较大的意义。早在 20 世纪 70 年代，研究者就利用现代生化、免疫、动物实验、血液变化等客观指标，从不同角度探讨中医治疗银屑病的原理，认为中医治疗银屑病的疗效可能与改善患者免疫功能、血液流变学、环核苷酸及表皮超微结构等有关。

随着人们对银屑病发病机制认识的进一步深入，一些与免疫功能相关的炎症因子的作用逐渐得到研究者的重视，如 TNF-α、TGF-β、sIL-2R、IL-6 等，并发现了银屑病辨证分型与各种实验指标有一定的关系，且这些细胞因子的水平可能成为反映银屑病严重程度的客观指标和疗效判定的实验室指标。在此基础上，发现治疗寻常型银屑病的某些单味药、中药复方可以通过下调这些因子的水平治疗银屑病。

近年来，研究者们认识到银屑病属于自身免疫性疾病，与多种免疫细胞的功能紊乱密切相关，在银屑病的治疗方式中，针对 IL-23/IL-17 炎症轴的靶向治疗取得了良好的疗效。由于其靶点明确，与疾病相关性较高，又作为"精准医疗"的体现而受到广大科研团队的重视。对于 IL-23p40、IL-17A 和 IL-17A 受体的抗体研究一直是银屑病治疗的关注点之一。北京市中医研究所的研究发现了中药单体及复方可通过抑制树突状细胞的成熟与分泌 IL-23、抑制 Th17 细胞和 $\gamma\delta$T 细胞分泌 IL-17 发挥治疗银屑病的作用，此外还发现了中药单体及复方可以通过抑制角质形成细胞的增殖与功能，抑制血管生成等发挥治疗银屑病的作用。

目前最新研究表明，银屑病的发病与炎症通路、代谢、神经免疫调节紊乱密切相关，通过建立 STAT3 转基因小鼠模型、K14-VEGF 转基因小鼠模型、焦虑复合咪喹莫特诱导的银屑病样小鼠等动物模型，中医研究者们建立了病证结合的适合中药研究的动物模型，为中药治疗银屑病的研究提供了新的工具。此外还建立了以病理环节和分子靶标为靶向的细胞分子模型，包括 PMA 诱导的 T 淋巴细胞、PMA 诱导的内皮细胞、T 淋巴细胞与角质细胞共培养模型、Th17 细胞、活化树突状细胞等细胞模型，并进行了相关信号通路分子靶标的研究，研究中药治疗银屑病的靶点。与此同时，建立了银屑病样本库管理系统（仪器和软件）和样本管理的标准信息化平台，搭建了系统生物学研究平台以及形成了方—证—效的精准医学研究模式，对银屑病患者的样本进行了代谢组学、基因组学、蛋白组学等检测，对银屑病治疗的有效复方进行了网络药理学的分析，寻找银屑病不同证型的生物标记物，明确了方药治疗银屑病的机制和作用靶点。

此外，在机制研究的基础上，不同中心的研究者们还开展了银屑病中医药研究的基础—临床转化的研究，将研究成果转化成创新药物，包括处方优化、研制多种内服及外用制剂、分离新的治疗银屑病的化合物等。

（陈维文　王　燕　周冬梅）

357